Dr. Uma Naidoo

ERNÄHRUNG FÜR DIE PSYCHE

Dr. Uma Naidoo

ERNÄHRUNG FÜR DIE PSYCHE

Richtig essen für seelisches Wohlbefinden

riva

Bibliografische Information der Deutschen Nationalbibliothek
Die Deutsche Nationalbibliothek verzeichnet diese Publikation in der Deutschen Nationalbibliografie. Detaillierte bibliografische Daten sind im Internet über http://dnb.d-nb.de abrufbar.

Für Fragen und Anregungen
info@m-vg.de

Wichtige Hinweise
Dieses Buch ist für Lernzwecke gedacht. Es stellt keinen Ersatz für eine individuelle medizinische Beratung dar und sollte auch nicht als solcher benutzt werden. Wenn Sie medizinischen Rat einholen wollen, konsultieren Sie bitte einen qualifizierten Arzt. Der Verlag und die Autorin haften für keine nachteiligen Auswirkungen, die in einem direkten oder indirekten Zusammenhang mit den Informationen stehen, die in diesem Buch enthalten sind.

Ausschließlich zum Zweck der besseren Lesbarkeit wurde auf eine genderspezifische Schreibweise sowie eine Mehrfachbezeichnung verzichtet. Alle personenbezogenen Bezeichnungen sind somit geschlechtsneutral zu verstehen.

7. Auflage 2025

Türkenstraße 89
80799 München
Tel.: 089 651285-0

Übersetzung: Max Limper
Redaktion: Ulrike Reinen
Umschlaggestaltung: Manuela Amode
Umschlagabbildung: BERKAH1M GRAPHIC'S/shutterstock.com
Satz: Carsten Klein, Torgau
Druck: GGP Media GmbH, Pößneck
Printed in Germany

ISBN Print 978-3-7423-1801-5
ISBN E-Book (PDF) 978-3-7453-1493-9
ISBN E-Book (EPUB, Mobi) 978-3-7453-1494-6

Ich widme dieses Buch meinem geliebten verstorbenen Vater und meiner lieben Pinetown Granny, meiner Mutter (die mir den wichtigsten Ratschlag meines Lebens gab) und meinem Ehemann, ohne den dieses Buch niemals zustande gekommen wäre.

Inhalt

Einführung

Ernährung und Psychiatrie sind auf den ersten Blick kein zusammengehöriges Gespann. Wenn wir an Sigmund Freud denken, wie er Pfeife rauchend neben seiner Ledercouch sitzt, dann kritzelt er wahrscheinlich keine Empfehlung für gebackenen Lachs auf den Rezeptzettel. Nach meiner Erfahrung schicken Psychiater ihre Patienten mit verschreibungspflichtigen Medikamenten oder Überweisungen zu anderen Therapieformen nach Hause, aber nicht mit Anleitungen, wie ihnen Ernährung bei den Problemen helfen könnte, die sie auf der Couch des Analytikers ausgepackt haben. Und obwohl viele Menschen heutzutage ausgiebig und sehr penibel über alles nachdenken, was sie zu sich nehmen – wie es sich auf die Arterien, auf die Umwelt und vor allem auf die Figur auswirkt –, bedenkt niemand den Einfluss der Nahrung auf das Gehirn.

Diese Beziehung zwischen Ernährung und psychischer Gesundheit mag nicht auf Anhieb einleuchten, dabei ist sie der Schlüssel zum Verständnis der Wohlstandserkrankungen im modernen Gesundheitssystem. Obwohl Heilwissen und Medizintechnik besser sind als je zuvor, häufen sich sowohl psychische Störungen als auch körperliche Gesundheitsprobleme, die durch schlechte Ernährungsgewohnheiten verursacht werden, in beunruhigendem Maße. Jedes Jahr hat jeder fünfte amerikanische Erwachsene eine diagnostizierbare psychische Erkrankung, und 46 % aller Amerikaner erfüllen irgendwann in ihrem Leben die Kriterien für eine solche Diagnose. In der Europäischen Union leidet innerhalb eines Jahres ca. jeder vierte Erwachsene an einer psychischen Erkrankung.

37 % der amerikanischen Bevölkerung gelten als fettleibig, was zusammen mit weiteren 32,5 % Übergewichtigen einen Anteil von rund 70 % jenseits des Normalgewichts ergibt. Bei schätzungsweise 23,1 Millionen Amerikanern besteht eine Diabetesdiagnose, dazu schätzt man weitere

7,2 Millionen undiagnostizierte Fälle. Das sind insgesamt 30,3 Millionen Menschen, fast 10 % der Bevölkerung.

In Deutschland sind etwa zwei Drittel der Männer und die Hälfte der Frauen übergewichtig, ein Viertel aller Erwachsenen sogar adipös (stark übergewichtig).

Ähnlich wie die komplizierte Beziehung zwischen Darm und Gehirn, die den Kern dieses Buches bildet, sind Ernährung und psychische Gesundheit untrennbar miteinander verbunden, und die Verbindung zwischen ihnen geht in beide Richtungen: Mangelhafte Ernährungsgewohnheiten führen zu einer Zunahme von psychischen Problemen und psychische Probleme führen wiederum zu schlechten Essgewohnheiten. Solange wir unsere Ernährung nicht verbessern, wird keine Menge an Medikamenten und Psychotherapien ausreichen, um die Flut von psychischen Problemen in unserer Gesellschaft einzudämmen.

So wichtig es auf gesellschaftlicher Ebene wäre, wieder eine Verbindung zwischen Ernährung und psychischer Gesundheit herzustellen, auch auf individueller Ebene kann dies die entscheidende Wende bringen – und das nicht nur bei denjenigen, die an einer diagnostizierten psychischen Erkrankung leiden. Auch wer noch nie wegen Depressionen oder Angstzuständen in Therapie war, hat sicherlich schon einmal Trauer oder Nervosität erlebt. Wir alle haben Zwänge und Traumata, seien sie groß oder klein. Wir alle wollen unsere Aufmerksamkeit klar und unser Gedächtnis fit halten. Wir alle brauchen Schlaf und wünschen uns ein befriedigendes Sexualleben.

In diesem Buch möchte ich zeigen, wie man mithilfe der Ernährung unter jedem Aspekt der geistigen Gesundheit Wohlbefinden herbeiführt.

Wenn Leute hören, dass ich Psychiaterin, Ernährungswissenschaftlerin und ausgebildete Köchin bin, nehmen sie oft an, dass ich seit meiner Jugend koche und mich erst später für Medizin interessiert habe. Aber tatsächlich habe ich relativ spät kochen gelernt. Ich bin in einer südasiatischen Großfamilie aufgewachsen, umgeben von Großmüttern, Tanten, einer Mutter und einer Schwiegermutter, die allesamt hervorragende Köchinnen waren. Ich musste nie selbst kochen! Meine Mutter, eine zweifach zugelassene Ärztin und ausgezeichnete Köchin und Bäckerin, hat mein Interesse fürs Backen geweckt, und im präzisen Abmessen der Zutaten liegt die Wurzel meiner Liebe zur Wissenschaft. Ansonsten ließ ich gern jemand anderen die Küchenarbeit erledigen.

Als ich nach Boston zog, um in Harvard Psychiatrie zu studieren, fühlte ich mich abgetrennt von der Liebe und Wärme meiner Großfamilie und von dem köstlichen Essen, das Heimat bedeutete. Ich merkte, dass ich kochen lernen musste, um an diesem neuen Ort heimisch zu werden. Mein Mann, der nun mal in allem brilliert, konnte bereits kochen, aber ich verbannte ihn aus der Küche (zumindest behauptet er das im Scherz – in Wirklichkeit war er ein unbezahlbarer Ratgeber und ein brutal ehrlicher Testesser) und probierte nach und nach Rezepte aus, die mir beigebracht worden waren.

Zur Inspiration versenkte ich mich in meine Erinnerungen an »Pinetown Granny«, wie wir meine Großmutter mütterlicherseits nannten. Da meine Mutter tagsüber in der Uni war, blieb ich bei Granny und sah ihr beim Kochen zu. Als Dreijährige beobachtete ich alles vom Nebenzimmer aus, da ich nicht in die Nähe des heißen Herds durfte. Wir begannen den Tag damit, im Garten frisches Gemüse zu pflücken, bereiteten es dann für das Mittagessen zu, deckten den Tisch, erzählten dabei Geschichten und hielten dann Mittagsschlaf.

Da Kabelfernsehen während unserer Anfangsjahre in Boston ein unerschwinglicher Luxus war, schaute ich öffentlich-rechtliches Fernsehen und stieß auf die großartige Julia Child, die mir mit ihren cremigen Omeletts die französische Küche nahebrachte. Dank ihr gewann ich Vertrauen in meine Kochkunst, und sie leistete mir während der langen, einsamen Stunden Gesellschaft, als mein Mann sich habilitierte. Langsam und stetig wurde das Kochen ein Teil von mir, und in meiner Zeit als Assistenzärztin wurde es zur Insel der Entspannung im Alltag.

Auch nachdem ich begonnen hatte, als Psychiaterin zu praktizieren, blieb meine Kochleidenschaft so stark, dass mein Mann vorschlug, ich solle doch zum Culinary Institute of America gehen. Ich liebte die Unterrichtsstunden am CIA, aber die Pendelei dorthin war nicht mit meiner ärztlichen Praxis in Boston zu vereinbaren. Also meldete ich mich bei einer wunderbaren Kochschule vor Ort an, der Cambridge School of Culinary Arts, und nahm mir fest vor, mich der Psychiatrie und der Kochkunst gleichermaßen zu widmen.

Anders als der Medizinbetrieb, der kaum etwas mit den Hochglanz-Krankenhausserien zu tun hat, stellte sich die Welt der Profiköche schnell als genauso hart heraus, wie sie immer dargestellt wird: viel Geschrei und Geschimpfe vom Chefkoch, vielleicht nicht ganz so ordinär wie Gordon

Ramsay. Bei allem Stress geht nichts über das Gefühl der Befriedigung angesichts einer perfekt gelungenen Meringue, der Tiefe und Geschmacksdichte eines perfekt ausgeführten Fonds oder einer Pastete von buttercremegleicher Textur.

Währenddessen praktizierte ich immer noch im Krankenhaus. Rückblickend weiß ich gar nicht, wie ich das geschafft habe. Oft nahm ich meine Bücher mit zum Abendessen, um für die schriftlichen Prüfungen an der Kochschule zu büffeln. Und Papierkram, E-Mails, Verschreibungen und Telefonate musste ich in langen Stunden nach der Schule abarbeiten. Irgendwie schlug ich mich durch. Ich weiß jetzt, dass mich meine Leidenschaft für beide Welten angetrieben hat, denn ich liebe die Psychiatrie ebenso wie das Kochen.

In dieser Phase faszinierte mich auch der Nährwert von Lebensmitteln immer mehr. Wenn sich Patienten über eine Gewichtszunahme beklagten, die sie ihren Antidepressiva zuschrieben, sprach ich sie darauf an, wie viel Sahne und Zucker wohl in ihrem Riesencappuccino von Dunkin' Donuts steckten. Um mein Wissen über Ernährung zu erweitern und den Ernährungstipps in meiner klinischen Arbeit mehr Gewicht zu verleihen, habe ich nach Abschluss der Kochschule auch einen Studiengang in Ernährungswissenschaft abgeschlossen.

Mit Kenntnissen der Psychiatrie, Ernährungswissenschaft und Kochkunst bewaffnet, habe ich weiterhin Ernährungs- und Verhaltensberatung in meine klinische Arbeit einbezogen und so meinen eigenen ganzheitlichen und integrativen Weg in der Psychiatrie gefunden. Dieser Ansatz ist zur Grundlage meiner Arbeit geworden und hat zur Gründung der Abteilung »Nutritional and Lifestyle Psychiatry« am Massachusetts General Hospital geführt, des ersten klinischen Fachbereichs dieser Art in den USA.

Trotz all der Schulung und Erfahrung war meine Ausbildung in Ernährungspsychiatrie noch nicht abgeschlossen. Ich musste ihre Wirkung erst noch am eigenen Leib erfahren. Es war vor ein paar Jahren in einem luxuriösen Hotelzimmer in Beverly Hills. Ich betrachtete die tanzenden Sonnenflecken auf der Wand und freute mich auf das angenehme Gefühl, mit einem guten Buch in der Hand in den Mittagsschlaf wegzudösen. Mein Mann und ich genossen gerade ein lang ersehntes und wohlverdientes langes Wochenende. Aus einer Kurzreise zu seinem Geburtstag war nach und nach ein festes jährliches Ritual geworden, eine Gelegenheit, um Abstand vom Alltag zu gewinnen und Entspannung und Erholung zu finden.

Um es mir zum Nickerchen bequem zu machen, verschob ich das Buch und streifte damit eine Stelle an der Brust, die ich normalerweise nicht berührte. Ich spürte eine kleine Beule. Zuerst dachte ich, ich wäre nur müde, aber dann tastete ich mich ab und schoss erschrocken hoch. Es war definitiv ein Knoten – Krebs. Ich hätte gern an meinem medizinischen Sachverstand gezweifelt, konnte es aber nicht.

Zu Hause in Boston bekam ich innerhalb von sieben Tagen die Diagnose. Die Woche war ein Wirbelwind aus Tests und Terminen und flog blitzschnell vorbei. Ich war dankbar, dass mir die beste medizinische Versorgung der Welt zur Verfügung stand. Trotz der immensen Unterstützung durch Kollegen und Freunde sah ich mich zum ersten Mal in meinem Leben mit etwas konfrontiert, womit ich nicht gerechnet hatte. Niemand wacht auf und denkt: »Heute ist ein Tag, an dem ich möglicherweise Krebs bekomme.« Ich fühlte mich völlig hilflos. Ich grübelte darüber nach, was ich falsch gemacht haben könnte, aber dank meiner starken hinduistischen Wurzeln gelang mir ein anderer Blick auf meine Situation. Meine Großmutter und meine Mutter hatten es mir als Kind beigebracht: »Dies ist ein Teil des Karmas, dem du dich stellen musst. Nimm es an und trage es mit Würde, vertraue auf Gott und alles wird gut.« Auch als meine Familie und ich am Boden zerstört und in Tränen aufgelöst waren, bewahrheiteten sich diese Worte.

Trotzdem tat ich mich schwer damit, meine Gefühle zu verarbeiten. Meine psychiatrische Fachkompetenz half mir nicht dabei, das in meinem Gehirn wabernde Gefühlswirrwarr zu bezwingen. Zum ersten Mal in meinem Dasein als Ärztin hatte ich den Ausgang einer Krankheit nicht selbst in der Hand. Mir blieb nichts zu tun, als den Unterarm zur Blutabnahme auszustrecken, und bald würde ich ihn für die heftige intravenöse Chemotherapie ausstrecken. Erst fühlte ich Verzweiflung und Panik, und dann schien es, als wären meine Gefühle auf Eis gelegt. Kein Lachen, keine Tränen, weder Angst noch Freude. Nur Taubheit bis ins Mark.

Als ich am Morgen des ersten Behandlungstages aufstand, beschloss ich, eine beruhigende Tasse Kurkuma-Tee zu trinken. Ich kam nicht darüber hinweg, dass mein Leben eine Wendung um 180 Grad gemacht hatte. Ich war nervös und verängstigt und versuchte tapfer zu sein. Ich wusste um all die traumatischen Nebenwirkungen, die mir bevorstanden, selbst wenn meine Behandlung letztendlich erfolgreich sein würde. Doch zusammen mit dem Schalter am Wasserkocher knipste sich auch irgendwie eine Glühbirne in meinem Kopf an: »Ich kann kochen, ich kenne meinen Körper, und ich kann mir dadurch, wie ich esse, selbst helfen.«

Aus ernährungspsychiatrischer Sicht mag das eine triviale Schlussfolgerung sein, aber als Patientin hatte ich darauf einen völlig anderen Blickwinkel als in meiner Rolle als Ärztin, zumal ich immer das Glück gehabt hatte, gesund zu sein. Jedenfalls beschloss ich, dass ich mich mithilfe von gesunder Ernährung um meinen Geist und Körper kümmern würde, egal, was der Krebs mir antun würde.

In den nächsten 16 Monaten durchlief ich einen intensiven Zyklus aus Chemotherapie, Operation und Bestrahlung. Bei jedem Chemotherapie-Termin fragte mich der Onkologe, was ich denn heute zu essen mitgebracht hätte. Ich öffnete dann meinen Lunch-Beutel und zog einen nährstoffreichen Smoothie aus probiotischem Joghurt, Beeren, Mandelmilch, Kefir und dunkler Schokolade hervor. Aufgrund meiner Essgewohnheiten wurde mir nie übel. Mein Gewicht schwankte, da die Nebenwirkungen verschiedener Medikamente meinen Appetit steigerten oder minderten, aber ich aß Speisen, die ich mochte, auch wenn die Medikamente ihren Geschmack veränderten.

Während des onkologischen Großangriffs auf meinen Körper fühlte ich mich überraschend gesund und behielt meine Energie, obwohl die Chemotherapie mich eigentlich völlig auslaugen sollte. Es war zugegebenermaßen schwieriger, meine geistige Gesundheit beizubehalten, aber auch hierbei half mir das Essen, ausgeglichen und positiv zu bleiben. Ich senkte den Kaffeekonsum und trank keinen Wein mehr. Ich aß frisches Obst, das ich zu Hause wusch und zuschnitt. Ich machte mir wohltuendes protein- und ballaststoffreiches Dal (indische Erbsensuppe) mit folathaltigem Spinat (Seite 289). Jeden Donnerstagabend gönnte ich mir eine köstliche, heilsame, selbst gemachte heiße Schokolade, damit es nach den Behandlungen etwas gab, worauf ich mich freuen konnte. Ich suchte mir bewusst Lebensmittel aus, die nicht voll mit ungesunden Kalorien waren. Da ich wegen der Müdigkeit keinen Sport treiben konnte, beschloss ich, regelmäßig flotte Spaziergänge zu machen. Dies hob auch meine Stimmung, da Bewegung die Endorphine anregt. Ich aß, um meine Angst vor den wöchentlichen Chemotherapie-Behandlungen am Donnerstag zu lindern und meine Stimmung zu heben, wenn mir die dunklen Bostoner Wintertage zusetzten.

Dass meine geistige Gesundheit dank der gleichen Empfehlungen, die ich meinen Patienten gegeben hatte, gestärkt wurde, motivierte mich. Ich musste den Worten Taten folgen lassen. Ich musste an mir selbst überprüfen, ob diese Maßnahmen meine Angst lindern, mir zu ruhigem Schlaf verhelfen und meine Stimmung heben konnten. Ich war mir nicht sicher, ob es eine Erfolgsgeschichte werden würde, aber ich hatte das Gefühl, dass ich es meinen Patienten und mir selbst schuldig war, meinen eigenen Behandlungsplan auf die Feuerprobe zu stellen.

Der Krebs brachte mich auch dazu, den Wert der Achtsamkeit zu erkennen und mehr über meine Lebensweise nachzudenken. Ich kenne regelmäßige Meditation aus meiner Kindheit, da meine Eltern und andere Verwandte diese praktizierten. Täglich wurden ayurvedische Prinzipien angewandt, außerdem gehörten Ballett, Tanz und Bewegung zum Alltag. Durch den Krebs wurde mir jedoch klar, dass ich einige dieser gesunden Gewohnheiten im Laufe der anstrengenden Studien- und Berufsjahre vernachlässigt hatte. Meine Mutter ermahnte mich, ab jetzt regelmäßig zu meditieren. Mein Mann und meine beste Freundin erinnerten mich an den Balletttanz meiner Jugend und regten mich dazu an, wieder Ballettstunden zu nehmen und mich sportlich zu betätigen. Der Stress der arbeitsreichen Jahre hatte mir auf zellulärer Ebene stark geschadet. So habe ich verinnerlicht, wie wichtig eine gesunde Lebensweise für unser Gedeihen ist. Es ist nicht eindimensional oder einseitig. Jeder Mensch ist eine Ganzheit, und was wirkt, ist ganzheitliches Handeln. Ernährungspsychiatrie ist für den Heilprozess von zentraler Bedeutung, aber Aspekte der Lebensweise sind auch wichtig.

Bevor ich dies schrieb, habe ich nicht viel über meinen Kampf mit dem Krebs gesprochen. Inzwischen ist meine Behandlung abgeschlossen und meine Haare sind wieder da (Gott sei Dank!). Tag für Tag lasse ich mich von der Hoffnung auf Remission tragen und von dem Bewusstsein leiten, dass alles, was ich esse, meine Gefühle beeinflusst.

All diese Erfahrungen – meine Herkunft, meine Ausbildung, meine Arbeit als Ärztin, meine Zeit in der Küche, meine Krankheit – haben mich dazu inspiriert, dieses Buch zu schreiben. Ich hoffe, dass ich Ihnen auf den folgenden Seiten nicht nur das aufregende Gebiet der Ernährungspsychiatrie vorstellen kann, sondern Ihnen mit meinen Ratschlägen auch dabei helfe, durch das Essen die unglaubliche Kraft Ihres Gehirns zu maximieren.

1. KAPITEL:

Die Beziehungskiste zwischen Darm und Gehirn

Es gibt nicht viel, was mich nachts wach hält. Ich mag meinen Schlaf. Aber manchmal wälze ich mich hin und her, weil mich der Gedanke plagt, dass wir in der Psychiatrie ebenso wie in der Medizin insgesamt den Wald vor lauter Bäumen nicht mehr sehen.

Zugegeben, wir sind weit von den Wassergüssen und Fußeisen des 17. und 18. Jahrhunderts entfernt. In jener barbarischen Frühzeit galt »Irrsinn« als Zustand der Sünde, und Geisteskranke wurden in Gefängnisse gesteckt. Mit dem Fortschreiten der Zivilisation brachte man psychisch kranke Patienten in Krankenhäusern unter.[1] Das Problem ist, dass wir immer mehr auf die quälenden Gedanken und Gefühle schauten, die mit psychischen Erkrankungen einhergehen, aber nicht mehr darauf achteten, dass auch der Rest des Körpers beteiligt war.

Das war nicht immer so. Im Jahr 2018 wies der Historiker Ian Miller darauf hin, dass die Ärzte des 18. und 19. Jahrhunderts durchaus wussten, dass die Systeme des Organismus miteinander in Verbindung stehen.[2] Deshalb sprachen sie von »nervlicher Sympathie« zwischen unterschiedlichen Organen.

Im späten 19. Jahrhundert änderte sich jedoch die ärztliche Sichtweise. Als sich die Medizin spezialisierte, verlor man den Überblick über das Ganze und betrachtete nur einzelne Organe mit der Frage, was falsch war und was repariert werden musste.

Natürlich war den Ärzten klar, dass sich Krebs von einem Organ zum nächsten ausbreiten kann und eine Autoimmunerkrankung wie der systemische Lupus erythematodes mehrere Organe gleichzeitig befällt. Aber ihnen entging die Tatsache, dass Organe, die im Körper scheinbar voneinander getrennt sind, trotzdem einen starken Einfluss aufeinander haben können. So kann eine Krankheit, bildlich gesprochen, von weither kommen!

Das Problem wurde dadurch verschärft, dass Ärzte, Anatomen, Physiologen, Chirurgen und Psychologen nicht zusammenarbeiteten, sondern miteinander konkurrierten. Ein britischer Arzt schrieb 1956: »Es wird mit solchem Geschrei um die Heilung gewetteifert, dass ein wissbegieriger Patient eher ertaubt als erleuchtet wird.«[3]

Diese Haltung ist in der Medizin bis heute vorherrschend. Sie ist der Grund, warum so viele Menschen nicht wissen, dass bei einer Beeinträchtigung der psychischen Gesundheit die Wurzel des Problems nicht nur im

Gehirn liegt, sondern dass die Erkrankung ein Zeichen für den Ausfall einer oder mehrerer Verbindungen zwischen Körper und Gehirn ist.

Wir wissen, dass diese Verbindungen ziemlich real sind. Depressionen können auf das Herz einwirken. Erkrankungen der Nebenniere können Panik hervorrufen. Infektionen, die im Blutstrom mitschwimmen, können den Anschein erwecken, als hätte man den Verstand verloren. Krankheiten des Körpers manifestieren sich häufig als Turbulenzen des Geistes.

Erkrankungen des Körpers können also psychiatrische Symptome verursachen, aber wir wissen inzwischen, dass die Beziehung noch tiefer geht. Auch feinste Veränderungen in weit entfernten Körperteilen können im Gehirn Änderungen auslösen. Die tiefgründigste dieser Fernbeziehungen besteht zwischen dem Gehirn und dem Darm. Schon vor Jahrhunderten erkannte Hippokrates, der Vater der modernen Medizin, diesen Zusammenhang und mahnte, dass »schlechte Verdauung die Wurzel allen Übels ist« und dass der »Tod im Gedärm sitzt«. Heute finden wir heraus, wie richtig er damit lag. Obwohl das Forschungsfeld der Darm-Hirn-Beziehung immer noch Neuland ist, war es in den letzten Jahren eines der reichsten und fruchtbarsten in der ganzen Medizin. Daraus ist die faszinierende, fachübergreifende Ernährungspsychiatrie entstanden.

Es war einmal …

Einem sich entwickelnden Embryo beim Wachsen zuzuschauen, ist wie ein Blick durchs Kaleidoskop:

Es war einmal ein Spermium, das zu einer Eizelle gelangte. Sie waren keine Schiffe, die im Dunkeln aneinander vorbeifuhren. Sie trafen sich. Und nach erfolgter Vereinigung wurdest du gezeugt. Fest in der warmen Gebärmutter eingenistet, begannst du als befruchtetes Ei (Zygote genannt) deine Verwandlung.

Zuerst schlug die glatte Außenfläche der Zygote Falten wie eine Maulbeere. Im Laufe der Zeit veränderte das magische Ei im Bann biologischer Anweisungen seinen Bau, bis dein Babykörper Gestalt annahm. Nach neun langen Monaten warst du schließlich mit Herz, Darm, Lunge, Gehirn, Gliedmaßen und anderen raffinierten Dingen ausgestattet und bereit, dich dem Leben zu stellen.

Aber noch vor alledem, bevor du die Welt da draußen erobert hast, bevor dein Darm und dein Gehirn zwei getrennte Entitäten wurden, waren sie eins. Sie stammten aus demselben befruchteten Ei, aus dem alle Organe im Körper hervorgingen.

Tatsächlich wird das Zentralnervensystem, das aus Gehirn und Rückenmark besteht, von speziellen Zellen gebildet, die Neuralleiste genannt werden. Diese Zellen wandern ausgiebig durch das sich entwickelnde Embryo und bilden das enterische Nervensystem im Darm. Das enterische Nervensystem enthält zwischen 100 und 500 Millionen Neuronen, die größte Ansammlung von Nervenzellen im Körper. Deshalb nennen manche den Darm »das zweite Gehirn«. Und deshalb beeinflussen Darm und Gehirn einander so stark. Obwohl sie zweierlei zu sein scheinen, ist ihr Ursprung derselbe.

Eine Fernbeziehung

Ich hatte einmal eine Patientin, die es verwirrte, dass ich beim Therapieren ihrer Psyche über ihren Darm sprach. Den hielt sie für irrelevant. »Immerhin«, sagte sie, »liegen die beiden ja nicht nah beieinander.«

Zwar sind Darm und Gehirn in verschiedenen Teilen des Körpers untergebracht, aber sie unterhalten mehr als nur eine historische Verbindung. Sie bleiben auch physisch verbunden.

Der Vagusnerv, auch als »Wandernerv« bekannt, wurzelt im Hirnstamm und wandert bis zum Darm, sodass der Darm mit dem Zentralnervensystem verbunden wird. Dort, wo er den Darm erreicht, verzweigt er sich und bildet kleine Fäden. Diese umgeben den gesamten Darm in Form einer widerspenstigen Hülle, die aussieht wie ein filigraner Strickpullover. Da der Vagusnerv die Darmwand durchdringt, spielt er eine wichtige Rolle beim Verdauen von Nahrung. Seine Hauptfunktion besteht jedoch in der Übermittlung von Nervensignalen zwischen Darm und Gehirn, sodass wichtige Informationen hin und her gehen können. Die Signale zwischen Darm und Gehirn verlaufen in beide Richtungen und machen das Gehirn und den Darm zu festen Partnern. Das ist die Grundlage der Beziehungskiste zwischen Darm und Hirn.

Chemische Anziehung

Wie genau überträgt der Körper über den Vagusnerv Signale zwischen Darm und Gehirn? Man kann sich vorstellen, dass sich Darm und Gehirn über eine Art biologisches Handy miteinander unterhalten, aber das wird der Eleganz und Komplexität des körperlichen Kommunikationssystems nicht ganz gerecht.

Sämtliche Kommunikation im Körper läuft auf chemischer Basis. Eine Kopfschmerztablette nimmt man ja normalerweise ein, indem man sie schluckt. Sie kommt zum Mund herein und gelangt dann in den Darm, wo sie zerlegt wird. Die Substanzen aus der Pille wandern über den Blutkreislauf vom Darm ins Gehirn. Und dort können sie dann die Entzündung hemmen und verengte Blutgefäße weiten. Sobald die geschluckten Substanzen erfolgreich ihre Wirkung auf das Gehirn ausüben, fühlt man sich von den Schmerzen befreit.

Genau wie die Substanzen aus der Pille können auch vom Darm produzierte Substanzen das Gehirn erreichen. Und im Gehirn hergestellte Substanzen erreichen den Darm. Es ist keine Einbahnstraße.

Im Gehirn werden diese Substanzen (mit Unterstützung des Hormonsystems) von den primären Teilen des Nervensystems hervorgebracht: dem Zentralnervensystem, welches das Gehirn und das Rückenmark umfasst, dem autonomen Nervensystem (ANS), das aus dem sympathischen und dem parasympathischen System besteht, und der Hypothalamus-Hypophysen-Nebennierenrinden-Achse (HHN- oder HPA-Achse, bestehend aus Hypothalamus, Hypophyse und Nebennierenrinde).

Das Zentralnervensystem produziert Substanzen wie Dopamin, Serotonin und Acetylcholin, mithilfe derer die Stimmung geregelt und Gedanken und Gefühle verarbeitet werden. Serotonin, eine wichtige Substanz, die im Gehirn depressiver und angstgestörter Menschen fehlt, spielt eine wichtige Rolle bei der Regulierung der Darm-Hirn-Achse. Serotonin ist wegen seines Einflusses auf Stimmung und Emotion einer der bekanntesten Hirnbotenstoffe. Aber wussten Sie, dass sich mehr als 90 % der Serotoninrezeptoren im Darm befinden? Manche Forscher glauben sogar, dass ein Serotoninmangel im Gehirn stark vom Darm abhängt, worauf wir später noch näher eingehen werden.

Das autonome Nervensystem (ANS) regelt ein ganzes Spektrum an wichtigen Körperfunktionen, von denen die meisten unwillkürlich sind:

Dank dem ANS schlägt das Herz weiter, gehen Atmung und Verdauung voran. Wenn sich die Pupillen weiten, um in einem dunklen Zimmer mehr Licht aufzunehmen, liegt dies am ANS. Für uns ist besonders die Funktion des ANS interessant, die bei Gefahr die Kampf-Flucht-Reaktion einschaltet, eine instinktive Reaktion auf Bedrohungen, die in lebensgefährlichen Situationen eine Reihe hormoneller und physiologischer Abläufe durch den Körper schickt. Wie wir noch sehen werden, hat der Darm einen tiefgreifenden Einfluss auf die Kampf-Flucht-Reaktion, vor allem durch die Regulierung der Hormone Adrenalin und Noradrenalin.

Ein weiterer wichtiger Bauteil der körpereigenen Stressmaschine ist die HHN-Achse. Sie produziert Hormone, die die Freisetzung des »Stresshormons« Cortisol stimulieren. Cortisol rüstet den Körper für den Umgang mit Belastungen und stellt einen zusätzlichen Energieschub bereit, um schwierige Situationen zu meistern. Sobald die Bedrohung vorüber ist, normalisiert sich der Cortisolspiegel wieder. Der Darm spielt auch eine wichtige Rolle bei der Cortisolausschüttung und trägt dazu bei, dass der Körper effektiv auf Stress reagiert.

In einem gesunden Körper sorgen all diese Botenstoffe dafür, dass Darm und Gehirn reibungslos zusammenarbeiten. Wie in allen empfindlichen Systemen können natürlich auch Dinge schiefgehen. Wird die Verbindung wegen chemischer Über- oder Unterversorgung unterbrochen, gerät die Balance zwischen Darm und Hirn durcheinander. Wichtige biochemische Messwerte laufen aus dem Ruder. Die Stimmung schwankt. Die Konzentration ist gestört. Die Immunfunktion sinkt. Die Schutzschicht des Darms wird durchlässig, sodass Metaboliten und andere Stoffe, die vom Gehirn ferngehalten werden sollten, das Gehirn erreichen und Chaos anrichten. In diesem Buch werden wir immer wieder feststellen, wie dieses chemische Chaos psychiatrische Symptome hervorruft, von Depressionen und Angstzuständen über Libidoschwäche bis hin zu verheerenden Erkrankungen wie Schizophrenie oder bipolaren Störungen.

Um dieses chemische Ungleichgewicht zu beheben und wieder Ordnung zwischen Hirn und Körper herzustellen, benötigen wir sicherlich eine Menge raffinierter, ausgetüftelter Arzneimittel – möchte man jedenfalls meinen. Und bis zu einem gewissen Grad hat man damit recht! Die meisten Medikamente zur Behandlung von psychischen Erkrankungen zielen darauf ab, diese Substanzen zu verändern und das Gehirn so wieder in einen gesunden Zustand zu versetzen. Vielleicht haben Sie schon einmal von SSRI gehört. Diese selektiven Serotonin-Wiederaufnahmehemmer steigern die Wirkung des Serotonins, um Depressionen zu bekämpfen. Moderne Medikamente für die psychische Gesundheit können ein Segen für Patienten sein, die unter psychischen Störungen leiden, und ich möchte ihre Bedeutung in vielen Therapiefällen nicht herunterspielen.

Aber was manchmal im Gespräch über psychische Gesundheit untergeht, ist eine simple Erkenntnis: Nahrung, die man isst, kann genauso starke Wirkungen auf das Gehirn haben wie Medizin, die man einnimmt. Wie kann etwas so Einfaches und Natürliches wie die Nahrung so wirksam sein wie ein Medikament, dessen Entwicklung und Zulassung Millionen gekostet hat? Der erste Teil der Antwort lautet: durch Bakterien.

Kleine Wesen, große Wirkung

Hinter den Kulissen der Darm-Hirn-Romanze verbirgt sich eine riesige Ansammlung von im Darm ansässigen Mikroorganismen.[4] Wir nennen diese mannigfaltigen Bakterienarten das Mikrobiom. Das Darmmikrobiom ist beim Menschen wie beim Tier eine ganz eigene Liebesgeschichte, bei der beide Partner zum Überleben aufeinander angewiesen sind. Unser Darm bietet den Bakterien einen Ort zum Leben und Gedeihen, und im Gegenzug erledigen sie für uns wichtige Aufgaben, die der Körper ohne sie nicht ausführen kann.

Das Mikrobiom besteht aus vielen verschiedenen Arten von Bakterien, wobei im Darm eine weitaus größere Artenvielfalt herrscht als irgendwo sonst im Körper. Ein einziger Darm kann bis zu 1000 verschiedene Bakterienarten enthalten. Allerdings gehören die meisten davon, also etwa 75 % des gesamten Mikrobioms, zu zwei Gruppen: Firmicutes und Bacteroides.

Auch wenn ich in diesem Buch nicht zu sehr auf einzelne Arten eingehen möchte, lässt sich doch sagen, dass es selbst bei Bakterien die Guten und die Bösen gibt. Die Mikroorganismen, die im Darm leben, gehören normalerweise zu den Guten, aber es mischen sich zwangsläufig auch ein paar Böse darunter. Das ist nicht unbedingt ein Problem, da der Körper im Allgemeinen für das richtige Verhältnis zwischen guten und schlechten

Bakterien sorgt. Wenn jedoch Ernährung, Stress oder andere psychische oder physische Probleme die Zusammensetzung der Darmbakterien verändern, kann dies einen Dominoeffekt auslösen, der allerlei negative Auswirkungen auf die Gesundheit hat.

Dass das Mikrobiom eine so wichtige Rolle bei der Gesunderhaltung spielt, besonders in Bezug auf seinen Einfluss auf das Gehirn, ist in der Medizin eine relativ neue Idee (man denke nur daran, wie oft Bakterien als »Krankheitskeime« bezeichnet werden statt als hilfreiche Mikroorganismen, die einen wichtigen Dienst leisten). Aber Jahr für Jahr mehren sich die Belege dafür, dass Darmbakterien die Hirnfunktion beeinträchtigen können.

Vor etwa dreißig Jahren gelang Forschern zum ersten Mal ein überzeugender Nachweis, dass Veränderungen der Darmflora die Hirnfunktion beeinflussen können. In einer beeindruckenden Studie untersuchten sie Patienten mit einer Art Delirium aufgrund von Leberversagen, einer sogenannten Leberenzephalopathie. Dabei produzieren bakterielle »Bösewichter« Giftstoffe. Die Studie zeigte nun, dass die Patienten nicht mehr delirierten, wenn Antibiotika oral verabreicht wurden. Das war ein klarer Hinweis darauf, dass eine Veränderung der Darmflora auch die Hirnfunktion verändern kann.

Seitdem haben wir viel Wissen darüber angehäuft, wie sich das Darmmikrobiom auf die psychische Gesundheit auswirkt, und mit diesem Wissen werden wir uns in diesem Buch beschäftigen. Wussten Sie z. B., dass Darmfunktionserkrankungen wie das Reizdarmsyndrom und die entzündliche Darmerkrankung aufgrund von Veränderungen in der Bakterienpopulation auch mit Stimmungsschwankungen einhergehen?[5] Oder dass manche Ärzte der Meinung sind, dass die Einnahme eines Probiotikums als Teil einer medikamentösen Behandlung zur Linderung von Angstzuständen und Depressionen beitragen kann? Oder dass Labormäuse die Symptome von Schizophrenie zeigen, wenn ihnen Darmbakterien von schizophrenen Menschen übertragen werden?

Der Hauptgrund, warum Darmbakterien einen so starken Einfluss auf die psychische Gesundheit haben, ist, dass sie für die Herstellung vieler der erwähnten Botenstoffe zuständig sind. Wenn keine normalen Darmbakterien vorhanden sind, hapert es mit der Produktion von Neurotransmittern wie Dopamin, Serotonin, Glutamat und Gamma-Aminobuttersäure (GABA), die alle für die Regulierung von Stimmung, Gedächtnis und Aufmerksamkeit unerlässlich sind. Wie wir sehen werden, wurzeln viele psychiatrische Störungen in Defiziten und Missverhältnissen dieser Substanzen, und viele Psychopharmaka wirken, indem sie deren Menge manipulieren. Wenn also die Darmflora eng mit der Produktion dieser wichtigen Substanzen verknüpft ist, ist die Vermutung angebracht, dass jede Änderung der Darmflora das Risiko birgt, das komplexe Gewebe zwischen Darm- und Hirnfunktion zu beschädigen. Ganz schön viel Verantwortung für einen Haufen Mikroorganismen!

Unterschiedliche Bakterienpopulationen haben unterschiedliche Wirkungen auf die Gehirnchemie. Beispielsweise können verschiedene Mengenverhältnisse und Wirkweisen von Escherichia, Bacillus, Lactococcus, Lactobacillus und Streptococcus den Dopaminspiegel verändern und das Erkrankungsrisiko für Parkinson und Alzheimer erhöhen.[6] Andere Kombinationen abnormaler Darmbakterien können zu ungewöhnlich hohen Konzentrationen von Acetylcholin, Histamin, Endotoxin und Zytokinen führen, was möglicherweise das Gehirngewebe schädigt.

Neben der Regulierung der Botenstoffmengen haben Mikroorganismen noch verschiedene andere Möglichkeiten, um die Verbindung zwischen Darm und Gehirn zu beeinflussen. Sie tragen nämlich zur Herstellung anderer wichtiger Verbindungen bei. Eine davon, der Wachstumsfaktor BDNF (*Brain-derived neurotrophic factor*), unterstützt das Überleben bestehender Neuronen und fördert das Wachstum und die Vernetzung von neuen Neuronen. Mikroorganismen beeinflussen die Undurchlässigkeit der Darmwand und damit die Barrierefunktion des Darms, die das Gehirn und den Rest des Körpers vor Stoffen schützen, die im Darm gehalten werden müssen. Bakterien können auch Entzündungen im Gehirn und im Körper beeinflussen. Vor allem wirken sie auf die Oxidation ein, die Zellen schädigen kann.

Keine Einbahnstraße

Wie ich bereits erwähnt habe, funktioniert die Verbindung zwischen Darm und Gehirn in beide Richtungen. Wenn also Darmbakterien das Gehirn beeinflussen können, kann das Gehirn auch Darmbakterien verändern.

Nur zwei Stunden psychischer Stress reichen aus, um die Darmflora vollständig zu verändern.[7] Mit anderen Worten, schon die dicke Luft beim Weihnachtsessen im Familienkreis oder ein ungewöhnlich langer Stau können das Mikrobiom aus dem Gleichgewicht bringen. Eine Erklärung dafür könnte sein, dass das ANS und die HHN-Achse in Stresssituationen Botenstoffe an die Darmbakterien senden und damit deren Verhalten und Zusammensetzung verändern. Die Folgen können schädlich sein. Eine von Stress betroffene Bakterienart ist beispielsweise Lactobacillus. Normalerweise baut Lactobacillus Zucker zu Milchsäure ab, hindert schädliche Bakterien daran, sich an der Darmwand auszubreiten und schützt den Körper vor Pilzinfektionen. Aber wenn man gestresst ist, versagt Lactobacillus an all diesen Fronten, weil der Stress ihn am Funktionieren hindert. Das schwächt den Körper.

Das Gehirn kann auch die physischen Bewegungen des Darms beeinflussen (etwa wie sich der Darm zusammenzieht) und es steuert die Sekretion von Säure, Bicarbonat und Schleim – allesamt Bestandteile der Schutzschicht des Darms. In manchen Fällen beeinflusst das Gehirn den Umgang des Darms mit Flüssigkeit. Wenn das Gehirn nicht gut funktioniert, etwa wenn man an Depressionen oder Angstzuständen leidet, sind alle diese normalen Schutzmechanismen beeinträchtigt. Dann wird die Nahrung nicht richtig aufgenommen, was sich wiederum negativ auf den Rest des Körpers auswirkt, der nicht mehr die nötigen Nährstoffe erhält.

Wenn es kippt

Um es noch einmal zusammenzufassen: Das Gehirn braucht ein ausgewogenes Verhältnis bei den Darmbakterien, um die Substanzen herzustellen, mit denen es sich stabil und gesund hält. Und der Darm braucht ein stabiles und gesundes Gehirn, damit er ein ausgewogenes Verhältnis zwischen den Darmbakterien aufrechterhalten kann. Ist diese Wechselwirkung gestört, geraten beide, Darm wie Gehirn, in Schwierigkeiten. Ein ungesundes Darmmikrobiom macht das Gehirn ungesund und umgekehrt.

Eine Umfrage, die Mireia Valles-Colomer und ihr Team im April 2019 unter mehr als 1000 Personen durchgeführt haben und bei der sie mikrobielle Merkmale mit Wohlbefinden und Depressionen in Zusammenhang brachten, wirft Licht auf dieses Verhältnis.[8] Sie stellten fest, dass Butyrat produzierende Bakterien durchweg mit Indikatoren einer höheren Lebensqualität korrelierten. Bei Menschen mit Depression war sogar die Menge bestimmter Bakterienarten verringert, selbst nachdem der Effekt von Antidepressiva herausgerechnet wurde. Man fand auch heraus, dass bei einem hohen Wert des für das Wachstum der Darmbakterien günstigen Dopamin-Metaboliten – 3,4-Dihydroxyphenylessigsäure – die psychische Gesundheit besser ist. Auch die GABA-Produktion ist bei Menschen mit Depressionen gestört.

Das ist nur die Spitze des Eisbergs. In jedem Kapitel dieses Buches gehen wir auf einzelne Darm-Hirn-Beziehungskrisen ein, an denen das Verhältnis zwischen dem Mikrobiom und psychischen Störungen deutlich wird. Im Laufe des Buches werden wir herausfinden, wie Depression, Angstzustände, posttraumatische Belastungsstörung, Aufmerksamkeitsdefizit-Hyperaktivitätsstörung, Demenz, Zwangsstörungen, Schlaflosigkeit, verminderte Libido, Schizophrenie und bipolare Störung mit Veränderungen des Mikrobioms zusammenhängen. Für jede Erkrankung werde ich den aktuellen Stand der Wissenschaft darlegen und mögliche Wege für weiterführende Forschungen aufzeigen.

Geistesnahrung

Wir untersuchen nicht nur, wie Störungen der Darmflora derartige psychische Probleme verursachen können, sondern richten Augenmerk – und Appetit – auf Nahrungsmittel, die zur Gesundheit von Darm und Gehirn beitragen.

Essen beeinflusst das Gehirn direkt und indirekt.[9] Während die Nahrung von den Mikroorganismen in fermentierte und verdaute Stoffe zerlegt wird, wirken ihre Inhaltsstoffe direkt auf Neurotransmitter wie Serotonin, Dopamin und GABA ein, die dann ins Gehirn gelangen und die Art und Weise verändern, wie man denkt und fühlt. Beim Abbau der Nahrung können ihre Inhaltsstoffe aber auch durch die Darmwand in den Blutkreislauf gelangen und bestimmte Metaboliten auf diese Weise zudem auf das Gehirn einwirken.

Wie bereits angesprochen, wirken Nahrungsmittel am stärksten über die Darmbakterien auf das Gehirn. Manche Nahrungsmittel fördern das Wachstum nützlicher Bakterien, andere hemmen es. Aus diesem Grund gehört die Nahrung zu den wirksamsten Arzneien für seelische Gesundheit, die wir haben. Diätetische Interventionen erzielen manchmal ähnliche Ergebnisse wie eigens entwickelte Pharmaprodukte, und das zu einem Bruchteil des Preises und mit wenigen oder gar keinen Nebenwirkungen.

Andersherum können Nahrungsmittel auch traurig machen – bestimmte Lebensmittelgruppen und Essgewohnheiten können sich negativ auf das Darmmikrobiom und die geistige Gesundheit auswirken.

Im Verlauf des Buches untersuchen wir, welche Lebensmittel die seelische Gesundheit stärken und welche sie schwächen. Wir werden lernen, wie man mit gesunder Vollwertkost dafür sorgt, dass das Gehirn mit maximaler Effizienz arbeitet. In Kapitel 11 liefere ich Probiermenüs und Rezepte, welche die Stimmung heben, das Denken schärfen und Energie ins Leben bringen.

Eine Herausforderung für die Psychiatrie

Der Ansatz, Lebensmittel als Heilmittel für die psychische Gesundheit einzusetzen, ist ein Grundgedanke der Ernährungspsychiatrie und in meinen Augen eine Voraussetzung für die wirksame und dauerhafte Lösung seelischer Probleme.

Wie ich zu Beginn des Kapitels sagte, sind wir weit vorangekommen seit den Tagen, da psychisch Erkrankte ohne viel Verständnis für ihre Leiden in Anstalten oder Krankenhäuser gesteckt wurden. Aber das Thema »psychische Gesundheit« ist immer noch in einer Krise. Mehr als 40 Millionen Amerikaner haben mit psychischen Problemen zu tun – mehr als die Bevölkerung von New York und Florida zusammen.[10] Psychische Störungen gehören zu den häufigsten und kostspieligsten Ursachen für Arbeitsunfähigkeit.[11] Depressionen und Angstzustände nehmen zu. Selbstmord steht auf den Listen der häufigsten Todesursachen weit oben, egal in welcher Altersgruppe. Wir erleben eine kollektive Seelenkrise, auch wenn das viele nicht wahrhaben wollen.

Heilansätze, mit deren Hilfe Menschen ihre Stimmungen, ihr Denken und ihre Stressbelastung in den Griff bekommen, sind nicht leicht zu finden. Bisher haben wir auf evidenzbasierte Medikamente und Gesprächstherapie gesetzt, was sich beides bei bestimmten Erkrankungen bewährt hat. Zum Beispiel versuchen wir es bei Depression mit selektiven Serotonin-Wiederaufnahmehemmern wie Prozac. Bei Panikattacken wenden wir möglicherweise eine kognitive Verhaltenstherapie an. Solche Behandlungsmethoden sind immer noch weit verbreitet und können wirksam sein. Bei manchen Menschen halten die positiven Wirkungen jedoch nur kurze Zeit an und beseitigen die Symptome nicht vollständig. Manchmal treten bei Patienten aufgrund der Medikation Nebenwirkungen auf, sodass die Einnahme abgebrochen wird. Andere Patienten haben Angst, von einem Präparat »abhängig« zu werden und bitten darum, es absetzen zu können. Einige Patienten, die mich besuchen, erfüllen nicht die Kriterien einer Diagnose wie Depression oder Angststörung. Sie leiden zwar unter Symptomen, aber nicht so sehr, dass eine medikamentöse Intervention gerechtfertigt ist.

Meiner Meinung nach machen wir folgenden Fehler: Psychiatrische Diagnosen haben keine statistische Validität und die Störungen haben keine Biomarker bestimmter Krankheiten.[12] Unsere »Diagnosen« sind einfach Listen mit Symptomen. Wir gehen davon aus, dass die Ursache seelischer Probleme ausschließlich im Gehirn des Menschen liegt. Dabei haben wir ja schon festgestellt, dass bei unserem Denken und Fühlen auch andere Organe wie der Darm eine Rolle spielen. Um sie besser behandeln zu können, müssen wir den ganzen Menschen und seine Lebensweise betrachten.

Das Problem reicht über die Psychiatrie hinaus und erstreckt sich auf die gesamte Medizin. Es mag seltsam klingen, aber obwohl so viele Gesundheitsprobleme mit dem Essen zu tun haben, bekommen die meisten Patienten von ihren Ärzten keinerlei Rat zu Ernährungsfragen, geschweige denn von ihren Psychotherapeuten. Medizinhochschulen und Unikliniken bringen den Studierenden nicht bei, wie sie mit Patienten über Ernährungsgewohnheiten sprechen können. Das Wissen von Ärzten über Ernährung ist begrenzt.

Zum Glück nähern wir uns im Gesundheitswesen einer Ära, in der es in der Praxis nicht mehr ausschließlich um Rezepte und Standardverfahren geht. Dank der Fülle an öffentlich zugänglichem Heilwissen sind Patienten kompetenter und informierter als je zuvor. Es kommt mir vor, als erlebten alle meine Kollegen eine ähnliche Aufbruchsstimmung in ihren Fachgebieten. Die Patienten sind offen für Neues und probieren alles Mögliche aus, um sich besser zu fühlen. Einer meiner Heilerfolge in der Ernährungstherapie war der Fall von jemandem, den ein Kollege für Infektionskrankheiten zu mir geschickt hatte. Ein andermal bat mich ein Orthopäde um meine Meinung über die Forschungslage zu Kurkuma als entzündungshemmendem Mittel, weil ein Patient mit heftigen Knieschmerzen seine OP aufschieben und lieber erst diese Ernährungsintervention versuchen wollte.

In der Psychiatrie wird endlich über die Wirksamkeit der Nahrung als Heilmittel für die psychische Gesundheit gesprochen. Das Wissen über das Mikrobiom und die Wirkung von Lebensmitteln auf die psychische Gesundheit wächst. Im Jahr 2015 stellten Jerome Sarris und sein Team die Behauptung auf, die »Ernährungsmedizin« werde in der Psychiatrie gerade zum Mainstream.[13]

Ziel der Ernährungspsychiatrie ist es, dass Therapeuten die nötigen Informationen bekommen, um ihren Patienten motivierende und praktikable Ratschläge zum Thema »Essen« geben zu können. Mit diesem Buch stelle ich Ihnen die gleichen Informationen zur Verfügung. Das soll nicht die Bedeutung der ärztlichen Betreuung schmälern, denn Medikamente und geeignete Therapien bleiben weiterhin gute Wege zur Verbesserung der psychischen Gesundheit. Eine bessere Ernährung kann helfen, ist aber nur ein Aspekt der Behandlung. Essen allein ist kein Ausweg aus Depressionen oder Angstgefühlen (und wie wir sehen werden, kann dieser vermeintliche Ausweg die Situation sogar verschlimmern). Essen lindert weder fortgeschrittene Depressionen noch Selbstmord- oder Mordgedanken. Falls Sie daran denken, sich selbst oder jemand anderen zu verletzen, begeben Sie sich in stationäre Behandlung oder wenden Sie sich an einen Arzt.

Bei meinem Kampf gegen den Krebs habe ich festgestellt, dass es auch äußerst wichtig ist, die geistige Gesundheit durch Achtsamkeit, Meditation, Bewegung und ordentlichen Schlaf zu pflegen. Die Literatur zu diesen Themen ist umfangreich und bietet althergebrachte wie hochmoderne Methoden (und manchmal eine Kombination aus beidem!). Ich gehe in diesem Buch nicht näher darauf ein, aber rate jedem dazu, sie auf eigene Faust zu erkunden.

Sie sollten also durchaus ärztlichen Rat befolgen und ihr seelisches Wohlbefinden anderweitig fördern, aber zusätzlich zu diesen Maßnahmen darauf achten, wie und was Sie essen. Die Beziehung zwischen Ernährung, Stimmung und Stress rückt immer mehr in den Fokus. In den folgenden Kapiteln stelle ich Ihnen die faszinierende Wissenschaft vom Essen und dessen Verbindung zu verbreiteten psychischen Problemen vor.

Wie man dieses Buch benutzt

Um Ihnen die wissenschaftlichen Erkenntnisse besser nahezubringen, die den Zusammenhang zwischen Essen und seelischer Gesundheit beleuchten, nehme ich mir im Verlauf des Buches zehn verschiedene psychische Erkrankungen vor. Natürlich braucht kein Leser jedes Kapitel – ich bekomme als klinische Psychiaterin eine Menge zu sehen, aber zum Glück ist selbst mir noch kein Patient untergekommen, der an jeder hier besprochenen Krankheit leidet. Weil es mir wichtig ist, dass jeder Leser zu dem Kapitel springen kann, das für ihn am relevantesten ist, habe ich die Kapitel so strukturiert, dass jedes für sich allein so verständlich wie möglich ist. Wer das Buch durchliest, wird wahrscheinlich Parallelen in den Ratschlägen bemerken, denn unterschiedliche Lebensmittel und Essgewohnheiten wirken auf ähnliche Weise auf verschiedene Krankheitsbilder. Da alle genannten Erkrankungen ihren Ursprung in der Verbindung zwischen Darm und Gehirn haben, gibt es natürlich Überschneidungen bei den Lebensmitteln, die sie verschlimmern oder bessern. Rechnen Sie also damit, dass dieselben Empfehlungen mehrmals auftauchen. In jedem Kapitel stelle ich die Studien vor, die bei der jeweiligen Erkrankung das Essen oder Nichtessen bestimmter Nahrungsmittel nahelegen.

Haben Sie den Mut, dieses Buch mit Offenheit für Neues zu lesen. Die Ernährungspsychiatrie ist nur ein Teil eines großen Puzzles, und die Beweislage ist für alle Nahrungsmittel unterschiedlich dicht. Die meisten Nachweise dafür, dass Mikrobiomveränderungen das Gehirn beeinflussen, stammen aus Tierversuchen. Inzwischen haben auch mehrere Humanstudien den Zusammenhang zwischen Mikroorganismen und psychischer Gesundheit belegt, und ich führe so viele Humanstudien wie möglich an.

Zu beachten ist auch, dass bei vielen der im Buch erwähnten Studien die untersuchten Nährstoffe in Form von Nahrungsergänzungsmitteln verabreicht wurden. Nahrungsergänzungsmittel können helfen, Lücken in der Nährstoffzufuhr zu schließen, aber meiner Ansicht nach sollte man den Nährstoffbedarf möglichst durch die Tagesmahlzeiten decken. Wer unbedingt zusätzlich Nahrungsergänzungsmittel nehmen möchte, sollte vorher ärztlichen Rat einholen, um auf jeden Fall die richtige Dosierung zu erhalten und Wechselwirkungen mit eventuell eingenommenen Medikamenten auszuschließen. Zum Beispiel wissen viele nicht, dass die unschuldige Pampelmuse und verwandte Produkte wie Grapefruitsaft eine chemische Verbindung enthalten, die bestimmte Leberenzyme blockiert und daher vielen Medikamenten in die Quere kommt.

Herkömmlicherweise bedeutet eine starke Evidenz in der Medizin, dass sich eine Behandlung in mindestens zwei doppelblinden klinischen Studien im Vergleich mit einer Placebokontrollgruppe als wirksam erwiesen hat. Eine doppelblinde, placebokontrollierte Studie bedeutet, dass die Teilnehmer der klinischen Studie entweder das echte Medikament oder eine unwirksame Substanz erhalten, die genau wie das Medikament aussieht (das sogenannte Placebo). Weder der Proband noch der Forscher weiß, welches Präparat (echt oder Placebo) vergeben wird. Nur so lässt sich feststellen, ob das echte Medikament wirksam ist.

Das Problem bei doppelblinden Experimenten ist, dass daraus Daten über eine Gruppe von Menschen entstehen, nicht über die Menschen selbst. Die Eigenschaften der Gruppe spiegeln möglicherweise nicht die jedes einzelnen Gehirns wider. Was bei Ihnen persönlich wirkt, finden Sie nur dadurch heraus, dass Sie selbst experimentieren. Zwar sollten Sie niemals ohne Rücksprache mit einem Arzt mit Medikamenten oder Nahrungsergänzungsmitteln experimentieren, aber solange Sie sich an gesunde Vollwertkost halten, sollten Sie ruhig allerlei Lebensmittel probieren, um herauszufinden, mit welcher Ernährungsweise Sie sich am besten fühlen. Dieses Buch ist gedacht als strenge, aber realistische Anleitung zur Auswahl von Lebensmitteln im Hinblick auf Ihre aktuellen psychischen Gesundheitsprobleme. In jedem Kapitel gebe ich Ihnen Richtlinien zur Wirksamkeit und Sicherheit einzelner Nahrungsmittel oder Ernährungsweisen an die Hand und vermittle Ihnen ein Bild der aktuellen Forschungslage, auf die sich meine Empfehlungen stützen.

Natürlich können sich diese Richtlinien im Laufe der Zeit durchaus ändern, da sich der medizinische Wissensstand mit jedem Erscheinen neuer Studien und Forschungsergebnisse ändert. Erschwerend kommt hinzu, dass die Ernährungsepidemiologie zu problematischer Dateninterpretation neigt. Während ich dieses Buch schreibe, beherrscht beispielsweise eine Artikelserie in den *Annals of Internal Medicine* mit der Behauptung die Schlagzeilen, der Verzicht auf rotes Fleisch habe keine gesundheitlichen Vorteile. Ich kann den Schlussfolgerungen dieser Artikel nicht wirklich zustimmen und bekräftige an dieser Stelle, dass ich bei der Zusammenstellung der sorgfältig austarierten Richtlinien in diesem Buch einen Bogen um spektakuläre Forschungen und sensationelle Ergebnisse gemacht habe.

Abschließend möchte ich betonen, dass die Psychiatrie ein kompliziertes Feld ist, auf dem es immer auf den Einzelnen ankommt. Ich behaupte keineswegs, dass jeder Mensch, der unter den hier besprochenen Erkrankungen leidet, allein durch richtige Ernährung vollkommene Linderung finden wird. Es ist wichtig, in Zusammenarbeit mit einem Therapeuten die richtige Mischung aus Psychotherapie und Antidepressiva zu finden, falls notwendig. In jedem Fall wird das, was Sie essen, ein wichtiges Puzzleteil sein.

Auf dem Weg ins Hirn

Einem Sprichwort zufolge führt der Weg der Liebe durch den Magen. Etwas abgewandelt steckt darin womöglich eine große Wahrheit: Das Essen im Magen kann unser Herz erwärmen und unser Hirn verändern.

Möge dieses Buch Ihnen mehr Klarheit, Ruhe, Energie und Glück bringen. Beginnen wir mit der Expedition!

2. KAPITEL:

Depressionen – Probiotika, Omega-3-Fettsäuren und die Mittelmeerküche

»Geben Sie's zu, Frau Doktor, leckeres Essen hilft doch immer«, sagte Ted zu mir bei seinem ersten Termin in meiner Praxis. Ted war 39 Jahre alt und ein sehr erfolgreicher Unternehmer, der sich deprimiert fühlte. Er war unzufrieden mit seinem Gewicht, hatte Stress im Job und war zu Hause für alles Mögliche zuständig. Essen machte ihm alles erträglicher und verschaffte ihm Wohlbefinden. Zwar funktionierte er im Alltag, aber seine Stimmung war schlecht, und das Essen schien seinen Schmerz zu lindern. Jeden Tag kam er spät von der Arbeit und ließ auf das Abendessen eine Schüssel Eis folgen. Dann setzte er sich aufs Sofa, schaute Nachrichten und mampfte Schokolade oder was auch immer er sonst aus dem Süßigkeitenvorrat seiner Kinder stibitzen konnte. Dabei gönnte er sich ein, zwei, drei Gläser Wein.

Als er bei der jährlichen Vorsorge seine Beschwerden ansprach, riet ihm sein Hausarzt zu Prozac. Auch wenn Ted grundsätzlich nichts gegen ein Antidepressivum hatte, wollte er zunächst versuchen, sein Befinden anderweitig zu verbessern, etwa durch eine Ernährungsumstellung. Also holte er sich einen Termin bei mir.

Zu Teds Überraschung konnte ich sehr gut nachempfinden, dass er der Versuchung nicht widerstehen konnte, unangenehme Gefühle mit ungesundem Essverhalten wegzudrücken. Ich bin Ärztin, aber auch Mensch, und als Mensch kenne ich die Verlockung des emotionalen Essens. Aber ich weiß auch, dass Junkfood zwar kurzfristig schlechte Laune vertreibt, aber langfristig einen hohen Preis einfordert, sowohl körperlich als auch mental. Der körperliche Schaden, den Teds depressiv motiviertes Essverhalten zeitigte, lag auf der Hand: Er hatte 14 kg zugenommen, obwohl er auf gesunde Hauptmahlzeiten achtete – aber der seelische Preis war noch höher. Ted glaubte zwar, dass seine Essgewohnheiten gegen seine Depression halfen, aber in Wirklichkeit vertieften sie diese.

Ted hatte in einer Sache recht: Essen kann ein starkes Heilmittel sein. Solange man sich richtig ernährt, »hilft« eine gute Mahlzeit *tatsächlich* fast immer, und sie kann sogar das Denken über sich selbst und die Welt verändern. In diesem Kapitel befassen wir uns damit, wie Essen die Stimmung heben oder verderben kann. So lernen wir, mit den richtigen Zutaten ein glücklicheres Leben zu führen.

Depressionen und Darm

Wenn der Stress ansteigt und die Stimmung nachlässt, tröstet man sich gern mit Essen. Wer von Ihnen hat sich noch nie trübselig mit einem Schokoriegel, einer Packung Eis oder einer Tüte Kartoffelchips vor den Fernseher gefläzt, genau wie Ted? Wen wundert es, dass eine Querschnittsstudie im Jahr 2018 ergab, dass 30,3 % einer Gruppe von depressiven College-Studenten frittierte Gerichte aßen, 49 % Süßgetränke tranken und 51,8 % zwei- bis siebenmal pro Woche zuckrige Lebensmittel zu sich nahmen?[1] Dabei erwiesen sich Frauen als noch anfälliger für ungesundes Essen bei Depression. Natürlich stopfen sich nicht alle Depressiven automatisch mit Junkfood voll, denn Depressionen wirken sich auf vielerlei Weise auf den Appetit aus.[2] Bei manchen zügelt eine Depression den Appetit. Andere bekommen davon Heißhunger. Viele depressive Menschen lassen Mahlzeiten aus und essen ungesund. Das lässt sich dadurch erklären, dass es bei Depressionen oft an stimmungsregulierenden Botenstoffen wie Serotonin mangelt. Dadurch wird das Zubereiten gesunder Mahlzeiten – wie jegliche andere Selbstfürsorge – zu einer echten Herausforderung. Man hat nur eines im Sinn: *Ich will mich besser fühlen*, und bequemes Junkfood in Form von Schokoriegeln und Kartoffelchips bietet sich als schnelle Lösung an.

Das Problem ist nur: Es ist keine Lösung. Wie wir später noch erfahren werden, kann eine hohe Zuckerzufuhr Depressionen hervorrufen und verschlimmern. Zudem erhöht sie die Wahrscheinlichkeit, dass Depressionen wiederkehren. Glücklicherweise gibt es Nahrungsmittel, die die Stimmung steigern und aufhellen können. Wie? Zum Teil liegt das an der faszinierenden und komplexen Beziehung zwischen Darm und Gehirn. Wenn ich mit meinen Patienten über Depression und Verdauung spreche, verwende ich oft den Ausdruck *blues bowel* (»Darm-Blues«), eine scherzhafte Bezeichnung für die sehr ernste Beziehung zwischen Depression und Darm.

Wie im 1. Kapitel erwähnt, verändern Nahrungsmittel die Bakterienarten des Darmmikrobioms. Die Darmflora wird möglicherweise aufgrund der Ernährung weniger vielfältig, was dazu führen kann, dass die schlechten Bakterien den guten über den Kopf wachsen. Das löst dann eine Kettenreaktion an Gesundheitsschäden aus. Die Nahrung kann auch die chemischen Botschaften beeinflussen, welche die Darmbakterien über den

Vagusnerv ans Gehirn senden, und diese Signale entscheiden darüber, ob man sich depressiv und ausgelaugt oder gut und energiegeladen fühlt.

Die Theorie, dass Menschen mit Depressionen andere mikrobielle Populationen im Darm haben als Menschen ohne Depressionen, haben Wissenschaftler anfangs nach Tierversuchen aufgestellt. Wurde z. B. bei Mäusen das Geruchszentrum im Gehirn chirurgisch entfernt, zeigten die Mäuse ein depressionsähnliches Verhalten. Solche Veränderungen gingen mit Veränderungen der Darmflora einher. Mit anderen Worten: Bei Mäusen verändert das Induzieren von Depressionen die Darmflora und -aktivität.

Studien am Menschen scheinen diese Hypothese zu bestätigen. Die Psychiaterin Stephanie Cheung und ihr Team fassten 2019 die Ergebnisse von sechs Studien zusammen, in denen die Darmgesundheit bei Patienten mit Depressionen untersucht wurde.[3] Demzufolge hatten Patienten mit starker depressiver Störung mindestens 50 andere Bakterienarten im Darm als die Kontrollgruppe ohne starke Depressionen. Jüngste Forschungsergebnisse legen nahe, dass Bakterienstämme, die mit Merkmalen einer höheren Lebensqualität einhergehen, bei depressiven Personen verringert sind, während Bakterien, die Entzündungen verursachen, bei Menschen mit Depressionen oft in größerer Zahl vorkommen. Daraus ergibt sich, dass Entzündungen und Depressionen eng miteinander verbunden sind.

Probiotische und präbiotische Mittel gegen Depression

Wie kann man bei einer im Darm wurzelnden Depression das Darmmikrobiom zurücksetzen, um wieder zu einem gesunden Geisteszustand zurückzufinden? Die Lösung besteht darin, Probiotika und Präbiotika in der Ernährung zu erhöhen. Probiotika sind lebende Bakterien, die beim Verzehr gesundheitsförderlich wirken. Probiotische Nahrungsmittel enthalten Bakterien, die Körper und Gehirn nützen. Eine Tierstudie der University of Virginia School of Medicine aus dem Jahr 2017 hat ergeben, dass Lactobacillus, ein Darmbakterium, das häufig in lebenden Joghurtkulturen vorkommt, bei Ratten Depressionen heilen kann. Dieses Bakterium ist ein häufiger Bestandteil von probiotischen Nahrungsergänzungsmitteln für Menschen. Vor Kurzem wurden ähnliche Befunde auch beim Menschen festgestellt.

Präbiotika sind im Wesentlichen Nährstoffe für nützliche Bakterien. Es handelt sich um bestimmte Ballaststoffe, die für uns unverdaulich sind, aber nicht für die guten Bakterien im Darm. Damit Probiotika wirken können, ist es hilfreich, wenn im Darm präbiotische Nährstoffe zur Verfügung stehen. Probiotika bauen Präbiotika ab und bilden kurzkettige Fettsäuren, die Darmentzündungen reduzieren, das Wachstum von Krebszellen blockieren und das Wachstum gesunder Zellen fördern können. 2010 untersuchte Michael Messaoudi mit seinem Team 55 gesunde Männer und Frauen, denen nach dem Zufallsprinzip entweder an 30 Tagen hintereinander ein probiotisches Präparat oder ein Placebo verabreicht wurde.[4] Vor und nach der Behandlung füllten die Probanden Fragebögen über ihre Stimmung aus. Sie stellten auch Urinproben zur Verfügung, sodass ihr Cortisolspiegel, das Hauptstresshormon des Körpers, überprüft werden konnte.

Im Vergleich zur Placebogruppe hatten die Teilnehmer der probiotischen Gruppe weniger Depressionen zu beklagen und wiesen auch niedrigere Cortisolspiegel im Urin auf, was darauf hinweist, dass ihr Gehirn weniger depressiv und weniger gestresst war. Warum war das so? Bestimmte Arten von Darmbakterien können im Gehirn die Konzentration von Stoffen wie Gamma-Aminobuttersäure steigern, was die Linderung von Depressionen und anderen psychischen Erkrankungen beschleunigen kann.[5]

Probiotika sind als Nahrungsergänzungsmittel erhältlich, aber besser ist es, den Gehalt an freundlichen Kleinstlebewesen durch die Nahrung selbst zu erhöhen. Joghurt mit lebendigen Kulturen ist eine der besten Quellen für Probiotika. Meiden sollte man allerdings Fruchtjoghurt mit hohem Zuckerzusatz. Andere probiotisch reichhaltige Nahrungsmittel sind Tempeh, Miso und Natto (fermentierte Sojabohnenprodukte), Sauerkraut, Kefir (saurer Joghurt), Kimchi (auf koreanische Art Eingemachtes), Kombucha (ein fermentiertes Teegetränk), Buttermilch; außerdem bestimmte Käsesorten wie Cheddar, Mozzarella oder Gouda. Präbiotische Lebensmittel sind z. B. Bohnen und andere Hülsenfrüchte, Hafer, Bananen, Beeren, Knoblauch, Zwiebeln, Löwenzahn, Spargel, Topinambur und Lauch.

Ein Beispiel für die Wirkung von Probiotika ist der Fall meiner Patientin Rosa. Nachdem Rosa in einem Artikel im *Wall Street Journal* über Probiotika von meiner Arbeit in der Ernährungspsychiatrie gelesen hatte, bat sie ihren Lungenarzt, sie an mich zu überweisen. Sie hatte schweres Asthma und mehrere stationäre und ambulante Behandlungen wegen schweren bakteriellen, viralen und pilzlichen Infektionen der Brusthöhle hinter sich. Ihre Ärzte wurden der Infektionen nicht mehr Herr. Sie nahm mehrere Antibiotika und andere Medikamente ein, von denen sie annahm, dass sie ihr Mikrobiom beschädigt hatten.

Rosa war keineswegs todkrank, kam aber in einem gebrechlichen, emotional erschöpften Zustand zu mir und fand ihr Leben nicht lebenswert. Sie hatte ihren Appetit eingebüßt, Körpergewicht verloren und das Krankenhausessen nur mit Überwindung heruntergekriegt. Da ihr Mikrobiom wahrscheinlich durch die Medikamente, die sie gegen mehrere Lungeninfektionen eingenommen hatte, ziemlich durcheinander war, riet ich ihr zum Verzehr von probiotischen wie präbiotischen Nahrungsmitteln im täglichen Speiseplan und zu mehr frischem Obst und Gemüse.

Das Schoko-Croissant zum Frühstück tauschte sie also gegen griechischen Naturjoghurt mit Beeren, Zimt und einem Tropfen Honig ein. Sie befolgte mein Rezept für ein cremiges Salatdressing mit Kefir und verfeinerte damit einen gesunden grünen Salat mit Bohnen, Löwenzahn und Radieschen zum Mittagessen. All ihren Gemüsebeilagen fügte sie Zwiebeln und Knoblauch zu, in all ihre Suppen kam Lauch. Sie begann Kombucha zu trinken und kochte zum Abendessen gebackenen Lachs (Seite 269), dazu Ofensüßkartoffeln mit Misoglasur (Seite 296). Tatsächlich mochte sie den Geschmack von Misopaste so sehr, dass sie damit jeden Tag ihre Gemüsebeilage würzte (ihr Lieblingsessen: gegrillter Spargel) und sich so eine weitere probiotische Nahrungsquelle erschloss.

Obwohl es einige Zeit dauerte, bis ihr Mikrobiom geheilt war, fühlte sie sich schon zwei bis drei Wochen nach der Ernährungsumstellung heiterer, weniger müde und weniger »benebelt«. Mit Freude kann ich sagen, dass es ihr inzwischen prächtig geht. Sie isst gesünder und musste dieses Jahr nicht wieder wegen Infektionen ins Krankenhaus. Vor allem ist sie nicht mehr depressiv und fühlt sich wieder wie ein Mensch.

Stimmungsdämpfende Ernährung

Was man isst, kann auf vielerlei Weise die Stimmung beeinflussen. Wie eine Studie von Heather M. Francis und ihrem Team aus dem Jahr 2019 belegt, gibt es starke Hinweise darauf, dass eine schlechte Ernährung mit Depressionen verbunden ist.[6] Wer sich aus anhaltend depressiver Stimmung lösen oder verhindern möchte, dass sich das Gemüt bewölkt, sollte im Supermarkt einen Bogen um die folgenden Lebensmittel machen.

Zucker

Die wissenschaftliche Literatur stützt die weit verbreitete Auffassung, dass Niedergeschlagenheit Menschen dazu verleiten kann, sich zu viel zuckerhaltige Leckereien zu gönnen. Aber Belege gibt es auch für die gegenteilige Wirkung: Je mehr Zucker man isst, desto wahrscheinlicher wird man deprimiert. 2002 stellten Arthur Westover und Lauren Marangell eine starke Überschneidung zwischen Personen, die Zucker essen, und Personen mit Depressionen fest.[7] Statistisch gesehen, hat eine perfekte Korrelation den Wert 1. Diese Marke erreichen Forscher fast nie, da es immer Ausnahmen gibt. Aber in ihrer Studie kamen die beiden Forscher auf eine Korrelation zwischen Zuckeressen und Depression von 0,95 – das kommt der 1 ziemlich nahe. Und dies erwies sich in sechs verschiedenen Ländern!

Im Jahr 2019 kam eine Metaanalyse von zehn zuvor veröffentlichten Beobachtungsstudien an insgesamt 37 131 depressiven Menschen zu dem Schluss, dass der Konsum von gezuckerten Getränken das Risiko einer Depression erhöht. Wer etwas mehr als eine 330-ml-Dose Softdrink pro Tag trank (etwa 45 g Zucker), erhöhte sein Risiko um 5 %. Wer jedoch gut zweieinhalb Dosen pro Tag trank (etwa 98 g Zucker), steigerte das Risiko auf 25 %.[8] Mit anderen Worten: Mehr Zuckerkonsum bedeutet auch ein höheres Risiko, an einer Depression zu erkranken. Achten Sie daher auf den Zuckergehalt Ihrer Getränke.

Warum kann Zucker Depressionen verursachen? Das Gehirn ist auf Glukose – eine Form von Zucker aus dem, was wir essen – angewiesen, um zu überleben und zu funktionieren. Über einen Zeitraum von 24 Stunden benötigt das Gehirn nur 62 g Glukose, um seine Arbeit zu tun. Das ist sensationell energieeffizient, wenn man bedenkt, dass das Gehirn mindestens 100 Milliarden Zellen hat. Dieser Bedarf lässt sich leicht durch gesunde Vollwertkost decken. Der Konsum von ungesunden Fertigprodukten wie Gebäck und Softdrinks, denen viel raffinierter Zucker zugesetzt wird, und zwar häufig in Form von Glukosesirup, überschwemmt das Gehirn mit Glukose. Diese »Zuckerflut« kann Entzündungen im Gehirn hervorrufen und letztendlich zu Depressionen führen.

Forschungen haben auch ergeben, dass bei Ratten höhere Blutzuckerwerte mit niedrigeren Werten des Wachstumsfaktors BDNF (*Brain-derived neurotrophic factor*) verbunden sind. BDNF ist ein Protein, das im Gehirn, im Darm und in anderen Geweben vorkommt und wichtig für das Wachstum und die Entwicklung des Gehirns ist sowie für die Anpassung des Gehirns an Belastungen.[9] Es überrascht daher nicht, dass Studien bei Frauen mit Depressionen niedrige BDNF-Werte festgestellt haben.[10]

BDNF kann auch die Wirkung von Antidepressiva verstärken – ein weiterer Hinweis darauf, dass es eine wichtige Rolle bei der Vorbeugung von Depressionen spielt.[11]

Hochglykämische Kohlenhydrate

Kohlenhydratreiche Nahrungsmittel – beispielsweise Brot, Nudeln und alles andere, was aus Auszugsmehl hergestellt wird – mögen nicht süß schmecken, werden aber vom Körper so ähnlich verarbeitet wie Zucker. Das bedeutet, dass auch sie das Depressionsrisiko erhöhen können. Keine Panik, ich rate nicht dazu, Kohlenhydrate vollständig vom Speiseplan zu streichen! Aber auf die Qualität der gegessenen Kohlenhydrate kommt es an.

2018 haben Forscher zu bewerten versucht, ob – und wenn ja, welche – Kohlenhydrate mit Depressionen in Zusammenhang stehen.[12] Sie legten 15 546 Teilnehmern einen Fragebogen vor, den sogenannten Kohlenhydrat-Qualitätsindex. Als »bessere« Kohlenhydrate eingestuft wurden darin Vollkornprodukte, ballaststoffreiche Nahrungsmittel und solche mit niedrigem glykämischen Index (GI). Der GI ist ein Maß dafür, wie schnell sich ein Nahrungsmittel während der Verdauung in Glukose umwandeln lässt. Je schneller ein Nahrungsmittel im Körper zu Glukose wird, desto höher ist sein GI-Rang.

769 der Studienteilnehmer waren depressiv. Die Forscher stellten fest, dass Menschen mit der höchsten Punktzahl im Kohlenhydrat-Qualitätsindex, also die mit den besseren Kohlenhydraten, zu 30 % weniger an Depressionen erkrankten als diejenigen, die Kohlenhydrate mit hohem GI aßen. Mit anderen Worten: Eine Ernährung mit hohem GI scheint ein Risikofaktor für Depressionen zu sein.[13] Zu den Kohlenhydraten mit hohem GI gehören Kartoffeln, Weißbrot und geschälter Reis. Honig, Orangensaft und Vollkornbrot sind Nahrungsmittel im mittleren GI-Bereich. Zu den Nahrungsmitteln mit niedrigem GI zählen grünes Gemüse, die meisten Früchte, rohe Karotten, Kidneybohnen, Kichererbsen und Linsen.

Um das Risiko einer Depression zu minimieren, sollten Sie Ihren Speiseplan so aufräumen, dass Nahrungsmittel mit hohem GI vermieden werden, und gleichzeitig stärker auf Nahrungsmittel mit mittlerem und besonders niedrigem GI setzen, wobei der Schwerpunkt auf Vollkornprodukten und Ballaststofflieferanten wie Vollkornreis, Quinoa, Haferflocken, Chiasamen und Blaubeeren liegt. Aber Vorsicht: Auch bei den Nahrungsmitteln mit mittlerem oder niedrigem GI sollte man nicht über die Stränge schlagen. In großen Mengen bürden Kohlenhydrate unabhängig von ihrem GI dem Körper eine hohe sogenannte glykämische Last auf. Grob vereinfacht ist die glykämische Last eines bestimmten Nahrungsmittels ein Wert, an dem sich abschätzen lässt, wie sehr der Blutzuckerspiegel nach dem Verzehr steigen wird. Studien haben ergeben, dass auch eine hohe glykämische Last das Risiko einer Depression erhöhen kann.

Was lernen wir daraus? Zwar müssen Sie nicht vollständig auf Kohlenhydrate verzichten, um Depressionssymptome zu bessern oder zu vermeiden, aber Sie sollten darauf achten, dass Sie die richtigen Kohlenhydrate auswählen und sie in Maßen verzehren. Als Gedächtnisstütze habe ich in Anhang A (Seite 309) eine Tabelle mit gängigen Nahrungsmitteln beigefügt, die eine niedrige, mittlere und hohe glykämische Last haben.

Künstliche Süßstoffe, besonders Aspartam

Saccharin, Aspartam, Sucralose und Stevia sind nur einige der beliebtesten künstlichen Süßstoffe, die heute von Nahrungsmittelherstellern verwendet werden. Andere weniger bekannte Verbindungen sind Erythrit, Lactit,

Maltit, Sorbit und Xylit. Diese Zuckerersatzprodukte werden immer häufiger in Nahrungsmitteln verwendet, die angeblich »gesund« sind, weil sie helfen, Kalorien zu sparen.

Das ist deshalb besorgniserregend, weil die Wissenschaft viele künstliche Süßstoffe mit Depressionen in Zusammenhang bringt: Eine Studie hat ergeben, dass Menschen, die künstliche Süßstoffe konsumieren, und zwar hauptsächlich über Light-Getränke, depressiver sind als diejenigen, die solche Getränke nicht konsumieren.[14] Schlimmer noch: Mehrere Studien legen nahe, dass künstliche Süßstoffe Gift fürs Gehirn sein können, indem sie die Konzentration von stimmungsregulierenden Neurotransmittern verändern.[15]

Aspartam – der häufigste Süßstoff in vielen beliebten Light-Getränken, einschließlich Coca-Cola Zero – hat sich als besonders schädlich erwiesen. Im Jahr 2017 ergab eine Überblicksstudie zu Aspartam, dass dadurch Stoffe im Gehirn angereichert werden, welche die Synthese und Freisetzung der »Glücks«-Neurotransmitter Dopamin, Noradrenalin und Serotonin hemmen.[16]

Außerdem löst Aspartam Oxidation aus, wodurch mehr schädliche freie Radikale ins Gehirn gelangen. Im Verlauf des Buches kommen wir immer wieder auf die schädlichen Auswirkungen der Oxidation zu sprechen. Oxidation ist ein chemischer Prozess, bei dem sogenannte reaktive Sauerstoffspezies freigesetzt werden. Zu diesen gehören auch die freien Radikale – das sind instabile Moleküle, die dazu neigen, in Zellen Chaos anzurichten.[17] In niedriger bis mäßiger Konzentration sind reaktive Sauerstoffspezies wichtig für die Gehirnzellen, da sie zur Aufrechterhaltung des inneren chemischen Gleichgewichts beitragen. Bei höheren Konzentrationen führt jedoch das Ungleichgewicht zwischen Antioxidantien (die freie Radikale bekämpfen) und den freien Radikalen selbst zu einem Zustand, der als oxidativer Stress bezeichnet wird. Oxidativer Stress kann Zellverlust oder sogar Hirnschäden verursachen und das Gehirn anfälliger für Depressionen machen.

Nicht alle Süßstoffe sind mit Sicherheit schädlich. Die Hinweise verdichten sich jedoch, dass auch andere Süßstoffe, neben z. B. Aspartam, Sucralose, Depressionen verursachen oder verschlimmern könnten. Eine Studie aus dem Jahr 2018 hat ergeben, dass Sucralose die Darmflora bei Mäusen signifikant verändert und eine Bakterienart fördert, die in anderen

Studien vermehrt bei depressiven Menschen aufgefallen ist.[18] Sucralose erhöht auch die Myeloperoxidase-Aktivität. Myeloperoxidase ist ein Entzündungsmarker, und einer Studie zufolge wiesen Zwillinge mit depressiver Vorgeschichte einen um 32 % höheren Myeloperoxidase-Spiegel auf als solche ohne Depression.[19] Falls Sie also an Depressionen leiden, empfehle ich Ihnen, alle künstlichen Süßstoffe zu meiden. Da Sie auch Zucker weglassen sollten, kann es einige Zeit dauern, bis Sie sich das Naschen abgewöhnt haben, aber der Verzicht lohnt sich.

Frittiertes

Pommes frites, Krapfen, Tempura, Empanadas, Samosas, Chicken Nuggets. Läuft Ihnen schon das Wasser im Mund zusammen? Ich kann's verstehen. Ich bin im Sommer oft auf Cape Cod, lasse mir den köstlichen Duft von frittierten Gurken und Pommes frites durch die Nase ziehen und kann ihm oft nicht widerstehen. Nie wieder Frittiertes zu essen, das kann mir nicht vorstellen, obwohl ich alle damit verbundenen Gesundheitsrisiken kenne. Genuss ist so wichtig für meine Lebensqualität! Aber wenn es um Depression geht, lohnt es sich, weniger Frittiertes zu essen.

Eine Studie aus Japan hat bei 715 Fabrikarbeitern das Ausmaß an Depression und Belastbarkeit untersucht. Gemessen wurde auch der Verzehr von frittierten Speisen. Und tatsächlich fand das Forscherteam heraus, dass diejenigen, die mehr Frittiertes konsumierten, im Laufe ihres Lebens häufiger an Depressionen erkrankten.[20]

Ähnlich wie die Ergebnisse hinsichtlich des Zuckerverzehrs mag dieser Befund erst einmal verwundern. Wann hat Sie das letzte Mal eine Schale Pommes deprimiert? Noch nie, stimmt's? Zumindest nicht während des Essens. Ich wette jedoch, dass Sie sich ein paar Stunden nach dem letzten Genuss eines frittierten Gerichts ungut gefühlt haben – zu voll, so als hätten Sie es übertrieben. Dieses Völlegefühl führen wir normalerweise einfach auf eine zu große Portion zurück, dabei kann es mit der Zeit zu ernsterem Unwohlsein beitragen. Wer täglich frittierte Speisen isst, sollte auf wöchentlich umstellen. Falls es ein wöchentlicher Genuss ist, sollte man versuchen, ihn nur einmal im Monat zu zelebrieren. Und wer gar nichts Frittiertes isst, ist bereits auf dem Weg in glücklichere Zeiten!

Schlechte Fette

Frittierte Nahrung ist wahrscheinlich deshalb ein solcher Stimmungskiller, weil sie üblicherweise in ungesundem Fett zubereitet wird. In den letzten Jahren hat sich unser Bild von Fett als Nährstoff gewandelt: von »Fett ist immer ungesund« zu einer genaueren Unterscheidung zwischen »schlechten Fetten« (Margarine, Backfett, gehärtete Öle), die bekanntermaßen Herz-Kreislauf-Erkrankungen und andere Probleme verursachen, und »guten Fetten« (Avocados, Mandeln, Olivenöl), die Krankheiten vorbeugen und das Wohlbefinden fördern können.

2011 präsentierten Almudena Sánchez-Villegas und ihr Team die Ergebnisse von Forschungen, die sie zum Zusammenhang zwischen Fett und Depression angestellt hatten.[21] Sie ließen 12 059 spanische Universitätsabsolventen, die zu Beginn der Studie frei von Depressionen waren, einen Fragebogen ausfüllen, der die Verzehrhäufigkeit von 136 Nahrungsmitteln erhob und den Verbrauch von bestimmten Nahrungsfetten (Olivenöl, Saatöl, Butter, Margarine) abzuschätzen erlaubte. Der individuelle Fettkonsum wurde in unterschiedliche Fettarten eingeteilt: in gesättigte Fettsäuren, mehrfach ungesättigte Fettsäuren (*Polyunsaturated fatty acids* – PUFAs), trans-Fettsäuren oder Transfette und einfach ungesättigte Fettsäuren (*Monounsaturated fatty acids* – MUFAs). In Nachuntersuchungen wurden die Teilnehmer um Angaben zu eventuell aufgetretenen Depressionen gebeten.

Nach rund sechs Jahren stellte man 657 neue Fälle von Depressionen fest. Die Forscher fanden heraus, dass die Teilnehmer umso wahrscheinlicher depressiv geworden waren, je mehr Transfette in ihrer Ernährung enthalten waren. Andersherum waren Teilnehmer umso weniger depressiv, je mehr MUFAs und PUFAs sie zu sich nahmen. Im Hinblick auf einzelne Küchenfette kamen die Forscher zu dem Schluss, dass Olivenöl, welches größtenteils aus MUFAs besteht, das Depressionsrisiko signifikant senkt.

Meiden Sie also jegliche Transfette, um Depressionen zu verhindern oder zu verringern. Zwar sind Transfette in den USA seit 2018 verboten, es gibt aber noch eine Übergangsfrist. In der EU gilt neuerdings eine Obergrenze von 2 % vom Fettgehalt eines Lebensmittels. Transfette können in bestimmten Nahrungsmitteln wie Mikrowellen-Popcorn, Tiefkühlpizza, Fertig-Keksteig, Fastfood, Pflanzenfett und Margarine vorkommen. Es gibt in Deutschland keine Deklarationspflicht für Transfette, nur für »gehärtetes« Fett.

Den größten Teil des aufgenommenen Fetts sollten MUFAS ausmachen. MUFAs sind nicht nur in Olivenöl, sondern auch in Nüssen (Mandeln, Walnüssen) und Nussmus (Mandel- und Cashewmus) enthalten, ebenso in Avocados. PUFAs sind immerhin besser als Transfette, aber nicht immer die beste Wahl bei Depressionen. Beispielsweise sind maßvolle Mengen an Mais-, Sonnenblumen- und Distelöl in Ordnung, aber im Übermaß können sie ein Ungleichgewicht der Omega-3- und Omega-6-Fettsäuren herbeiführen, was den Gefühlshaushalt stören und zu Depressionen führen kann (mehr dazu in Kürze).[22]

Nitritpökelsalz

Kalium- oder Natriumnitrit werden als Konservierungsmittel und zur Farbverbesserung in Aufschnitt und Wurstwaren verwendet und stehen möglicherweise mit Depressionen in Verbindung.[23] Eine jüngere Studie legt sogar nahe, dass Nitrit das Darmmikrobiom derartig verändern kann, dass es eine bipolare Störung auslöst.[24] Wer gar nicht ohne Wurst leben kann, sollte eine Sorte wie Panhas wählen, die Buchweizenmehl enthält. Buchweizenmehl enthält wirksame Antioxidantien, die manchen der negativen gesundheitlichen Auswirkungen nitrithaltiger Fleischprodukte entgegenwirken.[25]

Gutes Essen für gute Laune

Wir kennen jetzt die häufigsten essbaren Verursacher von Depressionen. Wir wissen jetzt, welche Nahrungsmittel Symptome wie Schuldgefühle und Konzentrationsschwierigkeiten, Schlaf-, Appetit-, Kraft- und Lustlosigkeit verursachen können. Zeit für den positiven Blickwinkel. Folgendes sollten Sie essen, um den Blues zu verhindern oder für immer loszuwerden.

Omega-3-Fettsäuren

Wir haben in diesem Kapitel bereits von den guten Fetten gehört, die gegen Depressionen helfen, aber ich möchte den Omega-3-Fettsäuren besondere Aufmerksamkeit widmen. Omega-3-Fettsäuren sind für die seelische Gesundheit äußerst wichtig, und im Verlauf des Buches komme ich noch öfter auf ihre Vorteile zu sprechen.

Omega-3-Fettsäuren werden für den normalen Körperstoffwechsel gebraucht – sie sind ein wichtiger Bestandteil der Zellmembran und ein Rohmaterial für die Herstellung der Hormone, welche die Blutgerinnung, die Spannung der Arterienwände und Entzündungen regulieren. Da wir sie jedoch nicht selbst herstellen können, müssen wir Omega-3-Fettsäuren aus der Nahrung beziehen. Deshalb nennen wir sie *essenzielle* Fette.

Die drei wichtigsten Omega-3-Fettsäuren sind Alpha-Linolensäure, Eicosapentaensäure (EPA) und Docosahexaensäure (DHA). Alle drei sind wichtig für den Körper und erfüllen eine Reihe von Aufgaben, vor allem in der Zellmembran. EPA und DHA sind die beiden Omega-3-Fettsäuren, die bei Gemütszustandsstörungen entscheidende Rollen spielen. Daher ist es besonders wichtig, dass man genug davon bekommt.

Wie wichtig Omega-3-Fettsäuren bei der Bekämpfung von Depressionen sind, ist zwar nicht unumstritten, aber die meisten Studien schreiben ihnen einen großen Nutzen zu. Darunter auch eine 2016 durchgeführte Analyse von 13 randomisierten kontrollierten Studien mit 1233 schwer depressiven Patienten. Darin wurde eine vorteilhafte Gesamtwirkung von Omega-3-Fettsäuren bei Patienten mit schwerer Depression festgestellt, insbesondere bei Teilnehmern, die höhere Mengen an EPA verzehrten, und bei solchen, die Antidepressiva einnahmen.[26]

Omega-3-Fettsäuren fördern die Hirngesundheit, indem sie Entzündungsmarker senken und Neuronen vor übermäßiger Entzündung schützen. Entscheidend ist ein gesundes Verhältnis zwischen Omega-3- und Omega-6-Fettsäuren, die in unterschiedlichen Nahrungsmitteln enthalten sind. In der typischen westlichen Ernährung kommen reichlich Omega-6-Fettsäuren vor, wogegen Omega-3-Fettsäuren viel seltener sind. Das übliche Verhältnis zwischen Omega-6 und Omega-3 beträgt etwa 15:1, das optimale Verhältnis liegt aber eher bei 4:1.[27] Das bedeutet, dass die meisten von uns weniger Omega-6 und mehr Omega-3 essen sollten.

Tatsächlich haben Studien ergeben, dass Menschen mit hohem Omega-6-Gehalt im Speiseplan ein mehr als vierfach höheres Depressionsrisiko haben als Menschen, die Nahrungsmittel mit hohem Omega-3-Gehalt konsumieren. Der Verzehr von Nahrungsmitteln mit hohem Omega-6-Gehalt – etwa von fettreichem Käse, fettem roten Fleisch, Maisöl oder Palmöl – kann also das Risiko einer Depressionserkrankung erhöhen. Andersherum gilt: Wer Nahrungsmittel mit hohem Omega-3-Gehalt – also etwa fetten Fisch, Walnüsse, Pflanzenöle und dunkles Blattgemüse – isst, schützt sich damit möglicherweise vor Depressionen.

Der beste Lieferant von Omega-3-Fettsäuren und von EPA und DHA im Besonderen ist Fisch. Vor allem fette Kaltwasserfische wie Lachs, Makrele, Thunfisch, Hering und Sardine enthalten sehr viel Omega-3-Fettsäuren. Fische mit geringerem Fettgehalt, z. B. Barsch, Tilapia und Kabeljau, sind ebenso wie Schalentiere nicht ganz so reich an Omega-3, haben aber immer noch erhebliche Mengen. Zuchtfisch enthält normalerweise mehr EPA und DHA als Fisch aus Wildfang, aber das hängt auch vom Futter ab. Denn Fische stellen die Omega-3-Fettsäuren nicht selbst her, sondern beziehen sie aus Mikroalgen. Die Fische fressen Phytoplankton, welches wiederum Mikroalgen verzehrt, und reichern so Omega-3-Fettsäuren im Körpergewebe an.

Omega-3-Fettsäuren sind auch in anderen Nahrungsmitteln enthalten, allerdings liefert keines so viel wie fetter Fisch. Weiderind hat mehr Omega-3 als Rindfleisch aus Stallmast. Für Alpha-Linolensäure gibt es pflanzliche Quellen wie Edamame, Walnüsse und Chiasamen; außerdem kommen immer mehr mit Omega-3 angereicherte Nahrungsmittel auf den Markt, darunter Eier, Milch und Joghurt.

Das Verhältnis von Omega-6 zu Omega-3 lässt sich auch verbessern, indem man bestimmte Öle bei der Speisezubereitung verwendet. Man kann beispielsweise statt zu gewöhnlichem Pflanzenöl, das extrem Omega-6-lastig ist, zu Rapsöl greifen. Rapsöl ist zwar keine perfekte Quelle für Omega-3-Fettsäuren, aber das Verhältnis zwischen Omega-6 und Omega-3 beträgt darin ungefähr 2:1, was es im Vergleich mit ähnlichen Ölen zur gesünderen Alternative macht.

Hilfreiche ABC-Vitamine

Viele Vitamine helfen bei der Vorbeugung und Linderung von Depressionen. Die wichtigsten sind B_9 (Folsäure) und B_{12}. Ihre Funktionen im Körper sind eng miteinander verwoben: Ein Mangel an Vitamin B_{12} führt zu einem Folsäuremangel, der letztendlich zu einem Abbau von Gehirnzellen beitragen kann, besonders im Hippocampus. Dieser Hirnzellabbau wird als Hippocampus-Atrophie bezeichnet und ist mit Depressionen verbunden. Der Hippocampus ist ein wichtiger Teil des Gehirns, der eine tragende Rolle bei Lern- und Erinnerungsprozessen spielt. Daher verlieren depressive Patienten manchmal die Fähigkeit, neue Wege der Stressbewältigung zu erlernen.

Bei Patienten mit Folsäuremangel ist Depression das häufigste Symptom.[28] Tatsächlich haben Studien gezeigt, dass Depressionen umso schwerer sind, je niedriger der Folsäurespiegel ist.[29] Neben ihrer Rolle im Hippocampus hat Folsäure auch Einfluss auf die Serotoninsynthese, und bei Depressionen mangelt es häufig an Serotonin.[30]

Darum sollten Sie auf eine optimale Versorgung sowohl mit Vitamin B_{12} als auch mit Folsäure achten, um Depressionen zu verhindern oder zu behandeln. Genießen Sie reichlich Hülsenfrüchte, Zitrusfrüchte, Bananen, Avocados, Kohl- und Blattgemüse, Spargel, Nüsse und Saaten sowie Fisch und Schalentiere.

Die Vitamine B_1 (Thiamin) und B_6 (Pyridoxin) sind ebenfalls wichtig für die Vorbeugung und Linderung von Depressionen, denn sie sind im Gehirn an der Produktion von Botenstoffen beteiligt, welche die Stimmung regulieren. Diese Vitamine sind in den im vorherigen Absatz genannten Nahrungsmitteln sowie in Sojabohnen und Vollkornprodukten reichlich vorhanden.

Vitamin A ermöglicht nützliche Hirnfunktionen wie das Wachstum und die Anpassung von Neuronen.[31] Wie bei Vitamin B_{12} kann ein Mangel an Vitamin A zu einer Schrumpfung bestimmter Hirnregionen führen und die Stressresistenz des Gehirns mindern.[32] 2016 hat eine Studie ergeben, dass Vitamin A die Müdigkeit und Depression von Multiple-Sklerose-Patienten signifikant verbessern kann.[33] Ein Zuviel an Retinsäure (ein Stoffwechselprodukt aus Vitamin A) wird jedoch auch mit Depressionen und Selbstmord in Verbindung gebracht.[34] Aber die Menge an Vitamin A, die man einnehmen müsste, um solche negativen Folgen zu spüren zu bekommen, geht weit über die Mengen einer gesunden, abwechslungsreichen Ernährung hinaus. Langen Sie also bei Vitamin-A-reichen Speisen wie Süßkartoffeln, Karotten, Spinat und Augenbohnen ruhig zu.

Auch Vitamin C ist wichtig für das Funktionieren des Gehirns, da es die Neurotransmittersynthese reguliert.[35] Mehrere Beobachtungsstudien legen einen Zusammenhang zwischen niedrigem Vitamin-C-Spiegel und

Depression nahe.[36] Holen Sie sich Vitamin C aus Zitrusfrüchten, Melonen, Erdbeeren und Kreuzblütlern wie Brokkoli, Blumenkohl und Rosenkohl.

Im weiteren Verlauf des Buches komme ich immer wieder auf die Vitamine zurück. Falls Sie den Überblick darüber verlieren, welches Vitamin welche Funktion im Gehirn erfüllt und welche Nahrungsmittel dieses Vitamin enthalten, können Sie alles in Anhang B (Seite 313) nachschlagen.

Eisen und andere wertvolle Mineralien

Im Hirn ist Eisen ein Baustoff für die Schutzhülle der Neuronen und hilft bei der Steuerung der Synthese von bestimmten Stoffen und chemischen Bahnen, die für die Stimmung wichtig sind.[37] Vor allem findet sich eine große Eisenkonzentration in den Basalganglien, einer Ansammlung von Gehirnzellen, die ebenfalls an Depressionen beteiligt sind.[38] In klinischen Studien hat man einen niedrigen Eisenspiegel mit Depression in Verbindung gebracht.[39] Gute Eisenlieferanten sind Schalentiere, mageres rotes Fleisch und Innereien (in Maßen), Hülsenfrüchte, Kürbiskerne, Brokkoli und dunkle Schokolade (wobei jede Süßigkeit in Maßen gegessen werden sollte).

Auch Magnesium ist wichtig für den Betrieb des Gehirns. Der erste Bericht über die Magnesiumgabe bei erregter Depression wurde 1921 veröffentlicht und meldete Erfolg bei sage und schreibe 220 von 250 Fällen.[40] Seitdem haben unzählige Studien belegt, dass Depressionen mit Magnesiummangel zusammenhängen. Mehrere Fallstudien, bei denen Patienten mit 125 bis 300 mg Magnesium behandelt wurden, ergaben eine rasche Erholung von schweren Depressionen, oft in weniger als einer Woche. Wie lässt sich genug Magnesium über die Nahrung aufnehmen? Indem Sie mehr Avocados, Nüsse und Saaten, Hülsenfrüchte und Vollkornprodukte essen sowie Omega-3-haltige Fische wie Lachs und Makrele.

Bei Kalium ist das Bild zwar nicht so klar, aber einige Studien haben ergeben, dass eine höhere Kaliumzufuhr die Stimmung verbessern kann.[41] Reich an Kalium sind Süßkartoffeln, Bananen, Pilze, Orangen, Erbsen und Gurken.

Die Studienlage spricht insgesamt stark für einen positiven Zusammenhang zwischen Zinkmangel und Depressionsrisiko und für die Annahme, dass Zinkpräparate depressive Symptome reduzieren.[42] Eine Metaanalyse von 17 Studien hat festgestellt, dass depressive Probanden einen niedrigeren Zinkspiegel im Blut haben als Kontrollgruppenteilnehmer.[43] Zink hilft wahrscheinlich, indem es die Entzündlichkeit des Gehirns senkt.[44] In Meeresfrüchten (besonders in gekochten Austern), magerem Rindfleisch und Geflügel finden sich hohe Zinkkonzentrationen, während geringe Mengen in Bohnen, Nüssen und Vollkornprodukten enthalten sind.

Schließlich weisen mehrere Studien noch darauf hin, dass eine Ernährung mit hohem Selengehalt die gemessene Stimmung signifikant verbessert.[45] Paranüsse sind voll davon.

Einen Überblick über den Mineraliengehalt einzelner Nahrungsmittel finden Sie ebenfalls in Anhang B.

Kräuter und Gewürze

Womit würzt man am besten das nährstoffreiche, gegrillte Fischfilet oder das Wokgemüse? Die folgenden Kräuter und Gewürze können beim Kampf gegen Depressionen helfen. In Kombination mit den schon besprochenen Zutaten, die antidepressiv wirken, verdoppeln sie die stimmungsaufhellende Wirkung.

Ein wichtiger allgemeiner Vorteil von Gewürzen ist ihre antioxidative Wirkung. Antioxidativ bedeutet, dass sie dem Gehirn dabei helfen, schädliche freie Radikale abzuwehren, um so den gewebeschädigenden oxidativen Stress zu verhindern. Es gibt ein Maß für die antioxidative Wirksamkeit von Gewürzen, die sogenannte Sauerstoffradikal-Absorptionskapazität ORAC (*Oxygen radical absorbance capacity*). Anhang C (Seite 319) enthält eine ORAC-Tabelle, aus der hervorgeht, welche Gewürze antioxidativ am günstigsten sind. Zu diesen sollten Sie beim Kochen so oft wie möglich greifen.

Safran: Im Jahr 2013 hat eine Metaanalyse von fünf zuvor veröffentlichten randomisierten, kontrollierten Studien die Auswirkungen von Safran-Supplementation auf schwere Depressionssymptome untersucht.[46] Alle fünf Studien ergaben, dass Safran im Vergleich zum Placebo die Depressionssymptome signifikant reduzierte. Eine Studie aus dem Jahr 2017 hat gezeigt, dass 15 mg Safran bei der Linderung depressiver Symptome ebenso wirksam sind wie 20 mg Prozac! Die geheime Kraft des Safrans kannte offenbar schon Christopher Catton, ein englischer Kräuterkenner des

19. Jahrhunderts, der einmal sagte: »Safran vermag den Geist zu beleben, und diese Wohltat dringt nach und nach bis ins Herz und ruft Lachen und Frohsinn hervor.«[47] Zwar ist die genaue Wirkweise nicht bekannt, aber im Tierversuch erhöht Safran die Spiegel der Gute-Laune-Botenstoffe Glutamat und Dopamin.[48]

Da Safran dem Gewichtspreis nach teurer ist als Gold, und sein Geschmack andere Aromen überdecken kann, sollten Sie eine Prise und keine Handvoll verwenden! Nehmen Sie ein paar Fädchen (siehe Cioppino-Fischsuppe, Seite 305) und fügen Sie sie Gemüse- und Reisgerichten wie Safranrisotto oder Biryani hinzu. Sie können Safran auch als Präparat oder Extrakt kaufen, aber wie bei allen Nahrungsergänzungsmitteln sollten Sie vor der Einnahme Ihren Arzt fragen.

Kurkuma: Eine Metaanalyse aus dem Jahr 2017 hat sechs klinische Studien ausgewertet, in denen der in Kurkuma enthaltene Wirkstoff, das Curcumin, als Mittel gegen Depressionen getestet wurde.[49] Sie kam zu dem Schluss, dass Kurkuma deutlich besser Depressionssymptome lindert als ein Placebo. Wie gelingt dem Gewürz eine solche Heilwirkung? Vereinfacht gesagt, passt es die Gehirnchemie an und schützt die Gehirnzellen vor Giftschäden, die zu Depressionen führen.

Die wirksame Dosis beträgt 500 bis 1000 mg pro Tag. Zwar liest man überall, dass ein Teelöffel Kurkuma etwa 200 mg Curcumin enthält, aber das stimmt nicht ganz. Da der Gewichtsanteil des Curcumins bei ungefähr 2 % liegt, enthält ein Esslöffel (oder drei Teelöffel) bei 6,8 g tatsächlich nur rund 0,136 g Curcumin oder 136 mg. Aber mehr als ein Teelöffel Kurkuma überwürzt jedes Gericht. Eine mögliche Lösung wäre daher, täglich mehrere Gerichte mit einem oder zwei Teelöffeln Kurkuma zuzubereiten: Verleihen Sie Suppen und Eintöpfen einen Hauch Kurkuma oder fügen Sie es Ihrem Smoothie hinzu. Bereiten Sie sich einen heißen Tee daraus oder streuen Sie eine Prise ins Salatdressing. Beachten Sie, dass Piperin, ein Bestandteil von schwarzem Pfeffer, die Absorption und Bioverfügbarkeit von Curcumin um 2000 % erhöht.[50] Wenn Sie also Kurkuma verwenden, fügen Sie immer auch frisch gemahlenen Pfeffer hinzu.

Oregano: Der in Oregano enthaltene Wirkstoff Carvacrol hat bei Mäusen eine antidepressive Wirkung gezeigt.[51] Andere Forscher haben Carvacrol im Tierversuch auch mit neuroprotektiven und antidepressiven Wirkungen in Verbindung gebracht. Bisher gibt es keine derartigen Studien am Menschen. Trotzdem glaube ich, dass Carvacrol sehr wahrscheinlich zum Schutz des Hirngewebes beiträgt. Oregano kommt in vielen Landesküchen vor, ist eine Grundzutat meines griechischen Salatdressings, eignet sich zum Marinieren von Oliven und Feta-Käse und schmeckt köstlich auf Ofengemüse.

Auf Lavendel, Passionsblume und Kamille kommen wir noch ausführlich zu sprechen, wenn es im 3. Kapitel um Angstzustände geht, aber ich weiß, dass diese Kräuter auch bei Depressionen helfen können.[52] Am einfachsten genießt man sie als Tee.

Falls es Sie überfordert, im Supermarktgedränge daran zu denken, welche Nährstoffe noch mal in welchem Produkt vorkommen, dann haben Sie mein volles Verständnis.

Welche Lebensmittel im Kampf gegen Depressionen auf Ihrer Seite stehen und welche nicht, können Sie viel einfacher auseinanderhalten, indem Sie sich grundsätzlich eine Ernährungsweise angewöhnen, die vom Wesen her zu hirnfreundlichen Nahrungsmitteln tendiert – und weg von stimmungsverderbenden. Zum Glück existiert eine solche Ernährungsweise bereits!

Die mediterrane Ernährungsweise

Auch wenn das Konzept der Mittelmeerdiät nicht ausdrücklich im Hinblick auf die psychische Gesundheit formuliert wurde, umfasst es alle schon erwähnten depressionshemmenden Nahrungsmittel in einer gesunden Mischung, die eine ausgeglichene Nährstoffversorgung für die Bedürfnisse des Gehirns und die Regulierung des Gefühlshaushalts gewährleistet. Und natürlich bietet die Mittelmeerküche noch viele andere Vorteile für die körperliche Gesundheit.

Ursprünglich wurde die Mittelmeerdiät 1957 von den Physiologen Ancel Keys und Francisco Grande Covián beschrieben und dann durch wissenschaftliche Studien untermauert, in denen die Auswirkungen dieser Art des Essens auf die Gesundheit bewertet wurden. Vorgesehen waren damals pro Tag:

- 3–9 Portionen Gemüse
- ½–2 Portionen Obst

- 1–13 Portionen Getreideprodukte (z. B. Brot, vorzugsweise aus Vollkorn)
- bis zu 8 Portionen Olivenöl[53]

Diese Portionsgrößen wirken ziemlich breit gefasst (besonders beim Getreide – 13 Portionen Kohlenhydrate pro Tag sind aus heutiger Sicht nicht ratsam) und ergeben ungefähr 2200 Kalorien pro Tag, verteilt auf 37 % Fett (davon 18 % einfach ungesättigte Fette und 9 % gesättigte) und 33 g Ballaststoffe.

Statt sich an die strengen Portionen der traditionellen Mittelmeerdiät zu halten, empfehle ich meinen Patienten lieber, die »mediterrane Ernährungsweise« als Maß zu verwenden, die in gleicher Weise vor Depressionen schützt.[54] Ich nenne diese Art zu essen manchmal auch »mediterranen Lebensstil«, weil das Wort »Diät« bei meinen Patienten eher negative Gefühle auslöst. Diäten sind mit Einschränkungen verbunden, während es bei dieser Ernährungsweise eigentlich um köstliche Nahrungsmittel geht, die das Leben, die Esskultur und das Wohlbefinden *bereichern*. Wer nicht das Gefühl hat, auf Essen zu verzichten, entgeht nämlich auch dem bei restriktiven Diäten unvermeidlichen Effekt, dass das Pendel zurückschwingt und man die gemiedenen Leckereien umso mehr isst. Die mediterrane Ernährungsweise ist eine auf Pflanzen basierende Ernährung mit reichlich regionalem und saisonalem Obst und Gemüse und vielen nur minimal verarbeiteten Lebensmitteln (z. B. Bohnen, Nüsse, Vollkorngetreide). Die Menge an Süßem ist begrenzt und nur hochwertige Fette sind erlaubt, wobei Olivenöl die Hauptfettquelle ist. Die mediterrane Ernährung hat einen geringen bis mäßigen Milchanteil, Eiweiß wird hauptsächlich aus Meeresfrüchten bezogen, rotes Fleisch und Eier werden in geringeren Mengen und mit geringer Häufigkeit verzehrt. Zu den Mahlzeiten trinkt man Wein in geringen bis mäßigen Mengen und anstelle von Salz werden Kräuter und Gewürze eingesetzt, um Speisen Geschmack zu verleihen. In der Tat gibt es geschmacklich viel Flexibilität. Ich versuche immer, die mediterrane Ernährung an die Kultur und den Geschmack meiner Patienten anzupassen. So schlage ich beispielsweise für Kichererbsen eine südasiatische Zubereitung vor oder lasse Patienten Hummus mit mexikanischen Fajita-Gewürzen machen, je nachdem, was sie gern essen.

Zugegeben, es ist durchaus umstritten, ob die tatsächliche Ernährungsweise des Mittelmeerraums auf andere Teile der Welt übertragbar ist, denn Zubereitung und Ausgangsprodukte sind sehr unterschiedlich.[55] Aber ich glaube, dass es funktioniert, weil die Närhstoffzusammensetzung viel entscheidender ist als Zubereitung oder Aromatik. Schließlich beruht die antidepressive Wirkung der Mittelmeerdiät zu einem großen Teil auf dem Verzehr von Obst und Gemüse – welches viel Antioxidantien enthält, die oxidativen Stress reduzieren und dadurch wiederum neuronale Schäden verhindern können – und Olivenöl, das ebenfalls reich an Antioxidantien und anderen hirnfreundlichen Substanzen ist.[56] Nährstoffreiches Obst und Gemüse ist heutzutage ebenso wie Olivenöl in jedem Supermarkt und sogar online erhältlich. Und auch Fisch, Nüsse und Vollkornprodukte findet man in vielen Nahrungsmittelgeschäften oder auf Wochenmärkten.

Mittelmeerküche in der Praxis

Ein Beispiel für die Wirkung der Mittelmeerdiät wäre der Fall meiner Klientin Josephine, einer 51-jährigen verheirateten Frau, die sich mit Gewichtsproblemen und schlecht eingestelltem Diabetes herumschlug und als Folge Depressionen hatte. Als sie zum ersten Termin kam, wirkte sie erschöpft, obwohl es erst neun Uhr morgens war! Ihre Augen waren trüb und müde. Nach eigenen Angaben fühlte sie sich so ausgelaugt, als äße sie immer das Falsche. Trotz aller Bemühungen hatte sie kein Gewicht verloren und ihren Blutzucker nicht in den Griff gekriegt. Auf die Frage nach ihrem größten Stressfaktor antwortete sie treffend: richtig essen zu müssen. Das Gefühl, keine Kontrolle über das eigene Essverhalten zu haben, machte sie so traurig, dass sie erwog, ein Antidepressivum einzunehmen.

Ich bat sie, ein paar Tage lang ein Ernährungstagebuch zu führen, und entdeckte darin dann einige Warnzeichen: Sie frühstückte zwar normal (Cheerios mit fettarmer Milch), fühlte sich aber dennoch »mies« und hungrig, wenn sie zur Arbeit kam. Später aß sie eine Scheibe Toast mit Erdnussbutter und ging mit einem latenten Hunger durch den Tag, ohne sich je satt oder energiegeladen zu fühlen. Vor allem ging sie zur Arbeit, ohne vorbereitetes Mittagessen oder Proviant mitzunehmen. Stattdessen nutzte sie das Angebot der Snackautomaten und der Betriebskantine.

In mehreren Sitzungen besprachen wir die mediterrane Ernährungsweise. Ich brachte ihr bei, wie man sich einen gesunden Salat für die Mittagspause zusammenstellt, der dank Blattsalaten und frisch gehacktem Gemüse (Brokkoli, grüne Bohnen und rote Paprika) vor Nährstoffen strotzt und mit gebackenem Lachs, Kichererbsen, Mandeln oder Avocado für gesunde Proteine und Fette sorgt. Ballaststoffe und mehr zusätzliches Protein brachten Chiasamen, und dazu bereitete sie sich eine einfache Vinaigrette (aus frischem Zitronensaft, Olivenöl, Salz und Pfeffer). Ich erinnere mich an das Entzücken in ihren Augen, als sie sagte: »Ich hätte nicht gedacht, wie sättigend das ist. Jetzt fühle ich mich nach dem Mittagessen satt und energiegeladen und brauche nachmittags keine Erdnussbutter und Kekse mehr.«

Zum Frühstück aß sie jetzt über Nacht eingeweichte Haferflocken mit Mandelmilch, Zimt und Beeren. Dazu maß sie fünf Frühstücksportionen in Einmachgläser ab und stellte sie verschlossen in den Kühlschrank. Jeden Morgen nahm sie sich ein Glas Haferflocken heraus und aß sie im Zug. Dadurch sparte sie Zeit und fühlte sich gesünder, weil sie sich für besseres Essen entschieden hatte. Sie spürte, wie sich ihre morgendliche Stimmung langsam hob und sie den Trübsinn und die Müdigkeit hinter sich ließ.

Beim dritten Termin hatte sie 2,5 kg abgenommen, und zum ersten Mal seit Jahren waren die von ihrem Diabetologen gemessenen Blutwerte gesunken. Sie genoss ihre Mahlzeiten und empfand dabei keine Einschränkung. Sie berichtete, dass sie abends gar nicht nach Schokolade oder Eis gierte, wenn sie den ganzen Tag über leckere, aber gesunde Speisen gegessen hatte. Abends aß sie nur ein Stückchen dunkle Schokolade mit ein paar Erdbeeren und fühlte sich gut. Insgesamt fühlte sie sich lebendiger. Ihrem Mann und ihrem Team fiel der Unterschied auf. Sie hatte sogar genug Energie, um wieder Sport zu machen und Achtsamkeit zu üben, wie sie es in einem Meditationskurs gelernt hatte. All das konnte sie tun, weil sich ihre trübe und düstere Stimmung gebessert hatte. Sie sagte mir, dass sie das Gefühl habe, die Last ihrer Depression sei von den Schultern genommen worden.

Was die Forschung sagt

Eine Fülle von Untersuchungen belegt, dass die mediterrane Ernährung vor Diabetes schützt, Herzerkrankungen vorbeugt und Langlebigkeit fördert. Und die Literatur bestätigt auch meine Erfahrung, dass mediterranes Essen gegen Depressionen hilft.

Zu den bekanntesten Studien zählt die SMILES-Studie (*Supporting the Modification of Lifestyle in Lower Emotional States*). Meine Kollegin Dr. Felice Jacka, Direktorin des Food and Mood Centers an der Deakin University in Australien, hat mit ihrem Team untersucht, ob eine zwölfwöchige diätetische Intervention als ergänzende Behandlung gegen mittelschwere bis schwere Depression wirksam ist. Auf welche Ernährungsweise setzten sie dabei? Richtig geraten: auf die mediterrane – in einer »ModiMed« genannten Variante. Im Einzelnen zielten sie auf die »Verbesserung der Ernährungsqualität durch verstärkten Verzehr der folgenden zwölf Hauptnahrungsmittelgruppen« und empfahlen dazu folgende Portionen:

Vollkornprodukte	5–8 pro Tag
Gemüse	6 pro Tag
Obst	3 pro Tag
Hülsenfrüchte	3–4 pro Woche
fettarme, ungesüßte Milchprodukte	2–3 pro Tag
rohe, ungesalzene Nüsse	1 pro Tag
Fisch	2 pro Woche, mindestens
mageres rotes Fleisch	3–4 pro Woche
Huhn	2–3 pro Woche
Eier	bis zu 6 pro Woche
Olivenöl	3 EL pro Tag
Extras:	
Wein (am besten rot, zu den Mahlzeiten)	2 Gläser pro Tag, höchstens
Süßigkeiten, raffiniertes Getreide, frittiertes Essen, Fastfood, verarbeitete Fleischwaren und zuckerhaltige Getränke	3 pro Woche, höchstens

Nach zwölf Wochen stellten die Forscher bei fast einem Drittel der Personen in der Interventionsgruppe eine Verbesserung der Depressionssymptome fest, während sich in der Kontrollgruppe nur 8 % gebessert hatten. Die mediterrane Ernährung funktionierte!

In jüngerer Vergangenheit, nämlich im Jahr 2019, wurden in einer verwandten Studie 15 980 Erwachsene untersucht, die zu Beginn der Studie oder in den ersten beiden Studienjahren keine Depression hatten.[57] Die Forscher bemaßen die Ernährungsgewohnheiten der Teilnehmer am Beginn des Studienzeitraums und hielten fest, wer von ihnen sich mediterran ernährte und wer nicht. Ungefähr zehn Jahre nach Beginn der Studie waren 666 Menschen an einer Depression erkrankt. Diejenigen, die die Mittelmeerdiät am genauesten befolgten, waren deutlich weniger depressiv.

Zu beachten ist, dass die meisten Ernährungsforschungen Beobachtungsstudien sind und Forscher daher nur Schlussfolgerungen ziehen können. Eine Studie von Almudena Sánchez-Villegas und ihrem Team hat noch deutlicher belegt, dass die mediterrane Ernährung gegen Depressionen hilft.[58]

Weitere Landesküchen im Kampf gegen den Blues

Studien haben ergeben, dass auch andere »traditionelle« Esskulturen wirksame Mittel zur Vorbeugung von Depressionen sind, beispielsweise die norwegische oder auch nordische Ernährung.[59] Wie die mediterrane gibt die nordische Ernährung pflanzlichen Lebensmitteln den Vorzug vor Fleisch und Tierprodukten und setzt auf die Erzeugnisse des Meeres und der Seen sowie auf Essbares aus der Wildnis. Der größte Unterschied zwischen dieser Ernährungsweise und der Mittelmeerdiät besteht darin, dass eher Rapsöl als Olivenöl zum Einsatz kommt. Im Jahr 2013 untersuchte eine Analyse von 25 bereits veröffentlichten Studien, wie sich die Ernährung auf Depressionen auswirkt. Es zeigte sich, dass sowohl die norwegische als auch die mediterrane Ernährung mit weniger Depressionen verbunden waren, wobei die Evidenz nicht sehr groß war.[60]

Eingeschränkte Nachweise gibt es auch für einen Zusammenhang zwischen der traditionellen japanischen Ernährung und einem verminderten Depressionsrisiko. In der japanischen Küche finden sich ähnliche Zutaten wie in der norwegischen und mediterranen, dazu kommen eingelegte und fermentierte Speisen, die wie bereits erwähnt reich an probiotischen Nährstoffen sind.

Eine gute Mahlzeit hilft immer

Nach unserem Termin verschrieb sich mein Patient Ted einem personalisierten Speiseplan auf der Grundlage der Mittelmeerdiät. In der Mittagspause kaufte er sich einen gesunden Salat mit extra Grünzeug und gebackenem Lachs oder gegrillter Putenbrust als Beilage. Seinen Nachmittagsimbiss aus dem Automaten ersetzte er durch Snacks wie Mandelbutter auf frisch geschnittenen Äpfeln, Walnüssen mit dunkler Schokolade, Hummus mit Sellerie und Kirschtomaten oder einer Clementine mit Trauben. Es fühlte sich gut an, mit gepacktem Lunch-Beutel zur Arbeit zu gehen und zu wissen, dass der Hunger ihn nicht stressen und zu falschen Entscheidungen verleiten konnte. Er lernte sogar, auch auf Reisen richtig zu essen und sich im Flughafen von Pizza und Hotdogs fernzuhalten.

Wenn er abends nach Hause kam, genoss er zum Dinner gebackenen Lachs mit Walnuss-Grünkohl-Pesto (Seite 269) und nährstoffreichem grünen Salat. Da er den ganzen Tag über sättigende Speisen gewählt hatte, sehnte er sich nach dem Abendessen nicht mehr nach Eis und Keksen. Obwohl er nicht sicher war, ob er abnehmen würde, merkte er bald, dass seine Hose wieder besser passte. Kollegen fiel auf, dass er schlanker war und sie fragten ihn, ob er neuerdings ins Fitnessstudio ginge.

Wichtiger war jedoch, dass er allmählich positive Auswirkungen auf seine Stimmung verspürte. Er berichtete, dass er sich heiterer und energiegeladener fühlte. Schließlich bewältigte er seine Stimmungssymptome ohne Medikamente. Drei Jahre später lebt er mit seinem Zielgewicht und fühlt sich nicht mehr depressiv.

Ted ist das perfekte Beispiel dafür, wie man die Prinzipien der Ernährungspsychiatrie durch Ernährungs- und Verhaltenspläne in die Tat umsetzt und damit Depressionen auf natürliche Weise verhindert oder bessert.

Natürlich ist Depression nur eine Facette der seelischen Gesundheit. Sie geht oft mit ihrer Partnerin, der Angststörung, einher. Im nächsten Kapitel werden wir untersuchen, wie auch Angstzustände durch gesundes, leckeres Essen überwunden werden können.

Spickzettel: Depression

Die Mittelmeerdiät eignet sich als Richtschnur für eine vollwertige Ernährungsweise, die Depressionen bekämpft und das Gehirn gesund hält.

Genießen:

- Probiotika: Joghurt mit lebenden Kulturen, Tempeh, Miso, Natto, Sauerkraut, Kefir, Kimchi, Kombucha, Buttermilch, bestimmte Käsesorten
- Präbiotika: Bohnen, Hafer, Bananen, Beeren, Knoblauch, Zwiebeln, Löwenzahn, Spargel, Topinambur, Lauch
- Kohlenhydrate mit niedrigem GI: Vollkornreis, Quinoa, Haferflocken, Chia
- Lebensmittel mit mittlerem GI (in Maßen): Honig, Orangensaft, Vollkornbrot
- gesunde Fette: einfach ungesättigte Fette wie Olivenöl, Nüsse, Nussbutter, Avocados
- Omega-3-Fettsäuren: Fisch, besonders fetter Fisch wie Lachs, Makrele, Thunfisch, Hering, Sardinen
- Vitamine B_9, B_{12}, B_1, B_6, A und C
- Mineralien und Mikronährstoffe: Eisen, Magnesium, Kalium, Zink und Selen
- Gewürze: Safran, Kurkuma
- Kräuter: Oregano, Lavendel, Passionsblume, Kamille

Meiden:

- Zucker: Gebäck, Süßigkeiten, Softdrinks; alles, was mit Zucker oder Glukosesirup gesüßt ist
- Kohlenhydrate mit hohem GI: Weißbrot, weißer Reis, Kartoffeln, Nudeln und alles andere aus Weißmehl
- künstliche Süßstoffe: Aspartam ist besonders schädlich. Saccharin, Sucralose und Stevia nur in Maßen und mit Vorsicht genießen

- Frittiertes: Pommes frites, Chicken Nuggets, Tintenfischringe und alles in Fett Ausgebackene
- schlechte Fette: Transfette wie in Margarine, Backfett und gehärteten Ölen ganz vermeiden; Omega-6-Fettsäuren in Pflanzen-, Mais-, Sonnenblumen- und Distelöl nur in Maßen genießen
- Nitritpökelsalz: ein Zusatzstoff, der in Speck, Salami, Wurst und anderem Pökelfleisch vorkommt

3. KAPITEL:

Angststörungen – Fermentation, Ballaststoffe und das Märchen vom Tryptophan

Es war ein wunderschöner Tag in Boston, einer jener perfekten Herbsttage, die mich mit Freude erfüllen. Das Laub hatte einen rotgoldenen Ton und Äpfel und Kürbisse schmückten die Stadt. Das Sonnenlicht strömte zum Fenster herein, als Marisol, eine 39-jährige Mutter zweier Söhne namens Josue und Fernando, mein Sprechzimmer betrat. Trotz des schönen Wetters brach sie gleich nach dem Hinsetzen in Tränen aus. Ihre Ängste waren überwältigend geworden.

»Ich ertrage das einfach nicht mehr«, sagte sie. »Jeden Tag stehe ich mit einem Knoten im Bauch auf. Wird Josue auf dem Schulweg von einem Bus angefahren? Bleibt Fernando schon wieder sitzen? Läuft jemand in der Schule Amok? Das hört doch nie auf. Sogar wenn sie zu Hause sind, kaue ich mir buchstäblich die Fingernägel ab. Als Zugabe habe ich auch noch Bauchweh und Verstopfung. Und dass Thanksgiving vor der Tür steht, kann ich gar nicht gebrauchen. Ich muss mich zusammenreißen, schließlich kommen 20 Leute zum Essen.«

Dann erzählte sie mir noch, dass sie nachts vor lauter Herzklopfen nicht schlafen konnte. Ich erkannte in Marisols Bericht sofort die Symptome einer generalisierten Angststörung, einer Erkrankung, die normale Alltagssorgen ins Unerträgliche steigert.

Marisols Geschichte ist nicht ungewöhnlich. Angst kann allerlei krankhafte Formen annehmen: generalisierte Angststörung, Panikstörung, Agoraphobie, soziale Phobie oder eine andere spezifische Phobie. Diese Ängste haben unterschiedliche Auslöser und entwickeln sich auf unterschiedliche Weise, aber sie alle fixieren das Gehirn in ungesunden Mustern, die zu Panikattacken und lähmender Angst führen können und ein glückliches und zufriedenes Leben unmöglich machen.

Angststörungen sind in den Vereinigten Staaten die häufigste psychiatrische Störung. Bis zu einem Drittel der Bevölkerung erleidet im Laufe des Lebens eine Angststörung.[1] Und das ist noch eine vorsichtige Schätzung, denn Angststörungen bleiben oft unerkannt und unbehandelt. Tendenziell wird Angst als unvermeidlicher Bestandteil des Lebens in unserer stressigen modernen Welt akzeptiert, und in gewisser Hinsicht ist das auch stimmig: Ganz frei von jeder Sorge kann niemand sein. Das heißt aber nicht, dass Angst einem guten und erfüllten Leben im Weg stehen muss.

Zwar gibt es verschiedene Ansätze zur Behandlung von Angstzuständen, aber nur 50 bis 60 % aller Patienten sprechen auf Medikamente oder

Psychotherapie an, und nur ein Viertel kann sich vollständig von den Symptomen befreien. Im Kampf gegen Angstzustände sollte ein möglichst entscheidender Part darin liegen, dass die Ernährung eine beruhigende Wirkung hat und keine erregende.

Marisol hatte bereits mehrere medikamentöse Behandlungen ihrer Angstzustände hinter sich, ohne großen Erfolg. Es gab noch Mittel, die wir ausprobieren konnten, aber das würde nicht reichen. Wir mussten uns auch mit ihrer Ernährung befassen.

Angst im Bauch

Man muss keine Angststörung haben, um die Verbindung zwischen Angstgefühlen und Bauchgefühlen intuitiv zu begreifen. Denken Sie nur daran, wie sich Ihr Bauch anfühlt, wenn Sie nervös sind. Vielleicht sind Sie schon mal vor einer wichtigen Klassenarbeit zum Schulklo gerannt. Vielleicht haben Sie schon mal Übelkeit oder Aufstoßen geplagt, als Sie wegen einer Präsentation in der Firma aufgeregt waren. Die Verbindung spiegelt sich sogar in der Sprache wider, wenn wir bei leichter Nervosität »Grummeln im Bauch« haben oder Furcht als »flaues Gefühl in der Magengrube« verspüren. Diese Redewendungen sind nicht zufällig entstanden. Es mag uns nicht bewusst sein, aber sie sind von der komplexen bidirektionalen Beziehung zwischen Darm und Gehirn inspiriert.

2018 beleuchteten Gilliard Lach und sein Team den physiologischen Zusammenhang zwischen Angststörungen und Darmproblemen.[2] Ihre Arbeit befasste sich mit Darmpeptiden, kurzkettigen Aminosäuren, die vom Körper als Signalmoleküle verwendet werden und zwischen Darm und Gehirn Nachrichten übermitteln. Im Darm produzieren spezialisierte Zellen, sogenannte enteroendokrine Zellen, mehr als 20 Botenstoffe, darunter auch die Peptide.[3] Welche Botenstoffe erzeugt werden, wird von den Darmbakterien bestimmt. Lach und sein Team manipulierten die Darmflora von Mäusen und maßen anschließend die entsprechenden Veränderungen bei unterschiedlichen Peptiden im Darm und im Gehirn der Mäuse. So konnten sie nachweisen, dass Veränderungen im Darmmikrobiom einen Einfluss auf Angstgefühle haben und dass es zwischen beidem eine starke Verbindung gibt. Zwar haben die Forscher daraus keine praktischen Schlüsse abgeleitet, wie man diese Erkenntnis im Rahmen einer Mikrobiom-Therapie zur Bekämpfung von Angstzuständen beim Menschen nutzen könnte, aber dies ist sicherlich eine zukünftige Möglichkeit.

Ein Teil des Gehirns, der besonders von Veränderungen im Darmmikrobiom betroffen ist, ist die Amygdala. Diese tief im Gehirn sitzende Struktur ist ein wichtiger Teil des bei Angststörungen beeinträchtigten Schaltkreises.[4] Tatsächlich ist die Verbindung zwischen Mikrobiom und Amygdala so stark, dass einige Forscher der Meinung sind, man müsste gezielt das Mikrobiom behandeln, um die Amygdala-Aktivierung zu stabilisieren und Angstzustände zu reduzieren.

Untersuchungen haben ergeben, dass keimfreie Mäuse (also Mäuse ohne Mikroorganismen und daher ohne Darmmikrobiom) eine größere Amygdala aufweisen als Mäuse mit normalem Mikrobiom.[5] Auch ist die Amygdala bei ihnen hyperaktiv und macht Überstunden.[6] Eine vergrößerte Amygdala und eine erhöhte Aktivität stellen jedoch keinesfalls einen Vorteil dar. Menschen mit hyperaktiver Amygdala fällt es schwerer, ihre Emotionen im Griff zu behalten, so als würde im Gehirn ständig ein Alarm ausgelöst.[7] Dass ein Mangel an Darmbakterien die Form und Funktion der Amygdala so stark beeinflusst, ist ein starkes Zeichen dafür, dass das Mikrobiom eine wichtige Rolle für die Gesundheit des Gehirns spielt.

2004 haben Nobuyuki Sudo und sein Team festgestellt, dass bei keimfreien Mäusen auch die Hypothalamus-Hypophysen-Nebennierenrinden-Achse (HHN-Achse) übertrieben auf Stress reagiert.[8] Unglaublicherweise musste man nur eine bestimmte Bakterienart in das Mikrobiom der Mäuse einführen, um dies zu beheben. Erstaunlich, dass das Ändern nur einer Bakterienart – einer von vielen im Darm – die Stressreaktion eines Organismus verbessern kann!

Wer jetzt bezweifelt, dass so ein Mäusehirn viel mit unserem stressigen menschlichen Leben zu tun hat, sollte wissen, dass kürzlich durchgeführte Studien am Menschen Ähnliches ergeben haben. Im Jahr 2018 hat eine Studie das Mikrobiom von Menschen mit generalisierter Angststörung mit dem von gesunden Kontrollpersonen verglichen.[9] Dabei hat man bei den Patienten mit Angststörung eine ganz andere Bakterienmischung festgestellt, sowohl spärlicher als auch weniger vielfältig als bei den Gesunden. Rar waren vor allem solche Bakterien, die kurzkettige Fettsäuren produzieren – wie die erwähnten Peptide, die ein Zeichen für ein gesundes Blut sind. Außerdem wucherten die »schlechten« Bakterien. Dies ist ein weiteres starkes Beispiel dafür, wie sich die Darmgesundheit auf die Gehirngesundheit auswirkt.

Ein interessanter Aspekt dieser Studie war, dass eine einfache Behandlung der Angststörung mit nichtdiätetischen Methoden bei den Patienten keine entsprechende Veränderung der Darmbakterien verursachte. Anders gesagt, hat der Darm zwar einen immensen Einfluss auf die Hirnfunktion, aber umgekehrt gilt das nicht unbedingt – wenn man psychische Probleme mit Medikamenten oder Psychotherapie behandelt, behebt das nicht automatisch die Missverhältnisse im Darm. Um die Wurzel des Übels zu beseitigen, muss man auch die Bakterien selbst angreifen.

Schließlich können Unregelmäßigkeiten im Mikrobiom die Darmwand schwächen, die normalerweise als Barriere dient und verhindert, dass bakterielle Metaboliten und Moleküle in den Blutkreislauf gelangen.[10] Wenn Bakterien aufgrund einer geschwächten Darmwand aus der Darmschleimhaut in den Blutkreislauf (und sogar ins Gehirn) gelangen können, spricht man vom Leaky-Gut-Syndrom (durchlässiger Darm). Zwar gibt es durchaus Substanzen, die in den Darm ein- und aus ihm herausdringen müssen, aber die Bakterien des Mikrobioms sollten grundsätzlich dort eingeschlossen bleiben. Wenn Bakterien entweichen, können sie im ganzen Körper Schäden anrichten, auch im Gehirn. So gibt es Hinweise darauf, dass eine Komponente der bakteriellen Zellwand, das sogenannte Lipopolysaccharid, bei Mäusen angstähnliche Verhaltensweisen auslöst.[11]

Darmerkrankungen

Angesichts der ständigen Wechselwirkung zwischen Darm und Gehirn überrascht es nicht, dass ein starker Zusammenhang zwischen Angstzuständen und Darmerkrankungen besteht. Bis zu 60 % aller Patienten mit Angstzuständen haben ein Reizdarmsyndrom (RDS).[12] Das RDS ist eine chronische Erkrankung, die ohne offensichtliche körperliche Ursache Bauchschmerzen und Veränderungen der Stuhlgewohnheiten verursacht. Marisols Verstopfung ist z. B. ein Zeichen von RDS, aber das Syndrom kann sich auch in Form von Blähungen, Durchfall oder allem zusammen manifestieren. Das Ganze wird noch dadurch verschlimmert, dass das RDS umso ausgeprägter ist, je schwerer die Angststörung ist.[13] Tritt also ein Stressfaktor wie beispielsweise eine große Thanksgiving-Feier auf, verschlimmern sich wahrscheinlich die Symptome.

Bei RDS-Patienten zeigen sich auch Hirnveränderungen.[14] Studien haben ergeben, dass Hirnregionen, die uns normalerweise dabei helfen, Alltagstätigkeiten zu bewältigen, Emotionen wahrzunehmen und Schmerzen auszuhalten, bei RDS-Patienten nicht so gut funktionieren wie bei den meisten anderen. Diese Gehirnanomalien ähneln denen, die bei Patienten mit bestimmten Angststörungen auftreten. Diese Korrelation legt den Schluss nahe, dass das RDS den Darm und das Gehirn auf ähnliche Weise beeinflusst wie eine Panikstörung oder eine generalisierte Angststörung.

Angststörungen treten auch häufiger bei Menschen mit entzündlichen Darmerkrankungen auf. Dazu gehören Krankheitsbilder mit struktureller Schädigung des Darms, beispielsweise Colitis ulcerosa und Morbus Crohn. Bis zu 40 % derjenigen, die solche Erkrankungen haben, leiden auch unter Angstzuständen.

Eine Ernährung, die Angst macht

Da wir nun wissen, wie Darm und Gehirn im Zusammenspiel flaue Gefühle hervorrufen, befassen wir uns im Folgenden mit Möglichkeiten, wie man durch bessere Ernährung Angstsymptome lindern kann. Zunächst schauen wir auf die Nahrungsmittel, die man vom Speiseplan streichen sollte.

Die westliche Ernährung

Auch wenn man beim Wort »Westen« erst mal an das denken mag, was Cowboys über dem Lagerfeuer zubereiten, ist mit »westliche Ernährung« die amerikanische Standardkost gemeint. Unter westlicher Ernährung kann man sich das vorstellen, was in Schnellrestaurants über die Theke geht. Die Hauptkomponenten sind schlechte Fette (gesättigte Fette, Transfette und ungesunde PUFAs wie das pflanzliche Frittierfett) und Kohlenhydrate mit hohem GI, viel Frittiertes, süße Getränke (mit Glukosesirup) und viel rotes Fleisch. Dass eine solche Ernährung schlecht für den Körper ist, ist fraglos, aber in diesem Buch werden wir immer wieder ihren negativen Einfluss auf die geistige Gesundheit feststellen – auch beim Thema »Angst«.

Zahlreiche Tierversuche haben ergeben, dass eine Ernährung mit viel Fett und Kohlenhydraten die Angstgefühle verstärkt. Beispielsweise haben die Neurowissenschaftlerin Sophie Dutheil und ihr Team im Jahr 2016 gezeigt, dass Ratten mit fettreichem Futter anfälliger für Diabetes und Angstzustände sind.[15] 2017 hat eine Forschungsgruppe bestätigt, dass eine an gesättigten Fetten und Fruktose reiche Ernährung bei Ratten angstähnliches Verhalten verstärkt.[16] Und bei Mäusen hat sich gezeigt, dass eine kalorienarme Diät Ängstlichkeit verringert und gleichzeitig die Durchblutung des Gehirns verbessert.[17]

Beim Menschen sind ähnliche Ergebnisse zutage getreten. Mehrere Studien belegen, dass kohlenhydrathaltige Kost zu Fettleibigkeit und Angstzuständen führt.[18] Der genaue hirnchemische Zusammenhang zwischen fettem, kohlenhydratreichem Essen und der Angst ist ziemlich komplex, aber wahrscheinlich führt eine ungesunde Ernährungsweise dazu, dass in bestimmten Hirnregionen der Serotoninspiegel sinkt, was die Wahrscheinlichkeit von Angstzuständen erhöht.[19] Ich möchte dies nicht zu stark vereinfachen, da bei Angstzuständen sicherlich noch andere genetische und chemische Faktoren eine Rolle spielen.[20] Klar ist dennoch, dass der Serotoninspiegel eine wichtige Rolle spielt. Vielleicht nehmen wir als Fazit einfach mit, dass fett- und kohlenhydratreiche Ernährung die Gehirnchemie verändert und möglicherweise zu Angstzuständen führt.

Den westlichen Ernährungsstil sollte man auch deshalb lieber meiden, weil er Gewichtszunahme und damit Fettleibigkeit entscheidend mitverursacht. Fettleibigkeit geht mit mehr Angstgefühlen einher. Laut einer Studie leiden übergewichtige Menschen mit um 25 % erhöhter Wahrscheinlichkeit an Stimmungs- und Angststörungen.[21] Chronische Angstbelastung kann auch das viszerale Fett (das in der Bauchhöhle und zwischen den Organen gespeicherte Fett) vermehren und Stoffwechselerkrankungen wie Typ-2-Diabetes verschlimmern.[22]

Fettleibigkeit führt auch bakterielle Veränderungen im Darm herbei, die Angst steigern können. In Tierversuchen hängt Fettleibigkeit selbst nicht unbedingt mit Angst zusammen. Beispielsweise hat man festgestellt, dass fettleibige Mäuse nicht besonders ängstlich sind. Verabreicht man jedoch normalgewichtigen Mäusen Mikroorganismen von Menschen, die sich fettreich ernähren, werden die Mäuse ängstlich, auch wenn sie gar nicht fett sind.[23] Das spricht sehr dafür, dass die mit Fettleibigkeit einhergehenden bakteriellen Veränderungen im Darm für die Angststeigerung verantwortlich sind. Wieder einmal sehen wir, wie wichtig unsere tägliche Ernährung für die Pflege des Darmmikrobioms und damit für das Verhältnis zwischen Darm und Gehirn ist.

Es ist auf jeden Fall sinnvoll, den Verzehr von Fett und Kohlenhydraten zu reduzieren, aber bei Angstproblemen sollte man dies auch nicht übertreiben. Ich habe Patienten gehabt, die sehr wenig aßen – pro Tag 800 Kalorien oder weniger – und von gehäuften Angstanfällen berichteten. Menschen mit Panikstörung oder generalisierter Angststörung können auch schwere Angstzustände auslösen, indem sie zu essen vergessen und dadurch den Blutzucker sinken lassen.

Wie strukturieren Sie nun Ihre Ernährung so, dass Sie ein gesundes Gewicht halten? Ich rate dazu, die im 2. Kapitel besprochenen Grundsätze der mediterranen Ernährung zu befolgen. Wenn ich von fett- oder kohlenhydratreichem Essen spreche, meine ich damit nicht, dass Sie Fette oder Kohlenhydrate komplett weglassen sollen. Wie bereits besprochen, sollten Sie darauf achten, dass Sie reichlich einfach ungesättigte Fettsäuren und mehrfach ungesättigte Fettsäuren (insbesondere Omega-3-Fettsäuren, die in Kürze noch einmal untersucht werden) in hoher Qualität zu sich nehmen. Auch Kohlenhydrate mit niedrigem GI sind in Ordnung. Vor allem sollten Sie auf die Portionierung achten, um die Kalorienaufnahme in Maßen zu halten, und die Menge an schlechten Fetten (wie Transfette und gesättigte Fette) und Kohlenhydraten mit hohem GI (wie raffiniertes Mehl und Zucker) streng begrenzen.

Ein Beispiel dafür, wie die westliche Ernährung Angststörungen verursachen kann, ist meine Klientin Helen. Helen begann während ihrer Schwangerschaft unter Panikattacken zu leiden, obwohl sie zuvor ein gelassener Mensch gewesen war. Auf einmal hatte sie Herzrasen und Atemnot, Schweißausbrüche und solche Schwindelattacken, dass sie sich setzen musste. Verständlicherweise machten ihr diese Panikattacken Sorge, auch nachdem sie sich beruhigt hatte.

Auf die Frage nach Helens Ernährung erfuhr ich, dass sie vor ihrer Schwangerschaft zum Frühstück Müsli, zum Mittagessen Salat und zum Abendessen Fisch, Huhn oder Fleisch mit Gemüsebeilage gegessen hat.

Gelegentlich gönnte sie sich einen Burger, Pasta oder ein Dessert. Insgesamt klingt das nach einer durchschnittlichen, relativ gesunden Ernährung. Aber seit ihrer Schwangerschaft war sie ganz wild auf Gochujang, eine süßscharfe koreanische Soße, und Galbi, gegrillte fette Rippchen vom Rind.

Wer jemals Gochujang probiert hat, kann verstehen, dass man ganz verrückt danach ist. Es ist eine Art koreanisches Turbo-Ketchup – scharf, süß und herzhaft. Es gibt so ziemlich nichts, was man damit nicht begießen könnte. Aber das heißt leider nicht, dass Gochujang guttut. Zwar gibt es allerlei Varianten, aber Helens Lieblingssorte enthält Reispulver, Weizenmehl, Glukosesirup und ordentlich Zucker – alles Zutaten, die man in großen Mengen meiden sollte. Wenn man bedenkt, dass sie die Soße oft zu Galbi isst, das zu 71 % aus Fett besteht, ist ihre Ernährungsqualität offensichtlich beeinträchtigt.

Helens schlechte Essgewohnheiten waren die Hauptursache für ihre Panikattacken, aber sie gefährden auch die seelische Gesundheit ihres Babys. Aus Tierversuchen wissen wir, dass eine fettreiche Ernährung der Mutter auch die Physiologie des Kindes verändern kann. Zum Beispiel haben Daria Peleg-Raibstein und ihr Team im Jahr 2012 dargelegt, dass Ratten eine gesteigerte Angst an den Tag legen, wenn ihre Mütter fetthaltig fressen.[24] Epidemiologische Studien haben beim Menschen einen Zusammenhang zwischen der Fettleibigkeit von Müttern und Angstzuständen und anderen psychischen Problemen bei ihren Kindern festgestellt. Dahinter stecken vermutlich Entzündungen, die durch das Übergewicht der Mutter während der Schwangerschaft entstehen und dann das sich entwickelnde Gehirn des Fötus schädigen.

Für Helen, die über das in der Schwangerschaft übliche Maß an Gewicht zugenommen hat, sind größere Ernährungsumstellungen erforderlich. Nachdem sie sich Gochujang und Galbi abgewöhnt hat und zu einer auf Gemüse und gesunden Fetten basierenden Ernährung zurückgekehrt ist, ließen ihre Panikattacken nach, und ihr Baby kam gesund auf die Welt.

Koffein

Koffein kommt uns oft wie ein Rettungsanker im Alltagstrubel vor, aber dabei sollten wir bedenken, dass zu viel Koffein Angstgefühle auslösen oder verschlimmern kann. Koffein überreizt die Hirnregionen, die Bedrohungen verarbeiten. Im Jahr 2011 hat man im Rahmen eines psychologischen Experiments 14 gesunden männlichen Freiwilligen entweder 250 mg Koffein oder Placebo-Kapseln verabreicht.[25] Anschließend wurde die Durchblutung verschiedener Hirnregionen gemessen, während die Teilnehmer bedrohliche oder neutrale Gesichter zu sehen bekamen. Es zeigte sich, dass Koffein die periaquäduktalen grauen Zellen des Mittelhirns aktiviert – eine Hirnregion, die normalerweise aktiv wird, wenn sich ein Raubtier nähert.[26] Verschlimmert wird dies noch dadurch, dass Koffein auch eine Hirnregion ausschaltet, die sonst die Angst regulieren hilft.

Wer Angstgefühle hat, muss die Koffeinzufuhr nicht vollständig abstellen, sondern nur etwas drosseln. Dabei sollte man sich langsam entwöhnen – ich hatte Patienten, die abrupt mit dem Kaffeetrinken aufgehört haben und dann mit erheblichen Panikattacken und Angstzuständen, aufgrund des Koffeinentzugs, in die Praxis kamen. Wie viel Koffein Sie trinken dürfen, bevor es problematisch wird? Glaubt man den meisten Studien, beeinflussen bis zu 100 mg Koffein die Angstgefühle kaum oder gar nicht.[27] Bei Tagesdosen zwischen 100 mg und 400 mg sind die Ergebnisse gemischt; neun Studien zeigen keinen Einfluss auf die Angstgefühle an, während zwölf Studien einen signifikanten Anstieg der Angst belegen. Oberhalb von 400 mg pro Tag ergibt die Mehrzahl der Studien signifikant steigende Angstzustände.

Bleiben Sie also möglichst unter der Marke von 400 mg pro Tag. Um dies greifbar zu machen: Schon ein Venti bei Starbucks (592 ml) überschreitet mit seinen 475 mg das Tageslimit, sodass man sich an kleinere Portionen halten sollte. Andererseits ergibt eine Nespresso-Kapsel 30 ml Kaffee mit nur 50 bis 80 mg Koffein. Espresso ist also eine gute Wahl, wenn man ohne Koffein-Überdosis den ganzen Tag über Kaffee trinken möchte.[28] Wenn Sie weniger Koffein möchten, aber dennoch Lust auf Kaffee haben, können Sie auch jederzeit zu entkoffeiniertem Kaffee greifen, obwohl selbst der geringe Mengen an Koffein enthält.

Alkohol

Zu mir kommen oft Menschen, die ein anstrengendes Leben führen. Dank der Einstellung *work hard, play hard* konsumieren sie oft viel Alkohol am Wochenende, um Stress abzubauen. Das Trinken bringt zwar kurzfristig

Entspannung, aber für den Spaß zahlt man am nächsten Morgen, wenn man schuldbewusst, zittrig und nervös aufwacht – alles Symptome eines leichten bis mittelschweren Alkoholentzugs. Zudem schlafen Menschen mit Angstproblemen schlechter, wenn sie regelmäßig Alkohol trinken.[29] Wenn man dann noch bedenkt, dass Alkohol – und Komatrinken – in den Vereinigten Staaten zu den häufigsten vermeidbaren Todesursachen zählt, erscheint die »Entspannung«, die Alkohol verschafft, teuer erkauft.[30]

Für Menschen mit sozialer Angststörung kann Alkohol ein Teufelskreis sein. Da sie in Gesellschaft anderer ängstlich sind, tendieren sie dazu, sich »Mut anzutrinken«. Sie mögen das Gefühl haben, Alkohol helfe ihnen dabei, Kontakte zu knüpfen, dabei führt das oft nur zu ernsteren Schwierigkeiten – bei einer sozialen Angststörung besteht ein mehr als vierfach erhöhtes Risiko einer Alkoholerkrankung.[31]

Im Allgemeinen gelten Männer, die mehr als 14 alkoholische Getränke pro Woche oder mindestens einmal im Monat mehr als vier Getränke an einem Tag konsumieren, als starke Trinker. Bei Frauen sind es mehr als sieben Getränke pro Woche oder drei Getränke auf einmal.[32] Aber jeder Mensch (und jedes Gehirn) reagiert unterschiedlich auf Alkoholmissbrauch. Wenn ich mit Angstpatienten arbeite, die trinken, lasse ich sie immer darauf achten, in welchem Kontext sie auf ungesunde Weise Alkohol konsumieren – ob sie beispielsweise trinken, um Dinge besser auszuhalten. Außerdem bitte ich sie, ihren Alkoholkonsum zu mäßigen. Natürlich weise ich Patienten mit Anzeichen von Alkoholismus auf die gesteigerten Angstgefühle hin, die durch den Alkoholentzug entstehen können. Ein guter Plan für die unschädliche Behandlung der Entzugssymptome ist unerlässlich und sollte mit Unterstützung eines Psychiaters oder anderen Arztes erstellt werden.

Gluten

Rex, 45 Jahre alt, war von Beruf Elektriker und eine Frohnatur. Aber in den Wochen, bevor er zu mir kam, hat er Panikattacken gehabt, besonders in der Öffentlichkeit. Aus heiterem Himmel hat er Herzklopfen und Atemnot bekommen, bis hin zu dem Gefühl, in Ohnmacht zu fallen. Nachdem ich physiologische Ursachen – etwa eine Schilddrüsenüberfunktion oder

Herzerkrankung – ausgeschlossen habe, verschrieb ich ihm Medikamente gegen seine Angstattacken. Leider verbesserte die medikamentöse Behandlung seinen Zustand nur wenig.

Als Rex einmal direkt nach dem Unabhängigkeitstag zu mir kam, fragte ich ihn, wie er denn gefeiert hat. Er berichtete, dass er Angstzustände hatte, obwohl er von Familie und Freunden umgeben war. Auf meine Frage nach dem Essen nannte er Würstchen, Baked Beans und Hotdogs mit Ketchup. Dazu hat er sich Wodka gegönnt. Als ich das hörte, fiel mir auf, dass jedes dieser Nahrungsmittel Gluten enthält. Ich überwies ihn an einen Gastroenterologen, und innerhalb weniger Wochen wurde bei ihm Zöliakie – eine Entzündung der Dünndarmschleimhaut aufgrund einer Überempfindlichkeit gegen Gluten – diagnostiziert. Die Diagnose wunderte ihn, da er keine der üblichen Darmsymptome hatte. Aber Zöliakie kann »still« verlaufen und ohne offensichtliche Anzeichen Schäden verursachen. Nachdem Rex aufhörte, glutenhaltige Nahrungsmittel zu essen, ging es ihm besser, und innerhalb von fünf Monaten ist seine Angst verschwunden.

Für Rex hat sich die glutenfreie Ernährung als absolut richtig erwiesen, dabei ist der Forschungsstand zu Angstzuständen bei Zöliakiepatienten ein wenig widersprüchlich. 2011 hat eine Metaanalyse unter Federführung von Donald Smith untersucht, ob Menschen mit Zöliakie eher Angststörungen haben als Menschen ohne Zöliakie.[33] Demnach haben Forschungen ergeben, dass Angst bei Erwachsenen mit Zöliakie weder häufiger noch schwerer ist als bei Gesunden. Eine andere Studie hat jedoch ergeben, dass Zöliakiepatienten nach einjähriger glutenfreier Ernährung weniger Angstzustände hatten.[34] Und noch eine Studie legt nahe, dass eine glutenfreie Ernährung bei Frauen mit Zöliakie weniger hilfreich ist als bei Männern.[35]

Nicht jeder, der empfindlich auf Gluten reagiert, leidet an Zöliakie, und auch bei Zöliakiekranken sind die Auswirkungen auf das Gehirn komplex.[36] Falls Sie allerdings unter Angstzuständen leiden, sollten Sie sich auf Zöliakie testen lassen oder sich selbst darauf testen, indem Sie sich vorübergehend streng glutenfrei ernähren und darauf achten, ob das Ihre Symptome lindert. Bei meinen Patienten, die probeweise glutenfrei lebten, wurde der Unterschied im Angstgefühl sehr schnell spürbar, sodass sie sich gründlicher untersuchen lassen konnten.

Künstliche Süßstoffe

Wie wir aus dem 2. Kapitel wissen, können künstliche Süßungsmittel, die keinen Nährwert haben, die »schlechten« Darmbakterien vermehren und somit Stimmungslage und Angstbelastung negativ beeinflussen. Süßstoffe wie Aspartam sind in Studien noch unmittelbarer mit Angstzuständen in Verbindung gebracht worden und sollten ganz vermieden oder zumindest maßvoll verwendet werden.[37]

Eine Ernährung, die Ängste lindert

So wie es Nahrungsmittel gibt, die Angstzustände verstärken, gibt es auch solche, die Ängste eindämmen, und die man daher in die Ernährung aufnehmen sollte.

Ballaststoffe

Im Jahr 2018 haben Andrew Taylor und Hannah Holscher festgestellt, dass eine ballaststoffreiche Kost das Risiko von Depressionen, Angstzuständen und Stress verringern kann.[38] Ballaststoffe sind eine vielfältige Gruppe von Inhaltsstoffen, die von unseren natürlichen Darmenzymen nicht verdaut werden können. Der Darm selbst kann zwar keine Ballaststoffe abbauen, aber verschiedene Arten von Darmbakterien können es. Wenn Ballaststoffe von Bakterien abgebaut werden können, nennen wir sie »fermentierbar«. Fermentierbare Ballaststoffe fördern das Wachstum von »guten« Darmbakterien. Wenn beispielsweise Ballaststoffe in bestimmte kleinere Zuckermoleküle zerlegt werden, vermehren sich die »guten« Bakterien Bifidobacterium und Lactobacillus, was angsteindämmende Nervenbahnen und -signale aktiviert und somit eine positive Wirkung auf die Stimmung hat.[39]

Ballaststoffe helfen auch dadurch gegen Angstzustände, dass sie in mehrfacher Weise das Gewicht niedrig halten. Da ballaststoffhaltige Speisen länger gekaut werden müssen, werden sie eher langsamer gegessen, sodass der Körper mehr Zeit hat, um zu spüren, dass er satt ist. Ballaststoffe füllen auch den Magen, ohne viel Kalorien beizusteuern, sodass man sich mit weniger

Kalorien gesättigt fühlt. Da es auch länger dauert, bis Ballaststoffe durch den Magen und den Dünndarm gewandert sind, fühlt man sich länger satt.[40]

Ballaststoffe verringern außerdem Entzündungen im gesamten Körper, auch im Gehirn. Einiges deutet darauf hin, dass die Entzündlichkeit des Gehirns (und des Körpers) bei Patienten mit Angstzuständen erhöht ist.[41] 2016 haben Vasiliki Michopoulos und ihr Team festgestellt, dass bei Menschen mit Angststörungen bestimmte Marker verstärkt auftreten, die auf Entzündungen hinweisen.[42] Entzündungen im Gehirn betreffen offenbar Regionen, die mit Angstzuständen zusammenhängen (z. B. die Amygdala). Ballaststoffe helfen, indem sie die Entzündungsreaktionen des Gehirns und des Körpers besänftigen.[43]

Reichlich Ballaststoffe finden sich beispielsweise in Bohnen, Vollkornreis, Beeren, Kleie und Pellkartoffeln. Wer zum Frühstück Weizenkleie mit Obst und zu Mittag Vollkornreis mit Bohnen isst, ist auf der sicheren Seite. Pellkartoffeln sollte man in Maßen essen, da Kartoffeln reich an Kohlenhydraten sind und gern mit fettigen Soßen genossen werden. Wie bereits erwähnt, sind kohlenhydratreiche wie fettreiche Speisen bei Angstzuständen ungünstig. Andere ballaststoffreiche Lebensmittel sind Birnen, Äpfel, Bananen, Brokkoli, Rosenkohl, Karotten, Artischocken, Mandeln, Walnüsse, Amaranth, Hafer, Buchweizen und Graupen.

Omega-3-Fettsäuren

Im 2. Kapitel haben wir bereits den Einsatz von Omega-3-Fettsäuren zur Bekämpfung von Depressionen angesprochen, und auch im Kampf gegen Angstzustände sind sie wichtig. Im Jahr 2011 haben Janice Kiecolt-Glaser und ihr Team die Wirkung von Omega-3-Fettsäuren an 69 Medizinstudenten getestet, indem sie deren Angstzustände in ungestresstem Zustand und kurz vor einer Prüfung maßen.[44] Sie stellten fest, dass Probanden, denen viel Omega-3-Fettsäuren verabreicht wurde, 20 % weniger Angst hatten als eine Kontrollgruppe. Darüber hinaus traten bei der Omega-3-Gruppe 14 % weniger Entzündungen im Körper auf (gemessen an einem Entzündungsmarker namens Interleukin 6).

Im Jahr 2018 hat eine Studie ergeben, dass Angstgefühle umso geringer sind, je mehr jemand von der Omega-3-Fettsäure Eicosapentaensäure zu sich nimmt. Die Studie fand auch heraus, dass ein erhöhtes Verhältnis von Omega-6-Fettsäuren zu Omega-3-Fettsäuren einen höheren Grad an Angst mit sich bringt. Ebenfalls im Jahr 2018 hat eine Metaanalyse von 19 klinischen Studien mit insgesamt 2240 Teilnehmern aus elf Ländern ergeben, dass Omega-3-Fettsäuren mit einer Verringerung von Angstsymptomen in Verbindung stehen.[45]

Allgemein wird angenommen, dass die durch Omega-3-Fettsäuren verursachte Senkung der Angst über entzündungshemmende und neurochemische Wirkmechanismen erfolgt, die das Gehirn beeinflussen.[46] Ein möglicher Mechanismus für die günstige Wirkung von Omega-3-Fettsäuren läuft über die Dopaminbahnen des Gehirns. Ist das Gehirn entzündet, erhöht der Entzündungsmarker IL-1 den Dopaminspiegel im Nucleus accumbens, einer Ansammlung von Gehirnzellen, die an Angstempfindungen beteiligt ist. Studien haben ergeben, dass Omega-3-Fettsäuren diesen Effekt sowohl bei Tieren als auch bei Menschen unterdrücken können.[47]

Die drastischen Wirkungen von Omega-3-Fettsäuren habe ich zum ersten Mal bei einer 23-jährigen Patientin namens Amber miterlebt, die unter sozialer Angst litt und daher Personalversammlungen, Präsentationen und gesellschaftliche Ereignisse mied. Medikamente halfen nur teilweise. Für sie bestand die alles entscheidende Wende darin, einfach mehr Fisch und Meeresfrüchte mit viel Omega-3-Fettsäuren zu essen und von Sonnenblumen- auf Rapsöl umzusteigen, um die Omega-6-Belastung zu verringern und das Verhältnis auszugleichen (wie im 2. Kapitel besprochen). Innerhalb von drei Monaten nach dieser Umstellung besserten sich ihre Angstsymptome signifikant.

Fermentiertes, Eingelegtes und Gesäuertes

Naturjoghurt mit lebenden Kulturen, Kimchi (fermentiertes Gemüse – eine koreanische Zubereitungsart) und andere fermentierte Lebensmittel sind eine großartige Quelle für lebende Bakterien, welche die gesunde Verdauungsarbeit verbessern und Angstzustände mindern können.[48] Dem Gehirn können fermentierte Nahrungsmittel gleich mehrfach guttun. Fermentierte Nahrungsmittel verbessern laut mehrerer Studien die kognitive Kapazität des Menschen.[49] Eine kürzlich durchgeführte Durchsicht von 45 Studien hat ergeben, dass fermentierte Nahrungsmittel bei Tieren das Gehirn schützen, das Gedächtnis verbessern und den kognitiven Verfall verlangsamen können.[50] Auch wenn die Wirkweise noch nicht klar ist, sind drei mögliche Mechanismen sehr wahrscheinlich: Chemische Nebenprodukte der Darmbakterien und bioaktive Peptide schützen das Nervensystem, veränderte Darmbakterien unterdrücken die Stressreaktion durch die HHN-Achse und Neurotransmitter wie GABA und Serotonin sowie Wachstumsfaktoren wie BDNF sind erhöht.

Im Jahr 2015 haben Matthew Hilimire und sein Team 710 Menschen zu ihrem Verzehr von fermentierten Nahrungsmitteln, ihren sozialen Ängsten und ihren neurotischen Merkmalen befragt.[51] Sie kennen wahrscheinlich den Begriff »neurotisch«, der umgangssprachlich auf verschiedene Arten verwendet wird. In der medizinischen Literatur finden sich allerdings Belege, dass neurotisch veranlagte Menschen in der Regel wütender, ängstlicher, unsicherer, reizbarer, labiler und depressiver sind als der Durchschnitt.[52] Neurotizismus gilt als grundlegendes Merkmal, das Menschen häufig von ihren Eltern erben. Hilimires Studie hat ergeben, dass bei neurotischen Patienten der Verzehr fermentierter Nahrungsmittel deutlich mit weniger sozialer Angst korreliert. Zusammen mit früheren Studien deuten die Ergebnisse darauf hin, dass fermentierte Nahrungsmittel, die Probiotika enthalten, bei Personen mit höherem genetischen Risiko eine Schutzwirkung gegen soziale Ängste haben können.

Probiotischer Joghurt kann als Bestandteil des Speiseplans sehr wirksam sein. Dabei ist unbedingt zu beachten, dass Joghurt, der einer Wärmebehandlung unterzogen wurde, nicht die gleiche Wirkung hat. Ein Beispiel wäre Weingummi mit Joghurt, das nicht gegen Ängste hilft, weil der mit Hitze behandelte Joghurt keine nützlichen Bakterien mehr enthält. Außerdem sollten Sie sicherstellen, dass der verzehrte Joghurt keinen Zucker enthält. Müsliriegel mit – laut Verpackung – »echtem Joghurt« enthalten möglicherweise nur geringe Mengen Joghurtpulver und nützen bei Angstproblemen nichts.

Um auf Helen zurückzukommen, meine Gochujang- und Galbi-süchtige Patientin, so habe ich ihr geraten, sie solle weiterhin Kimchi essen – eine köstliche, fermentierte Kohlzubereitung aus Korea. Kimchi wird hergestellt, indem Chinakohl mit Milchsäurebakterien fermentiert wird. Wie Kefir und Sauerkraut gehört Kimchi zu den fermentierten Nahrungsmitteln, die mit weniger sozialen Ängsten assoziiert sind.

Weitere fermentierte Nahrungsmittel sind Kombucha (ein fermentiertes Teegetränk), Miso, Tempeh (fermentierte Sojabohnenprodukte) und Apfelessig. Auch Gemüsesorten wie Karotten, Blumenkohl, grüne Bohnen, Radieschen und Brokkoli lassen sich fermentieren. Im 11. Kapitel finden Sie Rezepte für eingelegte Okraschoten und in Miso glasierte Süßkartoffeln.

Tryptophan

Selbst wenn Sie absolut keine einzige Aminosäure nennen können, wette ich, dass Sie doch schon von Tryptophan gehört haben. Jedes Jahr, wenn wir uns durch das Thanksgiving-Dinner arbeiten, erwähnt unweigerlich jemand, dass das im Truthahn enthaltene Tryptophan uns alle nach dem Essen ein Nickerchen machen lässt.

Für Forschungsmediziner ist Tryptophan jedoch mehr als nur ein abgedroschenes Gesprächsthema für Familienfeiern. Da Tryptophan ein Vorläufer von Serotonin ist, nimmt man an, dass eine tryptophanreiche Ernährung dazu beitragen könnte, den niedrigen Serotoninspiegel im Gehirn von Angstpatienten zu erhöhen. Im Tierversuch erreicht Tryptophan Hirnregionen, die Angstgefühle steigern oder verringern.[53] Beim Menschen erhöht die Einnahme von gereinigtem Tryptophan als Nahrungsergänzungsmittel den Serotoninspiegel im Gehirn.[54]

Im Jahr 2014 hat Glenda Lindseth mit ihrem Team in einer Studie untersucht, wie tryptophanreiche Ernährung über vier Tage das Angstniveau verändern kann.[55] 25 gesunde Personen bekamen jeweils zwei Diätphasen verschrieben, mit einer zweiwöchigen Pause dazwischen. In der ersten Phase wurden vier Tage lang 5 mg pro kg Tryptophan verabreicht (die derzeit in den USA empfohlene Tagesdosis); in der zweiten gab es vier Tage lang die doppelte Dosis. Die Studie ergab, dass Teilnehmer, die mehr Tryptophan zu sich nahmen, signifikant weniger Depressionen, Reizbarkeit und Angstzustände hatten.

Wenn Sie jetzt rund ums Jahr nur noch Weihnachtsgans essen wollen, um sich von Ihren Ängsten zu befreien, muss ich Sie enttäuschen: Obwohl gereinigtes Tryptophan den Serotoninspiegel erhöht, tut das in der Nahrung enthaltene Tryptophan dies nicht.[56] Das liegt daran, dass Tryptophan die am seltensten in Proteinen vorkommende Aminosäure ist und von einem System ins Gehirn transportiert wird, das andere Aminosäuren priorisiert. Nach der Einnahme einer proteinhaltigen Mahlzeit wird das Tryptophan daher von anderen Aminosäuren verdrängt und gelangt nicht ins Gehirn.

Wenn dies der Fall ist, wie erklären wir dann die Ergebnisse der Lindseth-Studie? Es gibt zahlreiche Nachweise dafür, dass beim Verzehr von Kohlenhydraten zusammen mit Protein die Tryptophanmenge erhöht wird, die dem Gehirn zur Verfügung steht.[57] Wenn man Kohlenhydrate isst (wie Kartoffelpüree zum Thanksgiving-Truthahn), produziert der Körper Insulin. Das Insulin leitet andere Aminosäuren zu den Muskeln, lässt das Tryptophan jedoch unangetastet. Infolgedessen kann das Tryptophan ins Gehirn dringen.

Obwohl das logisch klingt, stellen einige Experten diese Begründung infrage. Wer also den Tryptophanspiegel erhöhen möchte, sollte es wahrscheinlich in Form eines Nahrungsergänzungsmittels einnehmen. In einer Studie wurden die Teilnehmer (insbesondere Männer), die gereinigtes Tryptophan bekamen, nach nur 15 Tagen verträglicher und zufriedener.[58] Zwar steht die Tryptophanwirksamkeit des Thanksgiving-Truthahns immer noch zur Debatte, aber es gibt andere überraschende Tryptophan-Quellen. Probieren Sie doch mal Kichererbsen. Manche bezeichnen Kichererbsen als die Vorfahren von Prozac (ein Antidepressivum). Um die Tryptophanaufnahme zu erleichtern, kann man die Kichererbsen zu Hummus verarbeiten und mit Vollkorn-Pitabrot servieren, das die Kohlenhydrate liefert. Zum Frühstück oder für zwischendurch eignet sich auch mein Rezept für Avocado-Hummus (Seite 271) auf gesundem Vollkorntoast.

Vitamin D

Studien zufolge haben Erwachsene mit Depressionen und Angstzuständen einen niedrigeren Vitamin-D-Spiegel im Blut. 2019 prüften Siavash Fazelian und sein Team an 50 Frauen mit Diabetes und Vitamin-D-Mangel, ob die Einnahme einer Vitamin-D-Pille alle zwei Wochen ihre Angstzustände ändern würde.[59] Nach 16 Wochen waren diejenigen, die Vitamin D einnahmen, im Vergleich zur Placebogruppe signifikant weniger angstgeplagt. In einer anderen Studie, bei der mehr als 8000 Menschen mit Depressionen und Ängsten im Rahmen einer Mikronährstoffintervention Vitamin D verabreicht wurde, schützte ein dauerhaft hoher Vitamin-D-Spiegel vor Angstzuständen.

Vitamin D wird zunehmend als lebenswichtiger Stoff gesehen, als sogenanntes Neurosteroid, das die Blut-Hirn-Schranke überwindet und in die Hirnzellen eindringt.[60] Im Gehirn mindert es Entzündungen und die Zerstörung von Zellen durch Giftstoffe und steuert die Freisetzung des Nervenwachstumsfaktors, der das Überleben von Neuronen im Hippocampus und Kortex gewährt. Der Hippocampus ist entscheidend an der Kommunikation mit der HHN-Achse bei Stress beteiligt und auch eng mit der Amygdala verbunden.[61] Auch der Kortex ist an unseren Angst- und Stressreaktionen beteiligt. Da Anomalien in all diesen Hirnregionen zu Angstzuständen führen können, spielt Vitamin D eine wichtige Rolle beim Schutz ihres Gewebes.

Ungefähr 80 % unseres Bedarfs an Vitamin D stammen aus der direkten Sonneneinstrahlung auf der Haut. Zu beachten ist, dass das durchs Fenster fallende Sonnenlicht nicht den gleichen Effekt hat, weil Glas die gesamte UVB-Strahlung absorbiert. Da wir unser Leben größtenteils in Innenräumen verbringen, bleibt unsere Haut oft im Dunkeln. Infolgedessen hat der Vitamin-D-Mangel überall auf der Welt epidemische Ausmaße angenommen.[62]

Außer durch Besonnung lässt sich Vitamin D auch aus angereicherter Milch und Produkten wie Eigelb, Lachs, sonnengetrockneten Pilzen und Lebertran beziehen. Wer also streng vegan lebt oder eine Milchallergie hat, ist möglicherweise anfälliger für Vitamin-D-Mangel und muss besonders genau auf richtige Ernährung oder genügend Sonnenbestrahlung achten.

Andere Vitamine

Vitamin D ist nicht das einzige Vitamin, das für die Gesundheit des Gehirns wichtig ist. Tatsächlich können die Hirnzellen ohne ein breites Vitaminspektrum nicht leben und gedeihen. Die Vitamine sind wesentliche Bausteine für allerlei chemische Reaktionen, die für ein Leben voller Energie und guter Laune unerlässlich sind. Sie werden für die Synthese von Neurotransmittern und für den Stoffwechsel von Hirnlipiden gebraucht und sie schützen das Gehirn vor Giftstoffen, stärken die Immunabwehr und regulieren alle möglichen Botenstoffe, die mehr oder weniger ängstlich machen.[63]

Adam, ein 35-jähriger Patient von mir, hatte es mit einer schweren Angststörung und Heißhungerattacken zu tun. Zwar ernährte er sich während der Woche normal, aber am Wochenende kam er betrunken nach Hause und stopfte sich mit Popcorn, Keksen und Eiscreme voll. Im Laufe der Zeit hat er chronische Müdigkeit, Schlaflosigkeit, Albträume, Depressionen, sich verschlimmernde Angstzustände und wiederkehrende Kopfschmerzen entwickelt, begleitet von häufiger Übelkeit, Erbrechen, Durchfall und Bauchschmerzen. Nach einer vollständigen medizinischen Untersuchung konnten wir die Ursache seiner Symptome nicht finden, aber seine ängstliche Natur zusammen mit den Essattacken und der Vorgeschichte des Alkoholmissbrauchs ließ mich vermuten, dass ihm womöglich Thiamin fehlt, auch Vitamin B_1 genannt. Ich schlug vor, dass er zusätzlich zu seiner Therapie auf eine regelmäßigere Thiaminaufnahme achtet. Innerhalb von sechs Monaten besserten sich seine Symptome drastisch, trotz gelegentlicher Alkoholexzesse.

Bis zu 250 mg Thiamin hat sich bei Angstzuständen als wirksam erwiesen.[64] Im Tierversuch scheint Thiamin stressähnliche Reaktionen zu reduzieren, indem es den Hippocampus schützt.[65]

Andere B-Vitamine haben ihre eigenen angstlindernden Eigenschaften. Bei älteren Frauen und Frauen, die unter prämenstruellem Stress leiden, wirkt Vitamin B_6 erwiesenermaßen lindernd.[66] Und viele andere Studien haben ergeben, dass der Vitamin-B-Komplex Angstgefühle mindern kann, möglicherweise durch die Reduzierung von oxidativem Stress im Gehirn.[67]

Die positive Wirkung von Vitaminen auf die Angst gehen noch über die Vitamin-B-Gruppe hinaus. 2012 haben Forscher bei Patienten mit generalisierter Angststörung die Blutwerte der antioxidativen Vitamine A, C und E gemessen.[68] Sie entdeckten bei allen dreien niedrige Spiegel und nach sechswöchiger Supplementierung besserten sich die Angstsymptome. Andere Studien haben ergeben, dass Multivitaminpräparate Stress und Ängste nach 28 Tagen senken. In einer Studie sank der Stress bei 300 Menschen nach 30 Tagen Supplementierung.[69] Eine 2013 durchgeführte Metastudie bestätigt die stresslindernde Wirkung von Multivitaminpräparaten.[70]

Nach derzeitigem Kenntnisstand trägt die zusätzliche Einnahme eines Multivitaminpräparats wahrscheinlich zur Bekämpfung von Angstzuständen bei.

Magnesium

Beim Menschen steht Magnesiummangel mit einem hohen Angstniveau in Verbindung. Wenn Menschen in einer Prüfungssituation Angst haben, scheiden sie mit dem Urin mehr Magnesium als gewöhnlich aus. Und wenn der Magnesiumspiegel niedrig ist, kann dies die Angst verschlimmern.[71] 2017 haben Neil Bernard Boyle und sein Team die Auswirkungen eines Magnesiumpräparats auf die Angstgefühle untersucht.[72] Sie haben herausgefunden, dass eine Magnesiumsupplementierung besonders dann hilfreich sein kann, wenn man anfällig für Angstzustände ist, wahrscheinlich weil Magnesium den Gehalt an schädlichen Stresschemikalien im Gehirn verändern kann und dadurch die Stressreaktion lindert.[73]

Die Versorgung mit Magnesium auf dem Nahrungsweg ist in der westlichen Welt schlecht. Beispielsweise nehmen 68 % der Amerikaner und 72 % der Franzosen mittleren Alters unzureichende Mengen an Magnesium mit der Nahrung auf. Magnesiumreiche Nahrungsmittel sind Mandeln, Spinat, Cashewnüsse und Erdnüsse. Gekochte Schwarzbohnen, Edamame, Erdnussbutter und Avocado enthalten ebenfalls relativ viel Magnesium.

Die meisten Studien zeigen einen Unterschied im Angstniveau nach sechs- bis zwölfwöchiger Einnahme von Magnesium.[74] Als Bonus hilft Magnesium den Muskelzellen, sich nach der Kontraktion zu entspannen. Ist der Magnesiumspiegel niedrig, ziehen sich die Muskeln möglicherweise zu stark zusammen und es kommt zu Muskelkrämpfen, Zuckungen oder Verspannungen.

Nahrungsergänzungsmittel

Bestimmte Nahrungsergänzungsmittel und Kräuterpräparate können bei Angstzuständen helfen. Im Jahr 2010 legten Shaheen Lakhan und Karen F. Vieira Nachweise dafür vor, dass Angst durch Präparate mit Extrakten aus Passionsblume oder Kava und Kombinationen von Aminosäuren wie L-Lysin oder L-Arginin verringert wird.[75] Passionsblume steigert den Neurotransmitter GABA, was wiederum die Angst verringert. Passionsblume hat gegenüber konventionellen Mitteln gegen Angststörungen unter anderem den Vorteil, dass sie weniger sediert – was bei Medikamenten oft als Nebenwirkung vorkommt. Auch nach Operationen mindert die Passionsblume Angstzustände.

45 Tropfen Passionsblumen-Flüssigextrakt oder eine Tablette mit 90 mg haben sich als wirksame Tagesdosis erwiesen. Wer jedoch blutverdünnende Medikamente (Coumadin oder Plavix) einnimmt oder sogenannte Monoaminoxidasehemmer (üblicherweise als MAOI bezeichnet, z. B. Phenelzin oder Jatrosom), sollte Passionsblume meiden.

Zu den angstmindernden Nährstoffen und Nahrungsmitteln zählen außerdem Selen (in Paranüssen enthalten), Kalium (beispielweise in Kürbiskernen), Flavonoide (etwa in dunkler Schokolade) und Theanin (z. B. in Grüntee).[76] Lebensmittel, die wie mageres Rind- oder Lammfleisch, Tempeh, Seitan (aus Weizeneiweiß hergestellt), Linsen, Schwarzbohnen oder Quinoa viel Lysin enthalten, können ebenfalls helfen. Meiden sollte man dagegen Weizenkleie, denn die darin enthaltene Phytinsäure blockiert die Zinkabsorption und verursacht Angstzustände.

Bei den Gewürzen, die Angst reduzieren, tut sich besonders Kurkuma hervor. Der Wirkstoff darin, das Curcumin, mindert Ängste und verändert die entsprechende Gehirnchemie, sodass der Hippocampus geschützt wird. Die lindernde Wirkung von Curcumin auf Angstzustände ist durch Tierversuche und drei Humanstudien bestätigt.[77]

Die Kamille ist ein Korbblütler und ähnelt dem Gänseblümchen. Ihre Blüten werden seit Jahrhunderten als natürliches Heilmittel gegen allerlei Beschwerden eingesetzt und mehreren Studien zufolge helfen sie auch bei der Lösung von Angstzuständen.[78] Kamille kann in Kapselform eingenommen werden, aber ich empfehle den traditionellen Kamillentee. Eine bis drei Tassen pro Tag dürften unbedenklich sein, es sei denn, Sie nehmen blutverdünnende Medikamente ein oder stehen kurz vor einer Operation. Schwangere sollten vor dem Genuss von Kamillentee ihren Arzt befragen.

Mehreren Studien belegen des Weiteren, dass die orale Anwendung von Lavendelöl Ängste mindert.[79] Lavendelöl ist als ätherisches Öl erhältlich, aber man kann auch Lavendeltee trinken oder Lavendel im Rahmen einer Aromatherapie einsetzen. Beim Einsatz als Nahrungsergänzungsmittel empfehle ich, zuerst den Arzt zu konsultieren.

Zu guter Letzt darf die Flüssigkeitszufuhr nicht vernachlässigt werden, wenn eine Angststörung vorliegt. Zwar fehlen noch Nachweise, um diese Empfehlung zu untermauern, aber ich habe Patienten gehabt, bei denen sich die Angst bis hin zu Panikattacken verschlimmerte, wenn sie dehydriert waren und dies nicht bemerkten. Genug zu trinken lohnt sich ohnehin für die allgemeine Gesundheit, aber auch, um Ängste in Schach zu halten.

Die Angst im Bauch besänftigen

Meine Patientin Marisol hat gemeinsam mit mir fleißig an ihrer Ernährungsumstellung gearbeitet. Sie aß nun bewusst mehr Nahrungsmittel, die zum Angstabbau beitragen, und ließ diejenigen weg, die Ängste verschlimmerten. Ein Bonus war, dass die Rezepte, die wir gemeinsam entwickelt haben, aus lauter nahrhaften Zutaten bestehen und daher ihrer ganzen Familie guttaten. Da Marisol ihre Angstzustände eingedämmt und ihren Schlaf verbessert hat, blieb ihr genug Energie und Zeit, um sowohl die Mahlzeiten als auch andere Familienaktivitäten planen zu können. Sie liebte ihre Kinder sehr, und da sie nun von der ständigen Sorge um deren Sicherheit befreit war, konnte sie das Zusammensein mit ihnen wirklich genießen, anstatt von Angst verzehrt zu werden. Nach sechs Monaten ernährte sie sich besser, schlief besser und lebte ein ruhigeres Leben. Sie wachte nicht mehr mit einem Knoten im Bauch auf.

Auch wenn Ihre Angststörung nicht das Ausmaß hat wie bei Marisol, werden die in diesem Kapitel festgelegten Richtlinien Ihnen dabei helfen, mental zur Ruhe zu kommen und sich von den Ängsten des täglichen Lebens zu befreien.

Spickzettel: Angststörung

Genießen:

- Ballaststoffe: Bohnen, Vollkornreis, Beeren, Kleie, Birnen, Äpfel, Bananen, Brokkoli, Rosenkohl, Karotten, Artischocken, Mandeln, Walnüsse, Amaranth, Hafer, Buchweizen und Graupen
- Fermentiertes, Eingelegtes und Gesäuertes: Joghurt, Kombucha, Miso, Tempeh, Apfelessig und eingelegtes Gemüse
- Tryptophan: Truthahn und anderes Fleisch, Kichererbsen, besonders in Kombination mit Kohlenhydraten
- Vitamine D, B_1, B_6, A, C und E
- Mineralien: Magnesium, Kalium und Selen
- Gewürze: Kurkuma
- Kräuter: Lavendel, Passionsblume und Kamille

Meiden:

- westliche Ernährung: Nahrungsmittel mit hohem Gehalt an schlechten Fetten (rotes Fleisch, alles Frittierte) und Kohlenhydrate mit hohem GI (Weißbrot, weißer Reis, Kartoffeln, Nudeln und alles andere aus Weißmehl)
- Koffein: unter 400 mg pro Tag bleiben
- Alkohol: Männer sollten weniger als 14 Getränke pro Woche und nicht mehr als zwei Getränke an einem Tag zu sich nehmen. Frauen bleiben lieber unter sieben Getränken pro Woche und bei nicht mehr als einem Getränk an einem Tag. Schränken Sie sich nach und nach ein, dann sinkt auch die Angst.
- Gluten: bei Zöliakie oder nichtzöliakischer Glutenempfindlichkeit Weizenprodukte wie Brot, Pizza, Nudeln und viele alkoholische Getränke
- künstliche Süßstoffe: Aspartam ist besonders schädlich, aber auch Saccharin. Verwenden Sie Sucralose und Stevia in Maßen und mit Vorsicht.

4. KAPITEL:

Posttraumatische Belastungsstörung – Glutamat, Blaubeeren und »alte Freunde«

Meine Patientin Letitia arbeitete als Anwältin und schützte die Rechte junger Frauen, die häusliche Gewalt erfahren mussten. Selbst an guten Tagen war ihre Arbeit stressig, zum einen wegen des Hochdrucks im Justizbetrieb und zum anderen, weil es emotional belastend war, Klientinnen durch eine so schwere und heikle Zeit zu begleiten. Eines schrecklichen Tages setzte ein Schuss ihrem Leben beinahe ein Ende. Sie wollte eine Klientin zu Hause besuchen, kam aber gar nicht zu ihr; der Ehemann der Klientin öffnete die Tür und wurde wütend, als er sie sah. Er zog eine Waffe und schoss ihr ins Bein.

Zum Glück konnte sie sich vollständig von der Verwundung erholen, aber der schreckliche Tag hinterließ emotionale Narben. Ihre Arbeit war dadurch so beeinträchtigt, dass sie sich nicht mehr traute, ihre Klientinnen zu Hause zu besuchen. Selbst wenn sie ihr eigenes Büro betrat, hatte sie Angst, dass ihr der Partner irgendeiner Klientin auflauerte, um sie anzugreifen. Vom Verstand her wusste sie, dass dies unwahrscheinlich war, aber sie war ihrer Angst ausgeliefert. Ein wenig halfen ihr Medikamente und die wöchentliche Psychotherapie, aber Letitia hatte immer noch Restsymptome, und die Erinnerung an diesen Tag beherrschte weiterhin ihr Leben.

Letitias Geschichte ist ein typisches Beispiel für eine posttraumatische Belastungsstörung (PTBS). Zwar gibt es kein todsicheres, schnelles Heilmittel gegen PTBS, aber eine gute Ernährung kann auf vielerlei Weise dazu beitragen, die Symptome zu verbessern, gerade in Kombination mit Psychotherapie und Medikamenten. Natürlich kann auch eine schlechte Ernährung in vielerlei Weise die PTBS verschlimmern und die Genesung erschweren. In diesem Kapitel untersuchen wir, wie sich ein Trauma auf Körper und Gehirn auswirkt und was PTBS-Betroffene essen können, um ihre Symptome zu lindern und auf dem Weg zur Genesung zu bleiben.

Trauma und Darm

Die meisten von uns erleiden in ihrem Leben irgendein Trauma. Der Tod eines geliebten Menschen, eine Naturkatastrophe, sexualisierte Gewalt oder eine schwierige Trennung können Sorgen in unser Leben bringen. Unabhängig davon, ob das Leid von einem einzelnen Ereignis herrührt oder sich im Laufe der Zeit entfaltet, besteht für traumatisierte Menschen das Risiko einer PTBS.[1] Zum Glück entwickeln die meisten Menschen, die ein traumatisches Ereignis erleben, keine solche Störung.[2] Aber diejenigen, bei denen sie auftritt, haben oft lange mit dieser Erkrankung zu kämpfen. Auch wenn die Symptome irgendwann nachlassen, vergeht bis dahin in vielen Fällen weit über ein Jahrzehnt.[3] Zudem treten PTBS-Symptome nicht immer sofort auf. Manchmal werden sie erst Jahre nach dem traumatischen Ereignis plötzlich ausgelöst.

PTBS kann eine Bandbreite an Symptomen hervorrufen, wie wir bei Letitia sehen können. Manche Menschen leiden beispielsweise unter wiederkehrenden Erinnerungen an das Ereignis oder unter schlimmen Träumen. Einige spalten sich sogar vollständig ab und durchleben plötzlich die Zeit des Traumas, was sich wie Realität anfühlt. Möglicherweise ist die Schreckreaktion übertrieben, sodass man auf überraschende Geräusche mit übersteigerter Angst und Schrecken reagiert. Es ist erwiesen, dass diese Symptome mit übermäßiger Amygdala-Aktivität und verminderter Aktivität im frontalen Kortex und Hippocampus verbunden sind – alles Hirnregionen, die eine entscheidende Rolle bei der Angstreaktion, der Traumaverarbeitung und der Erinnerung spielen. Letztendlich verständigen sich die Angst- und Gedächtnisschaltkreise des Gehirns auf schädliche Weise, sodass das Gehirn das traumatische Geschehen immer wieder neu durchlebt.[4]

Traumatische Situationen lösen auf natürliche Weise über die Hypothalamus-Hypophysen-Nebennierenrinden-Achse (HHN-Achse) die Kampf-Flucht-Reaktion des Gehirns aus, sodass die Instinkte dem Körper die Entscheidung abnehmen, wie er am besten mit der Belastung umgeht. Da eine PTBS dafür sorgt, dass traumatische Erlebnisse immer wieder auftauchen, führt dies zu einer ständigen Störung der HHN-Achse. Wie wir bereits wissen, ist die HHN-Achse eine der Bahnen, über die Darm und Gehirn miteinander verbunden sind. Das bedeutet, dass der Darm nicht von Traumata verschont bleibt.[5] Tatsächlich besteht bei PTBS mehr als bei allen anderen psychiatrischen Syndromen, die wir in diesem Buch behandeln, ein starker Bezug zwischen Körper und Hirn, denn die sich wiederholenden Traumazyklen beschleunigen die Abnutzung empfindlicher Gewebe.[6] Körperliche Probleme aufgrund von PTBS reichen von Magengeschwüren über Erkrankungen der Gallenblase bis hin zu Darmstörungen. Beispielsweise hat eine Metaanalyse von acht Studien im Jahr 2018 ergeben, dass Menschen mit PTBS öfter ein Reizdarmsyndrom haben als

Menschen ohne PTBS.[7] Derlei körperliche Symptome hat man einst als eingebildet abgetan, als Folge fehlgeleiteter Emotionen. Inzwischen sieht die Forschung hier einen echten Zusammenhang, und das erleben meine Patienten als Anerkennung.

Wie wir bei anderen seelischen Erkrankungen gesehen haben, hängt auch die Bewältigung von Traumafolgen davon ab, dass die Darmbakterien gedeihen und gesund sind. Füttert man eine traumatisierte Maus mit einer von zwei bestimmten Darmbakterienarten, nämlich Lactobacillus rhamnosus oder Bifidobacterium longum, dann wird die Maus ruhiger.[8] Die Modifikation der Darmorganismen verändert auch die Gehirnchemie. Insbesondere verbessert sich die Expression von BDNF und NMDA (N-Methyl-D-Aspartat), sodass diese Rezeptoren, die das Wachstum und die Anpassungsfähigkeit des Gehirns steuern, wieder normal funktionieren.

Die Darmbakterien kann man sich wie ein Polster vorstellen, das die schädlichen Auswirkungen eines Traumas abfängt. Eine gesunde Darmflora hilft dem Körper, angemessen auf Traumata zu reagieren. Ohne sie überträgt sich der Stress unkontrolliert auf den Rest des Körpers.

PTBS und »alte Freunde«

Im Jahr 2018 haben Sian Hemmings und ihr Team bei traumatisierten Menschen ähnliche Arten von Darmbakterien festgestellt, egal ob sie eine PTBS entwickelten oder nicht.[9] Ein feiner Unterschied bestand jedoch darin, dass bei Menschen mit PTBS die Arten Actinobacteria, Lentisphaerae und Verrucomicrobia verringert waren – drei Bakterienarten, die schon lange als »alte Freunde« von uns gelten.

Um diese »alten Freunde« rankt sich die Hypothese, dass die Lebensweise der Menschen in früheren Gesellschaften bestimmte nützliche Bakterien begünstigte, die uns vor entzündlichen Krankheiten wie Allergien und Asthma schützten.[10] Mit zunehmender Verstädterung und schwindendem Kontakt mit Erde, Tierwelt und Natur sind diese freundlichen Bakterienkulturen erheblich geschrumpft, was zur Verbreitung einer Vielzahl von entzündlichen Erkrankungen geführt hat (diese Idee nennt sich »Hygienehypothese«).[11] Die vielleicht beunruhigendste Untergruppe dieser Krankheiten sind psychische Störungen, die von Entwicklungsstörungen wie Autismus und Schizophrenie bis hin zu stressbedingten Störungen wie Angstzuständen und PTBS reichen.

Ohne unsere bakteriellen »alten Freunde« können Entzündungen außer Kontrolle geraten, was das Gehirn gefährdet und uns anfälliger für PTBS macht. Darüber hinaus kann PTBS selbst die Entzündlichkeit des Gehirns erhöhen, sodass ein zerstörerischer Teufelskreis entsteht.[12] Beispielsweise weisen Kinder und Jugendliche mit PTBS auch sechs Monate nach einem Autounfall einen erhöhten Interleukin- und Cortisolspiegel auf – beides Anzeichen für eine übermäßige Entzündungsreaktion des Körpers. Mit anderen Worten: Bei emotionalem Schmerz muss sich das Gehirn zusammenreißen. Aber zu viel Zusammenreißen verursacht Entzündungen, die dem Gehirn möglicherweise noch mehr Schaden zufügen.

Auch wenn sie nicht mehr so zahlreich sind wie früher, spielen die »alten Freunde«, also die drei Bakterienarten, eine wichtige Rolle beim Steuern der Erholungsprozesse im Gehirn. Fehlen sie, dann muss sich das Gehirn eigenständig von emotionalem Leid erholen und ist damit überfordert.

Unsere bakteriellen »alten Freunde« dämmen nicht nur Entzündungen im Gehirn ein, sondern fungieren auch als Hüter der Darmwand.[13] Wenn der Stress sie dann ausschaltet, wird die Darm-Hirn-Schranke durchlässiger und es kommt zu allerlei chemischen Veränderungen (wie beim im 3. Kapitel erwähnten Leaky-Gut-Syndrom). Mögliche Folgen sind Depressionen, Angstzustände oder PTBS, je nach Anfälligkeit des Betroffenen.

Diese Anfälligkeit hängt zu einem großen Teil davon ab, was man isst und was nicht. Im Rest des Kapitels betrachten wir einerseits die Nahrungsmittel, die PTBS und andere Reaktionen auf Traumata verschlimmern, und suchen andererseits solche, die Darm und Gehirn gegen Schicksalsschläge rüsten.

Traumata verstärkende Ernährung

Ein gutes Beispiel dafür, wie man bei einer PTBS nicht essen sollte, ist meine Patientin Letitia. Schon bei ihrem ersten Termin hatte ich die starke Vermutung, dass sie im Hinblick auf ihre Erkrankung nicht gut isst. Als ich Daten zu ihrer Ernährungsgeschichte aufnahm, bemerkte ich, dass sie eine neu diagnostizierte Diabetikerin war. Ähnlich wie viele andere berufstätige

Mütter mit geschäftigem Alltag hatte sie kaum Zeit, um für sich selbst zu kochen. Sie aß oft auswärts und ihre erste Adresse dafür war die Schnellimbisskette Chick-fil-A. Mindestens drei Mal die Woche gab es zum Abendessen ein schnelles Deluxe-Hähnchen-Sandwich, eine große Portion Pommes und eine große Cola light. Zwar hat so ein Sandwich nur 500 Kalorien, aber 41 % davon sind Fett und 34 % Kohlenhydrate. Nur ein Viertel ist Protein. Die Pommes schlagen noch 460 Kalorien drauf, von denen mehr als 90 % Fett und Kohlenhydrate sind. Zusammengezählt enthält diese eine Mahlzeit rund 1000 Kalorien – ungefähr doppelt so viel wie empfohlen, besonders wenn man Diabetiker ist.

Letitia wusste, dass ihr Abendessen nicht das gesündeste war, aber es fiel ihr schwer, sich von dieser bequemen und kurzfristig befriedigenden Gewohnheit zu lösen. Vielleicht war es ihr nicht bewusst, aber ich vermute, dass ihre PTBS auch zu ihrer schlechten Ernährung beitrug. Wer kein Trauma zu bewältigen hat, hat genügend mentale Kapazitäten frei, um bewusst zu essen. Aber ein Gehirn, das durch Angst und leidvolle Erinnerungen unter Beschuss steht, hat ganz andere Sorgen. Alles, was es will, ist eine kleine Pause. Fastfood und Softdrinks wirken dann beruhigend. Man sucht Trost in einem fast automatischen Essverhalten, das schwer zu stoppen ist.

Da Letitia auf keinen Fall auf Chick-fil-A verzichten wollte, riet ich ihr, auf das Grillhähnchen-Sandwich umzusteigen, das 300 Kalorien enthält, von denen nur 17 % Fett sind. Ich schlug außerdem vor, dass sie höchstens vier Pommes isst, nur für den Geschmack, und sich diese dann ganz abgewöhnt. Ihre 600-ml-Cola klingt zwar harmlos, weil »light«, enthält jedoch mehr als 100 mg Koffein. Wie wir aus dem 3. Kapitel wissen, kann Koffein Ängste verschlimmern. Deshalb lautete mein Rat, dass sie entweder auf 350 ml heruntergeht oder stattdessen Sprudelwasser probiert. Auch hier riet ich zu einer langsamen Entwöhnung, damit sie ihre Angstgefühle nicht noch durch Koffeinentzug verschlimmerte.

Letitia hielt sich an diesen Plan und akzeptierte voll und ganz, dass sie ihre Ernährungsgewohnheiten ändern musste. Sie kaufte nur mit Salz und Pfeffer gewürzte Brathähnchen und bereitete daraus verschiedene Mahlzeiten für ihre Familie zu. So servierte sie etwa ein halbes Brathähnchen mit gedünstetem Brokkoli als Beilage oder Hähnchenfiletstreifen auf einem gesunden und leckeren grünen Salat mit Mandeln, garniert mit Clementinenschnitzen, was ihre Kinder besonders erfreute. Was vom Hühnchen übrig war, wickelte sie sich zum Mittagessen in ein Salatblatt. Dass sie sich ein fertig, aber gesund zubereitetes Huhn aus dem Supermarkt holte, war eine Übergangsphase zum späteren Kochen zu Hause, wo sie ungesunde Fette weglassen und gute Kohlenhydrate zubereiten konnte, wie sie in rohem oder gedämpftem Gemüse stecken.

Schon wenige Monate später bemerkte Letitia eine signifikante Verringerung ihrer Angstsymptome. Nach einigen Monaten fühlte sie sich auch gelassener. Sie wachte nachts nicht mehr schweißgebadet auf und fühlte sich morgens ausgeruht. Dank ihrer neuen Ernährungsweise und regelmäßiger Gesprächstherapie konnte sie nach sechs Monaten wieder mit voller Kraft ihrer wichtigen Arbeit nachgehen und die Fesseln ihrer traumatischen Erfahrung abstreifen.

Hoher Fettgehalt

In Letitias Liebe zum Hähnchen-Sandwich erkennen Sie sicherlich zwei Hauptaspekte der westlichen Ernährung wieder, die im 3. Kapitel besprochen wurden: viel Fett und viele Kohlenhydrate mit hohem glykämischen Index (GI). Die westliche Ernährung ist für PTBS-Patienten besonders destruktiv. Betrachten wir zunächst die Auswirkungen des hohen Fettgehalts (wie immer, wenn ich über fettreiche Ernährung spreche, meine ich Speisen mit einem hohem Gehalt an ungesunden Fetten wie gesättigten Fettsäuren, Transfetten und Frittierfetten, nicht mit gesunden Omega-3-Fetten oder etwa Olivenöl).

Verabreicht man Tieren eine typisch westliche, fettreiche Ernährung, werden sie anfälliger für PTBS. Im Jahr 2016 haben Priya Kalyan-Masih und ihr Team dies nachgewiesen, indem sie bei Mäusen zunächst eine Traumatisierung simulierten, indem sie sie dem Geruch von Katzen aussetzten.[14] Eine Gruppe von Mäusen fütterten sie mit einer fetthaltigen westlichen Nahrung, während die Kontrollgruppe fettarmes Futter bekam. Eine Woche später waren die Mäuse mit der fettreichen Diät viel ängstlicher als die Kontrollgruppe. Und bei den Mäusen in der Fett-Gruppe war der Hippocampus signifikant kleiner. Da man aus Untersuchungen weiß, dass der Hippocampus in von PTBS betroffenen Gehirnen ohnehin schrumpft, belegt diese Studie, dass fettreiches Essen die Symptome weiter verschlimmern kann.[15] In seinem geschrumpften Zustand kann der Hippocampus weniger wirksam die Stresshormone und die Angstreaktion des Gehirns verwalten. In weiteren Tierversuchen wurden ähnliche Zusammenhänge zwischen fettreicher Ernährung und PTBS nachgewiesen.[16]

Humanstudien haben klargestellt, dass PTBS den Stoffwechsel dahingehend beeinflusst, dass übermäßiges Essen und Fettleibigkeit begünstigt werden.[17] Zum Beispiel sind satte 84 % der männlichen Vietnam-Veteranen in den USA übergewichtig oder fettleibig, ein viel höherer Anteil als bei der allgemeinen Bevölkerung.[18] Ich kenne dies aus erster Hand aus meiner Arbeit mit Veteranen und ihren Familien. 2017 hatte ich das Privileg, beratend an einem Krankenhausprogramm mitzuwirken, das direkt mit Kriegsveteranen arbeitet. Um sie zum Selberkochen zu motivieren, habe ich für sie ein kulinarisches Programm mit Kochkursen entwickelt, die auf einfachen und gesunden Rezepten basieren. (Im 11. Kapitel stehen einige der Rezepte, die ich für diese Kurse verfasst, ausprobiert und unterrichtet habe, z. B. gebackener Lachs mit Walnuss-Grünkohl-Pesto auf Seite 269, schokolierte Erdbeeren auf Seite 306 und Ofensüßkartoffeln mit Misoglasur auf Seite 296.)

John Violanti ist ein Forscher, der sich auf Polizeistress spezialisiert hat (und selbst 23 Jahre lang Mitglied der Bundesstaatspolizei von New York war). 2006 führten er und sein Team eine Studie durch, in der sie die Inzidenz des metabolischen Syndroms bei Polizisten untersuchten.[19] Das metabolische Syndrom ist eine Ansammlung von Symptomen, die zusammen auftreten und das Risiko von Herzerkrankungen, Schlaganfall und Typ-2-Diabetes erhöhen. Zu den Symptomen gehören Bluthochdruck, erhöhter Blutzucker, ein Übermaß an Körperfett um die Taille, abnorme Cholesterin- oder Triglyceridspiegel und Fettleibigkeit. Die Studie ergab, dass Beamte mit schwerer PTBS fast dreimal so häufig ein metabolisches Syndrom haben wie Beamte mit milderen Formen von PTBS. In einer ähnlichen Studie aus dem Jahr 2007 haben Victor Vieweg und sein Team festgestellt, dass männliche Militärveteranen mit PTBS einen höheren Body-Mass-Index (BMI) haben als solche ohne PTBS und häufig den Bereich der Fettleibigkeit erreichen.[20]

2016 haben Erika Wolf und ihr Team diese Verbindung zwischen PTBS und metabolischem Syndrom untersucht, um festzustellen, wie sie sich auf das Gehirn auswirkt.[21] Wolfs Team untersuchte die Gehirnstruktur von 346 US-Militärveteranen, die im Irak oder in Afghanistan stationiert waren. Insbesondere suchten sie nach einer Korrelation zwischen der Dicke der äußeren Schicht des Gehirns, dem Kortex, und PTBS-Symptomen und/oder dem metabolischen Syndrom. Die Daten zeigten, dass Menschen mit metabolischem Syndrom einen dünneren Kortex hatten und dass PTBS das Risiko davon noch verstärkte.

Wenn Sie also an PTBS leiden, besteht das Risiko, am metabolischen Syndrom zu erkranken und eine vorzeitige Hirnalterung zu erleiden. Eine fettreiche Ernährung kann dabei die Symptome kurzfristig lindern, verschlimmert aber nur die Gesundheitsprobleme. Bei meiner Arbeit mit Kriegsveteranen habe ich bei ihnen ein Gefühl der Kapitulation gespürt, als ob das Trauma des Krieges ihren Lebenswillen geschwächt hätte. Sie plagen sich nicht nur mit Flashbacks und Ängsten ab, sondern lassen sich teilweise auch körperlich gehen. Andere haben mit den Nebenwirkungen von Psychopharmaka zu kämpfen – und dazu gehört Gewichtszunahme. Einerseits rate ich ihnen ungern von den Speisen ab, die sie besänftigen. Soll ich ihnen die einzige Quelle des Trostes vergällen, die sie haben? Auf der anderen Seite kommt eine fettreiche Ernährung einer Selbstsabotage gleich, die das Gehirn auf vielfältige Weise schädigt.

PTBS-Patienten gelingt eine Ernährungsumstellung dann am besten, wenn sie sich ihr Trostessen als eine geschmackliche Sucht denken, die sie einfach loswerden müssen, um ihre Ängste einzudämmen und ihr Gehirn gesund zu erhalten. Meine PTBS-Patienten fordere ich auf, sich das Fett in ihrer Ernährung als Hirnschleim vorzustellen, der all die feinen Falten und Windungen ihrer kostbaren grauen Substanz verklebt. Dieses Bild ist normalerweise so eindrücklich, dass sie gern auf Fett verzichten.

Zucker und Kohlenhydrate mit hohem GI

Zucker und Kohlenhydrate mit hohem GI wirken ebenfalls zerstörerisch auf das traumatisierte Gehirn. 2010 untersuchten Bettina Nowotny und ihr Team an 15 übergewichtigen bosnischen Kriegsflüchtlingen mit PTBS die Auswirkungen von akutem psychischen Stress auf den Glukosestoffwechsel.[22] Sie fanden heraus, dass bei akutem Stress nach einer Mahlzeit der Cortisol- und Blutzuckerspiegel erhöht ist. Damit bestätigten sie eine andere Studie, der zufolge Frauen mit PTBS ein doppelt so hohes Risiko für Typ-

2-Diabetes haben wie Frauen ohne PTBS.[23] Auch Zwillingsstudien haben ergeben, dass PTBS ein Marker für die Anfälligkeit für Typ-2-Diabetes sein könnte.[24] Tatsächlich ist der Zusammenhang zwischen PTBS und Fettleibigkeit so stark, dass Forscher inzwischen glauben, PTBS könnte auch eine Stoffwechselstörung wie Diabetes sein. Das ist wahrscheinlich der Grund, warum Patienten wie Letitia, die sowohl an Diabetes als auch an PTBS leiden, nicht ungewöhnlich sind.

Vor dem Hintergrund, dass PTBS-Patienten derart zu Diabetes neigen, muss man den Genuss von Softdrinks und anderen stark gezuckerten Getränken kritisch sehen. Leider haben Jacqueline Hirth und ihr Team 2011 bei einer Gruppe von 3181 Frauen festgestellt, dass diejenigen mit PTBS oft mehr als einen Softdrink pro Tag tranken.[25]

Erhöhter Blutzucker beeinflusst die Fähigkeit des Hippocampus, auf Stress zu reagieren.[26] Wenn jemand ein Trauma erlitten hat, kann zuckerhaltige Nahrung die Fähigkeit des Gehirns beeinträchtigen, mit diesem Stress umzugehen. Aber wie wir aus dem 2. Kapitel wissen, sind Süßigkeiten nicht das Einzige, was den Blutzuckerspiegel erhöht. Hochglykämische Kohlenhydrate wie Kartoffeln, Weißbrot und weißer Reis können einen ähnlichen Effekt haben. Nahrungsmittel mit einem niedrigen glykämischen Index (GI) können plötzliche Blutzuckerspitzen verhindern helfen. Es ist wichtig zu wissen, welche Nahrungsmittel den Blutzuckerspiegel stärker erhöhen als andere. Zum Beispiel erhöht eine Banane den Blutzucker mehr als ein Apfel, der die gleiche Menge an Kohlenhydraten enthält. Und eine gekochte Süßkartoffel erhöht den Blutzucker mehr als eine gekochte Karotte.

Den glykämischen Index einzelner Nahrungsmittel zu kennen, ist ein guter erster Schritt. Aber Nahrungsmittel werden in Mahlzeiten gegessen und je nach Mischung beeinflussen sie den Glukosespiegel unterschiedlich. Zum Beispiel stellten Jiyoung Kim und ihr Team im Jahr 2019 fest, dass ein und dieselbe Menge Reis als Teil einer Mahlzeit mit Ei, Sesamöl und Sojasprossen genossen aufgrund der verschiedenen Zutaten einen niedrigeren GI hat als für sich allein, obwohl Reis ein Nahrungsmittel mit hohem GI ist. Dies ist besonders wichtig in Esskulturen, die auf Kohlenhydrate wie Reis als Sättigungsmittel setzen.

Dieses Phänomen habe ich bei meinem Patienten Kushal erlebt, einem sri-lankischen Arzt, der an PTBS litt. Im Jahr 2004 brach infolge des Erdbebens im Indischen Ozean ein mörderischer Tsunami über die Südküste Sri Lankas herein und tötete fast 30000 Menschen. Nach dieser Katastrophe wanderte Kushal nach Boston aus und suchte mich wegen mehrerer Symptome auf. Das kleinste Rumoren jeglicher Art versetzte ihn in Panik. Er hielt sich immer und unbedingt so weit wie möglich vom Meer entfernt auf, was das Zusammenleben mit seiner Familie erschwerte.

Als Arzt war Kushal mit PTBS vertraut, hatte jedoch nur begrenzten Erfolg mit Medikamenten und Psychotherapie. Als er mich aufsuchte, nahm ich seine vollständige Ernährungsgeschichte auf und bemerkte, dass er krampfhaft versuchte, die mediterrane Ernährungsweise zu befolgen. Auf meine Frage, warum er denn das traditionelle sri-lankische Essen verschmähe, sagte er, dass er Reis möglichst meidet, und zwar wegen des Zusammenhangs zwischen PTBS und Diabetes. Sri-lankisches Essen kann eine intensive Schärfe haben, und ohne Reis konnte er es nicht genießen. Ich bewunderte die Willenskraft, mit der er seine Ernährung umstellte, aber offensichtlich tat es ihm nicht gut. Als ich mit ihm darüber sprach, dass gemischte Mahlzeiten den GI einzelner Nahrungsmittel verändern können, wurde er munterer. Ich erklärte ihm, dass er den GI von Nahrungsmitteln wie Reis senken kann, indem er ballaststoffreiche Nahrungsmittel, Essig, Bohnen oder Milchprodukte hinzufügt.[27] Tatsächlich hat eine Studie ergeben, dass man den GI von weißem Reis auf diese Weise um 20 bis 40 % senken kann.[28]

Erleichtert ging er nach Hause und bereitete sein Lieblingsreisgericht aus Sri Lanka zu. Von nun an verwendete er auch Vollkornreis. An manchen Tagen kochte er mein Rezept für Blumenkohlreis (Seite 286), das für mehr Gemüse auf dem Speiseplan sorgt. Sie können sich nicht vorstellen, mit welcher Freude er zum nächsten Termin kam. Er aß jetzt mehrmals in der Woche wieder seine heimische Kost und staunte darüber, wie sie seine Angst und PTBS immer mehr linderte. Außerdem entwickelte er auch nach drei Jahren Nachsorge keine Anzeichen von Diabetes oder sonstigen Stoffwechselerkrankungen und sein Gewicht blieb stabil.

Auch wenn es kompliziert ist, den GI für jede Speisenzusammenstellung zu ermitteln, verstehen Sie hoffentlich, warum es nicht ausreicht, nur den GI einzelner Nahrungsmittel zu kennen. Natürlich müssen Sie auch bei einer gemischten Mahlzeit auf die Kohlenhydrataufnahme achten und gesunde Entscheidungen treffen. Aber Kushals Geschichte ist eine wichtige

Erinnerung daran, dass Essen wirklich eine wesentliche Quelle des Trostes ist, besonders für Menschen, die ein Trauma erlitten haben. Solange man die möglichen Auswirkungen auf Körper und Gehirn beachtet, individuellen Empfindlichkeiten berücksichtigt und Ungesundes nur in Maßen isst, wirkt es sich letztendlich positiv aus, wenn man Lieblingsspeisen in eine gesunde Ernährungsweise integriert.

Glutamat

Glutamat wird seit mehr als 1200 Jahren verwendet, um den Geschmack von Speisen zu verbessern.[29] Diesen einzigartigen Geschmack nennt man *umami*. Auch wenn er nicht so unverkennbar ist wie Süße, Säure, Bitterkeit oder Salzigkeit, handelt es sich doch um den fünften Grundgeschmack, den unsere Zunge wahrnehmen kann. Glutamate kommen zwar in vielen Nahrungsmitteln von Natur aus vor, aber die häufigste Art, einem Gericht Umami-Geschmack zu verleihen, besteht darin, mit dem Zusatzstoff Mononatriumglutamat zu kochen.

Im Laufe der Jahre hat es erhebliche Kontroversen darüber gegeben, ob Glutamat giftig ist oder nicht. Die Streitfrage wird jedoch von heutigen Ernährungsexperten als nahezu erledigt angesehen: Umfangreiche wissenschaftliche Studien haben ergeben, dass Glutamat in üblichen Mengen ungefährlich ist, und einige Studien belegen sogar, dass es die Verdauung und den Stoffwechsel von Nahrungsmitteln im Darm fördern kann.[30] 10 g Mononatriumglutamat erhöhen bei einem durchschnittlichen Erwachsenen den Glutamatspiegel nicht. Daher glauben viele Experten, dass die Warnungen vor Glutamat allesamt heiße Luft sind.[31]

Bei empfindlichen Menschen kann Glutamat jedoch Probleme verursachen und im Gehirn sogar toxisch wirken. PTBS-Patienten sind besonders anfällig für einen Glutamatüberschuss, der zu einer erhöhten Entzündlichkeit des Gehirns und zur Zerstörung von Gehirnzellen führen kann.[32] Glutamat ist ein exzitatorischer Neurotransmitter, das heißt, dass es in Nervenzellen einen elektrischen Impuls erzeugt. Hat man zu viele dieser Impulse, kann die Verbindung zwischen Nervenzellen gestört werden. Solche Störungen treten besonders im Hippocampus und im medialen präfrontalen Kortex auf, also in Hirnregionen, die zur Modulation der Stressreaktion beitragen.

Im Jahr 2019 haben Elizabeth Brandley und ihr Team dargelegt, wie sich eine glutamatarme Ernährung auf PTBS auswirken kann.[33] Sie haben Golfkriegsveteranen mit PTBS untersucht und der Hälfte von ihnen eine glutamatarme Ernährung verschrieben, während die andere Hälfte normal aß. Vorläufige Analysen haben ergeben, dass die glutamatarme Ernährung Angstzustände und PTBS-Symptome wirksam verringerte.

Zu den Nahrungsmitteln, die Mononatriumglutamat und andere Glutamate enthalten, gehören Fischsoße, Austernsoße, Tomatensoße, Misopaste, Parmesan, herzhafte Snacks, Pommes frites, Fertiggerichte, Pilze und Spinat. Glutaminsäure, eine Vorstufe von Glutamat, die ähnliche Wirkungen hat, ist auch in Algen, Käse, Sojasoße, fermentierten Bohnen, Tomaten und proteinreichen Nahrungsmitteln wie Fleisch und Meeresfrüchten enthalten. (Achtung: Viele Nahrungsmittel mit hohem Glutamatgehalt enthalten auch die Aminosäure Tyramin, die MAOI-Antidepressiva beeinträchtigen kann; mehr dazu im 9. Kapitel.)

Man sollte nicht davon ausgehen, dass all diese Nahrungsmittel die Symptome unbedingt verschlimmern, aber PTBS-Betroffene tun gut daran, einige von ihnen wegzulassen, um zu prüfen, ob es danach eine Besserung gibt. Auch wer nicht unter den Folgen eines Traumas leidet und es nicht nötig hat, ganz auf Glutamat zu verzichten, sollte die goldene Mitte suchen: nicht zu viel, nicht zu wenig, aber gerade genug.

Wohltuende Ernährung bei Traumata

Zum Glück geht es bei der Ernährungsumstellung zur Traumabehandlung nicht nur um das, was vom Speiseplan gestrichen werden sollte. Wir kommen jetzt zu den Nahrungsmitteln, die möglicherweise dazu beitragen, dass traumatisierte Gehirne wieder normal funktionieren.

Blaubeeren

Im Jahr 2016 haben Philip Ebenezer und sein Team die entzündungshemmenden Wirkungen von Blaubeeren an Ratten untersucht, deren präfrontaler Kortex und Hippocampus aufgrund von PTBS durch Entzündungen und freien Radikale geschädigt waren.[34] Eine Gruppe von Ratten erhielt mit Blaubeeren angereichertes Futter, während die Kontrollgruppe gewöhnliches, heidelbeerfreies Futter bekam. Die Studie ergab, dass eine mit Blaubeeren angereicherte Ernährung den Serotoninspiegel im Gehirn erhöht und freie Radikale und Entzündungen reduziert.

Schaut man sich die Ergebnisse einer Reihe von Studien von derselben Forschergruppe genauer an, kann man zu dem Schluss kommen, dass die entzündungshemmenden Wirkungen von Blaubeeren möglicherweise noch dramatischer sind als gedacht, was wichtige Rückschlüsse auf die seelische Gesundheit von Menschen erlaubt. Bei den PTBS-Ratten in der Studie lag eine sehr geringe Expression des Gens SKA2 vor. Das gleiche Gen hat auch bei Menschen, die Selbstmord begehen, eine geringe Expression. Zwar können wir Ratten nicht nach ihren Selbstmordgedanken fragen, aber die Ähnlichkeit ist wohl kaum zufällig. Bemerkenswerterweise stiegen im Vergleich zu den normal ernährten Ratten bei täglichem Heidelbeerverzehr die SKA2-Messwerte in Blut und Gehirn. Mit anderen Worten: Blaubeeren können die Regulierung von Genen beeinflussen. Um dies sicher zu wissen, brauchen wir mehr Studien am Menschen, aber mehr Blaubeeren zu essen kann nicht schaden. Sie sind köstlich und in vielerlei Hinsicht gesund. Ich würde eine bis zwei Handvoll pro Tag empfehlen. Tiefgekühlte Blaubeeren sind genauso gut wie frische, solange ihnen weder Zucker, Saft noch Konservierungsstoffe zugefügt sind.

Omega-3-Fettsäuren

Wir haben bereits gesehen, dass Omega-3-Fettsäuren in mehrerer Hinsicht der seelischen Gesundheit guttun, und auch bei PTBS ist das so. Mehrere Studien haben die Wirksamkeit von Omega-3-Fettsäuren bei der Bekämpfung von PTBS bestätigt: 2019 haben Laiali Alquraan und ihr Team festgestellt, dass Omega-3-Fettsäuren das Gehirn von Ratten mit PTBS schützen, besonders den Hippocampus.[35] Auch in einer randomisierten kontrollierten Studie mit Fischöl, das man Rettungskräften nach dem Tohoku-Erdbeben 2011 verabreichte, verringerten Omega-3-Fettsäuren die PTBS-Symptome.[36] 2013 haben Yutaka Matsuoka und sein Team 300 Menschen untersucht, die nach einem Autounfall an PTBS litten, um festzustellen, ob die Omega-3-Blutspiegel mit den PTBS-Symptomen korrelierten.[37] Erneut wurde festgestellt, dass die PTBS-Werte umso niedriger sind, je höher die Omega-3-Werte sind.

Welche Waffe Omega-3-Fettsäuren im Kampf gegen PTBS sein können, habe ich bei meiner Patientin Leslie erlebt. Als ich Leslie kennenlernte, wusste ich noch nicht, dass sie an PTBS litt, nur, dass sie nie gekannte Angstzustände hatte. Sie arbeitete als Souschefin im Hochbetrieb einer Hotelküche. Wer jemals in einer solchen Küche gearbeitet hat, weiß, wie laut es dort sein kann. Das Zischen der Töpfe und Pfannen mischt sich in das Stimmenwirrwarr der Kochbelegschaft. Teller krachen auf Tischplatten, Gläser klirren. Die Arbeit in diesem Umfeld ist für Leslie unerträglich geworden. Der Lärm war nicht mehr auszuhalten und plötzliche Geräusche ließen sie aus der Haut fahren.

Im Gespräch mit ihr wurde mir klar, dass es um mehr ging als nur Arbeitsstress. Sie brach in Tränen aus, als sie mir erzählte, dass sie im Alter zwischen acht und dreizehn Jahren von ihrem Vater sexuell missbraucht wurde. Obwohl sie ihm entkommen ist, als sie aufs College ging, hat sie ihn nie zur Rede gestellt oder irgendjemandem außer ihrer Therapeutin von ihrem Trauma erzählt. Sie hat ihre Angst durch vermehrtes und ungesundes Essen betäubt und in der Folge zugenommen. Mehrmals in der Woche hatte sie Flashbacks und Albträume und konnte daher nachts nicht gut schlafen. Dies wiederum machte es ihr fast unmöglich, am nächsten Tag zur Arbeit zu gehen. Medikamente und Gesprächstherapie halfen zwar, aber sie litt immer noch.

Leslies Geschichte ist herzzerreißend, aber leider ist sexueller Missbrauch in der Kindheit häufiger als die meisten glauben wollen.[38] Weltweit werden 8 bis 31 % aller Mädchen und 3 bis 17 % aller Jungen sexuell missbraucht, und die Opfer leiden häufig an PTBS.

Als ich Leslies Ernährungsgeschichte aufnahm, beschrieb sie sich selbst als »Fleisch-und-Kartoffel-Typ«. Sie aß selten Fisch, weil sie eine starke Abneigung gegen den Geruch hatte. Nun hatten wir ein echtes Problem, denn ich wusste, dass sie Omega-3-Fettsäuren brauchte, und bekanntlich ist Fisch die reichhaltigste Quelle davon.

Ich riet ihr zu Pflanzenölen wie Lein-, Raps- oder Sojaöl. Ich sagte ihr, dass man eine wichtige Omega-3-Fettsäure namens Alpha-Linolensäure aus Pflanzen wie Edamame, Walnüssen, Chiasamen und Rettichsamen beziehen kann, während andere Omega-3-Fettsäuren wie Eicosapentaensäure oder Docosahexaensäure in diesen Lieferanten nicht enthalten sind. Ich ermutigte sie, bei Rindfleisch auf Weidehaltung zu achten, da diese einen höheren Omega-3-Anteil bewirkt (wobei Rindfleisch keine gute Omega-3-Quelle ist). Außerdem empfahl ich ihr mit Omega-3-Fettsäuren angereicherte Nahrungsmittel wie Ei, Milch oder Joghurt.

Wer mehr Omega-3-Fettsäuren zu sich nehmen möchte, kann folgende Faustregeln beachten:

- Fisch essen, vor allem fette Fischarten aus nachhaltiger Zucht.
- Wenn Rindfleisch verzehrt wird, dann Weiderind.
- Vegetarische Quellen sind Bio-Rapsöl oder angereicherte Lebensmittel.

Vitamin E

Im 2. Kapitel ging es auch um den Schaden, den freie Radikale im Gehirn durch oxidativen Stress verursachen. Freie Radikale können durch normale physiologische Prozesse, durch Stress oder Entzündungen entstehen, aber auch durch äußere Einflüsse wie Röntgenstrahlen, Ozon, Zigarettenrauch, Luftschadstoffe oder Industriechemikalien. Überlegen Sie mal. Jedes Mal, wenn Sie sich Stress aussetzen, kann dies die Zellen Ihres Organismus genauso schädigen wie starke Umweltschadstoffe. Chronische PTBS bedeutet, dass das Gehirn ständig gestresst ist und daher mit freien Radikalen geflutet wird.[39]

Vitamin E ist ein Teil des körpereigenen Abwehrsystems gegen freie Radikale. Im Jahr 2019 haben Camila Pasquini de Souza und ihr Team ermittelt, dass Vitamin E die Angstzustände von Mäusen mit PTBS signifikant senkt, wahrscheinlich durch das Einfangen freier Radikale.[40] Auch aus Humanstudien kommen ermutigende Ergebnisse. Viele Studien an Patienten mit Hirntrauma zeigen, dass Vitamin E dazu beitragen kann, weitere Hirnschäden zu verhindern.[41] Das wäre ein triftiger Grund, Vitamin E allen zu empfehlen, die unter PTBS leiden.

Schon ein Esslöffel Weizenkeimöl deckt den gesamten Tagesbedarf an Vitamin E. Andere Lieferanten von Vitamin E sind Sonnenblumenkerne, getrocknete Mandeln, Haselnüsse, Erdnussbutter, Spinat, Brokkoli und rohe Tomaten.

Gewürze und natürliche Nahrungsergänzungsmittel

Ginkgo ist ein Naturprodukt, das aus dem gleichnamigen Baum gewonnen wird. Zu seinen wichtigsten Wirkungen zählt die Verhinderung von Zellschäden durch freie Radikale.[42] Aus diesem Grund kann es das Gehirn auf ähnliche Weise schützen wie Vitamin E. Eine Arbeit von Jamal Shams und seinem Team zufolge stellt eine zwölfwöchige Studie vor, in der bei Menschen, die nach einem Erdbeben der Stärke 6,3 im iranischen Bam die Kriterien für PTBS erfüllten, die Wirkung von Ginkgo und einem Placebo verglichen wurde.[43] Ergebnis war, dass 200 mg Ginkgo Angstzustände, Depressionen und Symptome von PTBS wirksamer senkt als das Placebo. Da der Wirkstoff des *Ginkgo biloba* in anderen Nahrungsmitteln nicht vorkommt, muss man ihn mit ärztlicher Zustimmung als Nahrungsergänzungsmittel einnehmen. Er ist in Apotheken, Drogerien und Reformhäusern erhältlich.

Es kann auch nützlich sein, unseren alten Freund Kurkuma in den Speiseplan zu integrieren, um in den Segen seines Wirkstoffs Curcumin zu kommen. Wenn Ratten Curcumin fressen, prägen sie weniger angstbesetzte Erinnerungen aus und rufen auch weniger dieser Erinnerungen ab.[44] Auch wenn Curcumin noch nicht an Menschen mit PTBS erprobt wurde, ist es angesichts aller bereits genannten guten Wirkungen einen Versuch wert.

Vergessen Sie beim Kochen mit Kurkuma nicht die Prise schwarzen Pfeffer, denn Curcumin wird, wie bereits erwähnt, durch Pfeffer aktiviert.

Traumabewältigung mit jeder Mahlzeit

Wenn ich Patienten in meiner Klinik dabei helfen kann, ihre Ernährung zu verbessern und dadurch ihre seelische Gesundheit zu stärken, ist das immer eine Erfüllung. Besonders gilt das für Patienten wie Letitia, Kushal und Leslie, die derart verheerende persönliche Traumata überwunden haben.

Es ist wirklich inspirierend zu sehen, wie resilient sie Schicksalsschläge verwinden, und mich ehrt es, dass ich eine Rolle bei der Heilung ihres Gehirns und ihrer Seele spielen darf.

Ich hoffe, dass ich Ihnen mit diesem Kapitel vermitteln konnte, wie wichtig gutes Essen auf diesem Heilungsweg ist. Dieselben Prinzipien können auch Sie anwenden, um sich von Traumata zu erholen, die Sie möglicherweise erlitten haben.

Das menschliche Gehirn hat eine bemerkenswerte Fähigkeit, sich von Leiderfahrungen zu erholen. Aber Sie dürfen nicht vergessen, ihm die Werkzeuge zu geben, die es braucht, um sich wieder zu stabilisieren – eine gesunde Ernährung und etwas Hilfe von seinem treuen Freund, dem Darm.

Spickzettel: PTBS

Genießen:

- Blaubeeren: 1–2 Handvoll am Tag
- Omega-3-Fettsäuren: Fisch, am besten fetten Fisch wie Lachs, Makrele, Thunfisch, Hering und Sardinen
- Vitamin E
- Gewürz: Kurkuma
- Nahrungsergänzungsmittel: Ginkgo

Meiden:

- westliche Ernährung: Lebensmittel mit einem hohen Gehalt an schlechten Fetten (rotes Fleisch, Frittiertes) und Kohlenhydrate mit hohem GI (Weißbrot, weißer Reis, Kartoffeln, Nudeln und alles andere aus Weißmehl)
- Zucker: Gebäck, Süßigkeiten, Softdrinks und alles, was mit Zucker oder Glukosesirup gesüßt ist
- Mononatriumglutamat, andere Glutamate und Glutaminsäure: Fischsoße, Austernsoße, Tomatensoße, Miso, Parmesankäse, herzhafte Snacks, Pommes frites, Fertiggerichte, Pilze, Spinat, Seetang, Käse, Sojasoße, fermentierte Bohnen, Tomaten und proteinreiche Nahrungsmittel wie Fleisch und Meeresfrüchte. Aus den vorigen Kapiteln werden Sie wissen, dass einige dieser Nahrungsmittel auch positive Wirkungen haben. Bitte beachten Sie: Es geht immer darum, einen personalisierten Ernährungsplan auszuarbeiten.

5. KAPITEL:

ADHS – Gluten, Kasein und Polyphenole

Sanjay war ein 30-jähriger Programmierer, der wegen lähmender Sorgen und Panikattacken an mich überwiesen wurde. Er hatte ständig Ärger bei der Arbeit. Er hatte mehrere Abgabetermine verpasst, und als er auf seine schwache Leistung angesprochen wurde, traute er sich nicht zu sagen, dass er mentale Probleme hatte. Infolgedessen ging er oft nicht zur Arbeit, aber natürlich machten seine Fehlzeiten die Situation nur noch schlimmer. Seine Teamleiter kreideten ihm seine Schwierigkeiten als Faulheit an und bezweifelten, dass er überhaupt fähig war, seine Aufgaben zu erfüllen. Er lief Gefahr, seine Stelle zu verlieren.

Medikamente besserten seine Angstzustände einigermaßen, aber er kam immer wieder ins Trödeln, sobald er eine Aufgabe zu erledigen hatte. Im Gespräch über seine beruflichen und privaten Probleme kam mir die Vermutung, dass Sanjay an der Aufmerksamkeitsdefizit-Hyperaktivitätsstörung ADHS litt (internationale Bezeichnung ADHD: *attention deficit hyperactivity disorder*). Als wir uns mit seiner Vergangenheit befassten, wurde es immer plausibler, dass er seit der Schulzeit an diesem Krankheitsbild litt. Lehrer und Mitschüler taten seine Schwierigkeiten allerdings als Sturheit und Ungehorsam oder, schlimmer noch, als mangelnde Intelligenz ab.

Die Einnahme eines stimulierenden Medikaments (Ritalin) und einige Ernährungsumstellungen retteten ihm schließlich den Job und womöglich sogar das Leben. Er hörte spontan auf, Alkohol zu trinken, fühlte sich weniger deprimiert und ängstlich, und der Alltag kam ihm wieder beherrschbar vor. Er nahm nun Vollwertkost zu sich statt industriell verarbeitete Fertiggerichte, Junkfood und Softdrinks. Auf einmal konnte er sich auf seine Arbeit konzentrieren und wurde zu einem wertvollen Teammitglied. Vor allem erleichterte es ihn, dass ihn andere nicht mehr für »dumm« hielten.

Geschichten wie die von Sanjay sind keine Seltenheit. Wir leben in einer Zeit, in der unsere Aufmerksamkeit ständig unter Beschuss ist. Nachrichten auf dem Handy, endloses Chatten in den sozialen Medien und eine Informationsflut im Arbeits- und Privatleben erschweren es uns, konzentriert zu bleiben. Da wir E-Mails auf dem Handy empfangen können, hat uns die Arbeitswelt rund um die Uhr im Griff. All dies kann uns Tage voller Frust bescheren, selbst wenn wir ein vollkommen gesundes Gehirn haben. Wer jedoch mit den ständigen Ablenkungen umgehen muss und auch noch an ADHS leidet, fühlt sich schnell überfordert und alleingelassen.

Zu den Hauptmerkmalen von ADHS gehören Aufmerksamkeitsschwierigkeiten, Hyperaktivität und Impulsivität, aber bei jedem Patienten in unterschiedlicher Ausprägung.[1] Für einige ist das Lernen eine besondere Herausforderung, während bei anderen Stimmungsschwankungen, Angstzustände und Querulanz die Hauptsymptome sind.[2] ADHS ist eine immer häufiger auftretende Erkrankung – einer von 25 Menschen bekommt diese Diagnose. Normalerweise beginnt sie in der Kindheit (möglicherweise aber auch später) und hält oft jahrelang an – bei 65 % aller ADHS-Patienten bleiben Symptome bis ins Erwachsenenalter bestehen.[3] Wie wir bei Sanjay gesehen haben, beeinträchtigt ADHS oft die Fähigkeit, bei der Arbeit, zu Hause und im sozialen Leben zu funktionieren.[4]

ADHS lässt sich durch Medikamente oder Psychotherapie lindern, ist jedoch häufig sehr resistent gegen die Behandlung.[5] Daher können neben anderen Behandlungsansätzen diätetische Interventionen hilfreich sein. In diesem Kapitel werfen wir einen Blick auf ADHS, untersuchen die Wechselwirkungen zwischen Darm und Gehirn und schauen, welche Nahrungsmittel helfen oder schaden.

Von den anderen bisher untersuchten Erkrankungen unterscheidet sich ADHS darin, dass es oft schon bei Kindern diagnostiziert wird. Zu mir kommen zwar viele erwachsene ADHS-Patienten wie Sanjay, aber ADHS kann durchaus in frühen Jahren auftreten und den Kindern, die darunter leiden, das Leben schwer machen. Gleiches gilt für zwei eng verwandte Krankheitsbilder: Sinnesverarbeitungsstörungen und autistische Störungen. Ein Grund, warum ich dieses Buch schreiben kann, ist meine klinische Erfahrung mit erwachsenen Patienten. Einige der in diesem Kapitel zitierten Studien wurden an Kindern durchgeführt, aber da ich keine Kinderpsychiaterin bin, werde ich in diesem Buch nicht auf ADHS im Kindesalter eingehen, ebenso wenig wie auf die anderen oben erwähnten Erkrankungen. Dennoch gilt, dass eine gesunde Ernährung Kindern wie Erwachsenen guttut.

ADHS und Darm

Bei ADHS sind die Verbindungen zwischen verschiedenen Gehirnregionen unterbrochen, besonders zwischen dem präfrontalen Kortex, dem »denkenden« Hirn und dem Striatum, dem Teil des Gehirns, der sich mit Belohnung befasst. Darüber hinaus ist die Gehirnchemie betroffen, insbesondere der Spiegel von Dopamin, der »Belohnungschemikalie« des Gehirns, und Noradrenalin, einem Kampf-Flucht-Hormon.[6]

Medikamente zur Linderung von ADHS-Symptomen erhöhen generell den Dopamin- und Noradrenalinspiegel. Aber es zeigt sich, dass es damit bei der Behandlung von ADHS nicht getan ist, denn andere Botenstoffe wie Gamma-Aminobuttersäure (GABA) und Serotonin sind ebenfalls beteiligt. Eine vollständige Erörterung der hirnchemikalischen Hintergründe von ADHS würde den Rahmen dieses Buches sprengen. Klar ist aber, dass die Aufmerksamkeit durch das Ausbalancieren verschiedener Faktoren reguliert wird.

Welche Rolle spielt nun der Darm, wenn ADHS durch chemische Ungleichgewichte im Gehirn verursacht wird? Größere Moleküle wie Dopamin und Noradrenalin kommen ausschließlich im Gehirn vor, das heißt, sie können die Blut-Hirn-Schranke nicht überschreiten. Aber sie bestehen aus Bausteinen – sogenannten Vorläufermolekülen –, die das können. Und wo werden diese Vorläufermoleküle hergestellt? Richtig geraten: im Darm.

Darmbakterien spielen eine wichtige Rolle bei ADHS, denn sie synthetisieren viele der Vorläufermoleküle.[7] Verschiedene Bakterienarten im Darm produzieren unterschiedliche Chemikalien. Wenn sich die Darmbakterien ändern, kann dies daher die chemische Stabilität des Gehirns beeinträchtigen.[8] Und wie wir schon bei anderen Erkrankungen gesehen haben, ist eine Verringerung der Diversität unter den Darmbakterien unter Umständen besonders problematisch.[9]

2017 haben Esther Aarts und ihr Team untersucht, wie sich das Mikrobiom von Patienten mit ADHS gegenüber gesunden Personen unterscheidet.[10] Im Vergleich zur Kontrollgruppe wiesen Menschen mit ADHS mehr Bakterien auf, die Phenylalanin produzieren, einen für die Dopamin- und Noradrenalinsynthese notwendigen Baustein.

Die Forscher prüften dann, wie die Gehirne beider Gruppen auf Belohnungen reagieren. Ein Hauptmerkmal von ADHS ist, dass die Erwartung von Belohnungen im Gehirn vermindert ist – mit anderen Worten, Menschen mit ADHS lassen sich erwiesenermaßen nicht so stark durch Anreize zu einem bestimmten Verhalten motivieren.[11] Und tatsächlich stellten die Forscher bei den ADHS-Patienten weniger Gehirnaktivität als Reaktion auf eine Belohnung fest. Und je weniger das Gehirn auf Belohnungen reagierte, desto mehr phenylalaninproduzierende Bakterien waren im Darm vorhanden. Die Forscher kamen zu dem Schluss, dass ADHS-Patienten mehr Bakterien produzieren müssen, die Phenylalanin produzieren, um die schwächere Reaktion ihres Gehirns zu kompensieren.

Dies ist nur eine stark vereinfachte Darstellung des Zusammenspiels chemischer und bakterieller Abläufe, aber sie gibt Ihnen eine Vorstellung von den wichtigen wissenschaftlichen Forschungen, die in Bezug auf ADHS durchgeführt werden. Selbst aus dieser großen Studie konnten die Forscher als einzig sichere Schlussfolgerung nur die Erkenntnis ziehen, dass »Störungen« im Darm mit »Störungen« im Gehirn korrelieren.

ADHS bringt nicht nur schwerwiegende neurologische Symptome mit sich, sondern kann auch mit körperlichen Symptomen einhergehen. 2018 stellte eine andere Forschungsstudie zwei Magen-Darm-Beschwerden – Verstopfung und Blähungen – häufiger bei Kindern mit ADHS fest als bei Kontrollpersonen.[12] Auch in dieser Studie korreliert bei ADHS die gastrointestinale Störung mit Veränderungen im Mikrobiom.

Zur Bekämpfung von ADHS ist eine Kombination aus der richtigen Medikation und der richtigen Ernährung nötig. Kommen wir nun zu den Nahrungsmitteln, die für Menschen, die um ihre Konzentration ringen müssen, hinderlich sind.

Eine Ernährung, die ADHS verschlimmert

Vor Kurzem habe ich eine 22-jährige College-Studentin namens Suzy benotet. Suzy war eine kluge und fleißige Studentin. Obwohl sie gewissenhaft und von fröhlicher Natur war, sanken ihre Noten im Abschlussjahr, und sie fühlte sich zunehmend deprimiert. Sie hatte auch so oft Magenverstimmungen, dass sie es schon als Teil ihres Lebens akzeptierte. Seit ihrer Jugend bestand bei ihr eine ADHS-Diagnose. In der Vergangenheit hatte ihr Ritalin geholfen, sich auf die Arbeit zu konzentrieren, aber der Effekt schien nachzulassen, je mehr sie eine Toleranz aufbaute.

Suzy vermutete, dass die Ursache ihrer Probleme darin bestand, dass das Wohnheimleben sie zu sehr ablenkte, aber andererseits musste sie zugeben, dass sich ihr Umfeld seit ihren erfolgreicheren Semestern nicht wesentlich verändert hatte. Mir fiel auf, dass sich ihre Ernährung offenbar in

Richtung Trostessen verschoben hat. Nach Suzys Angaben bestand ihr übliches Frühstück aus Haferflocken mit Milch. Zu Mittag gab es oft Brot oder Nudeln. Sie naschte den ganzen Tag über Käsewürfel und aß mindestens dreimal pro Woche Pizza zum Abendessen.

Man muss keine Ökotrophologin sein, um zu erkennen, dass sie viel Milchprodukte und Gluten aß, und nicht zufällig können diese beiden Nahrungsmittel die Symptome von ADHS verschlimmern.

Gluten

Wie bei den im 3. Kapitel behandelten Angststörungen besteht auch zwischen ADHS und Glutenunverträglichkeit oder Zöliakie erwiesenermaßen ein Zusammenhang. Im Jahr 2006 haben Helmut Niederhofer und Klaus Pittschieler eine Gruppe von Menschen aller Altersklassen untersucht, um einen Zusammenhang zwischen ADHS und Zöliakie herauszufinden.[13] Die ADHS-Symptome der Teilnehmer wurden gemessen, bevor sie mit einer glutenfreien Diät begannen, und dann wieder sechs Monate später. Die Studie ergab, dass Menschen mit Zöliakie häufiger an ADHS leiden und dass eine glutenfreie Ernährung ihre Symptome nach sechs Monaten verbessert.

Suzys Zöliakie-Test fiel zwar negativ aus, aber man muss keine Zöliakie haben, um empfindlich auf Gluten zu reagieren. Man nennt das dann eine nichtzöliakische Glutenunverträglichkeit.[14] Der Zusammenhang zwischen Glutenunverträglichkeit und ADHS ist keineswegs erwiesen, dennoch deuten verschiedene Studien auf einen Zusammenhang zwischen beidem. In manchen Fällen verursacht die Glutenunverträglichkeit neurologische und psychiatrische Symptome ohne die typischen Verdauungsbeschwerden – wie wir im 3. Kapitel bei meinem Patienten Rex mit »stiller« Zöliakie gesehen haben.[15] Normalerweise wird Glutenunverträglichkeit mit Verdauungsproblemen assoziiert. Wenn also keine Magen- oder Darmbeschwerden vorliegen, hat man Gluten oft gar nicht als ADHS-verstärkenden Faktor auf dem Schirm.

Wie Glutenunverträglichkeit und Hirnfunktionsstörungen zusammenhängen, ist nicht vollständig geklärt. 2005 haben Päivi A. Pynnönen und ihr Team Jugendliche mit Zöliakie und Verhaltensproblemen untersucht.[16] Sie fanden heraus, dass jugendliche Zöliakiepatienten eine wesentlich niedrigere Tryptophankonzentration im Blut haben. Drei Monate nach Umstellung auf eine glutenfreie Ernährung stellten die Forscher bei den Patienten eine signifikante Abnahme der psychiatrischen Symptome im Vergleich zum Ausgangszustand fest, was mit signifikant verringerten Zöliakiebeschwerden und einem niedrigerem Prolaktinspiegel einherging, sowie mit einem deutlichen Anstieg von L-Tyrosin, L-Tryptophan und anderen Aminosäuren, die als Vorläufer von Botenstoffen wie Serotonin bekannt sind. Die Autoren kamen zu dem Schluss, dass Verhaltensprobleme, wie sie beispielsweise bei ADHS auftreten, womöglich zum Teil darauf zurückzuführen sind, dass bestimmte wichtige Vorläuferaminosäuren erst verfügbar sind, wenn man kein Gluten mehr isst. Bei bestimmten Personen hilft eine glutenfreie Ernährung dem Körper, mehr Vorläufermoleküle für die Herstellung von Serotonin zu produzieren, das ein an ADHS beteiligter Neurotransmitter ist.

Ich riet Suzy zu einer glutenfreien Ernährung, und die verschaffte ihr bald spürbare Besserung. Das Gluten in Suzys Speiseplan steckte größtenteils in Brot, Pizza und Pasta, aber auch in allerlei Fertiggerichten und alkoholischen Getränken. Dank des allgemein wachsenden Bewusstseins für glutenfreies Essen gibt es eine breite Auswahl an glutenfreien Lebensmitteln, sodass Suzy problemlos das Gluten weglassen konnte, ohne ihre Lieblingsgerichte zu verlieren. Nachdem Suzy dem Glutengenuss abgeschworen hat, schaffte sie am College wieder den Anschluss und machte wie erwartet ihren Abschluss.

Milch

Suzys Ernährung war auch reich an Milchprodukten. Wer viel Milcherzeugnisse konsumiert, isst viel Kasein, und das kann ADHS verschlimmern.[17] Kasein ist das in Milchprodukten wie Milch, Käse, Joghurt und Eiscreme enthaltene Protein. Es kommt jedoch auch in vermeintlich milchfreien Nahrungsmitteln wie Kaffeeweißer oder Margarine vor.

Kasein ist nicht gleich Kasein. Von der Hauptform Beta-Kasein gibt es zwei Haupttypen, A1 und A2. Die meisten normalen Milchprodukte enthalten beide Arten, aber die Forschungslage lässt vermuten, dass A1-Proteine den Darm auf eine Weise schädigen, wie es A2-Proteine nicht tun.

Im Jahr 2016 hat ein Team unter der Leitung von Sun Jianqin 45 Probanden untersucht, die teils Milch mit A1- und A2-Proteinen konsumierten, teils Milch, die nur A2-Protein enthielt.[18] Die Forscher stellten bei denjenigen, die Milch mit dem A1-Protein tranken, eine stärkere Entzündlichkeit in Magen und Darm, ein niedrigeres Denktempo und eine höhere Fehlerquote bei einem Informationsverarbeitungstest fest. Es war, als ob das A1-Protein das Denken trübte – etwas, das sich ADHS-Patienten schlecht leisten können. Die Studie legt sogar nahe, dass Laktoseintoleranz möglicherweise eher durch die Empfindlichkeit gegenüber A1-Kaseinen verursacht wird als durch Laktose selbst.

Derzeit wird weiter untersucht, ob A1-Milch schädliche Wirkungen hat, abgesehen von gelegentlichen Verdauungsproblemen. Dennoch sollten ADHS-Betroffene auf jeden Fall darauf achten, welche Art von Kasein sie zu sich nehmen.[19]

Zum Glück gibt es Milch, die nur A2-Proteine enthält. Die Milch von Rinderrassen aus Nordeuropa – beispielsweise von Holstein-, Ayrshire- oder British-Shorthorn-Rindern – enthält im Allgemeinen viel A1-Protein. Milch mit hohem A2-Proteingehalt kommt hauptsächlich von Kühen, die von den Kanalinseln oder aus Südfrankreich stammen, also von Guernsey-, Jersey-, Charolais- oder Limousin-Rindern.[20] Natürlich lässt sich meistens nicht wirklich sagen, von welchen Kühen die Milch im Laden stammt! Mittlerweile gibt es aber A2-Milch in vielen Lebensmittelgeschäften und online.

So schön es ist, dass A2-Protein-Milch erhältlich ist, einen Großteil der von uns konsumierten Milcherzeugnisse machen Käse, Joghurt, Butter und andere verarbeitete Produkte aus. Deshalb erfordert der Verzicht auf A1-Kaseine eine weitere erhebliche Ernährungsumstellung. Die Tatsache, dass Schafs- und Ziegenmilch im Allgemeinen A2-Milch ist, erleichtert die Auswahl von Käse und Joghurt etwas. Wer Kasein meiden möchte, kann auch Nussmilch und Nussmilchjoghurt probieren.

Zucker

Sie haben bestimmt schon gehört, dass Zucker Menschen (vor allem Kinder) »hyperaktiv« macht. Daraus ist die weitverbreitete Annahme entstanden, dass Zucker ADHS verursacht oder auslöst. Es ist wahr, dass sich Zucker in mehrerlei Weise auf ADHS auswirkt. Zum Beispiel kann Zucker mehr Hyperaktivität verursachen, indem er das Adrenalin emportreibt, ein Hormon, das den Herzschlag und den Blutzuckerspiegel erhöht.[21] Und weil er die Dopaminempfindlichkeit im Gehirn verringert, kann Zucker impulsives, belohnungsorientiertes Verhalten verstärken, wie es bei ADHS häufig vorkommt.[22] Viele Eltern und Lehrer schwören zwar darauf, die Zuckerzufuhr bei Kindern zu beschränken, um ihr Verhalten zu verbessern, aber neuere Untersuchungen deuten darauf hin, dass die Idee vom Hyperaktivität verursachenden Zucker ein Missverständnis ist.

Im Jahr 2019 haben Bianca Del-Pont und ihr Team in einer Studie an Kindern zwischen sechs und elf Jahren untersucht, ob ein hoher Zuckerkonsum mit ADHS verbunden ist.[23] Durch Interviews und Ernährungsprotokolle haben die Forscher den tatsächlichen Saccharoseverbrauch aller teilnehmenden Kinder berechnet. Geschulte Interviewer haben Daten darüber gesammelt, welche Kinder die Kriterien für ADHS erfüllten und welche nicht.

Zwar stellte sich heraus, dass ein hoher Saccharosekonsum bei sechsjährigen Jungen mit ADHS häufiger war als bei ihren Altersgenossen ohne ADHS, aber in allen anderen Altersgruppen war dieser Effekt bei keinem Geschlecht feststellbar. Eine Veränderung des Saccharosekonsums zwischen sechs und elf Jahren hatte ebenfalls keinen Einfluss auf die Inzidenz von ADHS bei Jungen oder Mädchen. Insgesamt kamen die Forscher zu dem Schluss, dass Zuckerkonsum nicht zu ADHS führt. Falls es irgendeine Korrelation gibt, dann kann es sein, dass Kinder mit ADHS einfach mehr Zucker konsumieren.

Obwohl andere Studien belegen, dass Zuckerkonsum (vor allem gezuckerte Getränke)[24] mit ADHS zusammenhängt, stützt eine große Mehrheit der jüngsten Studien die Annahme, dass Zucker kein ADHS verursacht.

Auch wenn die Beweislast dafür, dass Zucker bei Hyperaktivität der Übeltäter ist, möglicherweise gar nicht so erdrückend ist, wie allgemein vermutet, ist Zucker nie gut für die geistige oder körperliche Gesundheit. Daher empfehle ich ADHS-Patienten jeden Alters immer, ihren Zuckerkonsum einzuschränken.

Farbstoffe und andere Zusätze

Die allerersten Untersuchungen zur Auswirkung der Ernährung auf ADHS liegen schon 40 Jahre zurück. Damals stellte der pädiatrische Allergologe Benjamin Feingold die Hypothese auf, dass sowohl künstliche Zusätze (Farbstoffe und Aromen) als auch Nahrungsmittel, die reich an Salicylaten sind, Kinder unaufmerksamer und unruhiger machen. Salicylate sind Chemikalien, die von Natur aus in einigen Früchten und Gemüsesorten, in Kaffee, Tee, Nüssen, Gewürzen und Honig enthalten sind. Für die Verwendung in Medikamenten wie Aspirin, Pepto-Bismol und anderen Produkten werden sie auch synthetisiert.

1976 arbeitete Dr. Feingold eine Diät aus, bei der alle Zusatzstoffe und Salicylate weggelassen werden und die als Feingold-Diät bekannt wurde.[25] Manche nennen sie auch die Kaiser-Permanente-Diät. Sie war in ihren Anfangstagen beliebt, obwohl man sich ihre Wirkweise noch kaum erklären konnte. Den Studien von Dr. Feingold folgten weitere Studien darüber, wie sich das Weglassen künstlicher Lebensmittelfarben auswirkt. Diese Forschungen führten schließlich zu einer Diät, die viele Nähr- und Zusatzstoffe eliminierte und als *few foods diet* bezeichnet wird. Diese Ernährungsweise ist vom Prinzip her eine Eliminationsdiät. Diese Art von Diät wurde 1926 von Albert Rowe, einem Spezialisten für Lebensmittelallergien, erstmals formuliert und wird auch heute noch eingesetzt.[26] Bei diesem Diätansatz lässt man potenziell schädliche Nahrungsmittel nach und nach weg und protokolliert sorgfältig alle Veränderungen der Symptomatik, bevor man wieder ein Nahrungsmittel nach dem anderen zulässt.

1983 hat eine Metaanalyse ergeben, dass die Wirkung der Feingold-Diät auf ADHS tatsächlich ziemlich schwach ist. Dadurch sind Zweifel an der Wirksamkeit von Eliminationsdiäten bei ADHS im Allgemeinen aufgekommen.[27] Im Jahr 2004 ergab jedoch eine weitere Metaanalyse, die nur Studien von höherer Qualität berücksichtigte, dass die Eltern bei ihren von ADHS betroffenen Kindern nach dem Weglassen von künstlichen Farbstoffen eine Veränderung wahrnehmen, nicht jedoch die Lehrer oder sonstigen Betreuungspersonen.[28]

Genau wie beim Thema »Zucker« haben wir auch hier ein Beispiel dafür, dass bei der Frage nach den Auslösern von ADHS die Vorstellungen der Eltern nicht immer mit den Forschungsergebnissen übereinstimmen. Es mag sein, dass Eltern falsche Schlüsse ziehen und voreingenommen urteilen, aber ich finde nicht, dass wir ihre Erfahrungen einfach abtun dürfen.

Eine 2012 durchgeführte Analyse von Joel Nigg und seinem Team und eine Analyse von Lidy Pelsser aus dem Jahr 2017 haben gezeigt, dass eine Restriktionsdiät, bei der Lebensmittelfarben eliminiert wurden, einigen Kindern mit ADHS zugutekam. Demzufolge wäre bei 10 bis 30 % aller ADHS-Betroffenen eine Wirkung zu erwarten.[29]

Keine dieser Eliminationsdiäten ist ein hieb- und stichfestes Mittel, um ADHS auszumerzen. Dennoch sind sie eine Überlegung wert, falls die Symptome nicht auf weniger drastische Ernährungsumstellungen ansprechen.

Konzentrationsfördernde Ernährung

Vorläufige Untersuchungen haben ergeben, dass bestimmte Nahrungsmittel die Symptome von ADHS verbessern können. Bevor wir auf einzelne Nährstoffe näher eingehen, möchte ich betonen, dass sich ADHS erwiesenermaßen durch eine allgemeine Ernährungsumstellung wirksam abwehren lässt – mit anderen Worten, es ist wichtig, sich gesund zu ernähren, und zwar über ein breites Spektrum von Nahrungsmitteln.[30] Beispielsweise haben mehrere Studien gezeigt, dass ADHS gut auf die im 2. Kapitel besprochene mediterrane Ernährung anspricht. 2017 haben Alejandra Ríos-Hernández und ihr Team 120 Kinder und Jugendliche untersucht. Diejenigen, die nicht die Mittelmeerdiät befolgten, erkrankten häufiger an ADHS.[31] Andere Studien sehen einen Zusammenhang zwischen ADHS und einer wenig mediterranen Ernährungsweise.[32]

Jenseits der mediterranen Küche gibt es verschiedene einzelne Nahrungsmittel und Nährstoffe, die gegen ADHS helfen können.

Frühstück

Das Frühstück ist für alle meine Patienten eine wichtige Mahlzeit, denn sie brauchen ausreichend Energie, um jeden Morgen ihr Gehirn (und ihren Körper) in Schwung zu bringen. Aber da bei ADHS-Patienten Medikamente den Appetit hemmen können, ist morgendlicher Hunger oft nicht selbstverständlich.[33] Viele meiner Patienten finden es hilfreich, Rituale rund um das Frühstück einzurichten.

Im Jahr 2017 haben David O. Kennedy und sein Team untersucht, ob bestimmte Nährstoffe im Frühstück ADHS-Patienten einen Nutzen bringen.[34] Sie verglichen 56 Tage lang die Denkleistung von 95 Menschen, die entweder einen normalen Frühstücksriegel gegessen hatten oder einen speziell für die Studie hergestellten Riegel, der mit Nährstoffen angereichert war (Alpha-Linolensäure, L-Tyrosin, L-Theanin, Vitamine, Mineralien und 21,5 mg Koffein). Sie maßen, wie sich die kognitiven Fähigkeiten vor dem Essen der Riegel und 40 bzw. 160 Minuten danach unterschieden. Bei allen Tests kam heraus, dass diejenigen, welche die mit Nährstoffen angereicherten Riegel gegessen hatten, wacher und aufmerksamer waren und Informationen schneller verarbeiten konnten.

Welche Nährstoffe in den Testriegeln diesen Effekt ausgelöst hatten, ist unklar, und natürlich werden Sie keine Frühstücksriegel finden, die genau den in der Studie verwendeten entsprechen, da es sich um eine Sonderfertigung handelte. Und weil handelsübliche Frühstücksriegel in der Regel aus lauter Zucker und raffinierten Kohlenhydraten bestehen, sollten Sie den Tag lieber mit einem Smoothie beginnen, wenn Sie schon keine Vollwertkost essen. Der Schoko-Protein-Smoothie (Seite 280) enthält ähnliche Nährstoffe wie die in der Studie verwendeten und müsste am Morgen reichlich Kraft für den Kampf gegen Aufmerksamkeitsdefizite spenden.

Koffein

Ein interessanter Faktor, der auch in der eben erwähnten Frühstücksriegel-Studie vorkommt, ist das Koffein. Bei Tieren hat sich erwiesen, dass Koffein positive Auswirkungen auf Aufmerksamkeit und Gedächtnisleistung hat. Eine Studie aus dem Jahr 2011 hat ergeben, dass Tee eine wirksame Behandlung für ADHS bei Erwachsenen sein kann.[35] Vermutlich werden Motivation und Effizienz, Wachheit und Wachsamkeit, Konzentration und Denkleistung im Menschen durch das Koffein im Tee erhöht. Andererseits kann Koffein auch zu Übererregung führen, daher sollte man es damit nicht übertreiben.[36]

Wie im 3. Kapitel über Angstzustände besprochen, ist die Menge an Koffein, die man konsumiert, von Bedeutung. Auch hier liegt unsere Richtlinie bei nicht mehr als 400 mg Koffein pro Tag für Erwachsene. Ich rate davon ab, Kindern Koffein zu geben, auch wenn es ihnen guttun mag – für kleinere Körper ist das Bestimmen einer unschädlichen Dosis einfach zu schwierig.

Polyphenole

Im Jahr 2018 haben Annelies Verlaet und ihr Team festgestellt, dass Polyphenole – das sind von Natur aus in der Nahrung vorkommende Antioxidantien – bei der Bekämpfung von ADHS helfen können, indem sie oxidativen Stress im Gehirn lindern.[37]

Studien zufolge sind Menschen mit ADHS einem höheren Risiko von oxidativem Stress im Gehirngewebe ausgesetzt.[38] Dies kann zur Schädigung von Gehirnzellen führen, die Mengen an Neurotransmittern (wie Dopamin) verändern und die Übertragung elektrischer Signale stören. All das kann ADHS verschlimmern. Da die natürliche Fähigkeit, oxidativen Stress abzuwehren, bei ADHS-Patienten eingeschränkt zu sein scheint, ist es für sie besonders wichtig, möglichst viele Antioxidantien über die Nahrung aufzunehmen. So können sie ihre Symptome lindern und eine Schädigung der Gehirnzellen verhindern.

Eine wichtige Untergruppe der Antioxidantien sind die Polyphenole. Polyphenole sind chemisch bedeutsam für die Immunabwehr des Körpers. Sie wirken als niedrig dosierte Giftstoffe, die dem Körper in einem Prozess namens Hormesis eine Immunantwort antrainieren. Polyphenole können auch andere biologische Wirkungen haben, die dem Gehirn Nutzen bringen. Zum Beispiel sind sie am Überleben und an der Regeneration von Neuronen beteiligt.

Die besten Lieferanten für Polyphenole sind Beeren, Kirschen, Auberginen, Zwiebeln, Grünkohl, Kaffee und grüner Tee.

Mikronährstoffe

Einige Tier- und Humanstudien legen nahe, dass bei Zinkmangel Hyperaktivität auftreten kann.[39] Tatsächlich hängt Zinkmangel bei Kindern mit

ADHS zusammen, auch weil dadurch die Aktivität von Belohnungsmechanismen verringert wird, die auf Dopamin beruhen.[40] Andere Studien haben ergeben, dass Kinder mit ADHS im Vergleich zu Kontrollpersonen weniger Eisen und Magnesium im Blut haben. Beide Mineralien sind an der Dopaminsynthese beteiligt.[41]

2017 haben Jin Young Kim und ihr Team 318 gesunde Kinder daraufhin untersucht, ob die Ernährung die Wahrnehmung beeinflusst. Mithilfe des Symbol Digit Modalities Test (SDMT), der die Geschwindigkeit der Informationsverarbeitung misst, sollte bestimmt werden, welche Nährstoffe nutzbringend sind.[42] Es stellte sich heraus, dass die Einnahme von Vitamin C, Kalium, Vitamin B_1 und Nüssen die Leistung beim SDMT steigerte. Je mehr Pilze jemand aß, desto besser konnte er oder sie denken. Nudeln und Fastfood senkten dagegen die SDMT-Punktzahl.

Essen im Fokus

Ganz offensichtlich ist es für den Erfolg im Leben unglaublich wichtig, sich konzentrieren zu können. Das gilt für Erstklässler, die Lese-, Denk- und Sozialkompetenz entwickeln, und Studentinnen wie Suzy, die für Prüfungen büffeln und Hausarbeiten schreiben, ebenso wie für Erwachsene wie Sanjay, die in einer temporeichen, leistungsorientierten Branche nach Erfolg streben. Zwar sind ADHS-Medikamente wie Ritalin und Adderall ein Glücksfall für Menschen, die darauf angewiesen sind, aber sie haben auch ihre Risiken. Sie können abhängig machen und leicht missbraucht werden.[43]

Wenn Sie mit leichten ADHS-Symptomen zu kämpfen haben, empfehle ich Ihnen, Ihre Ernährung in der besprochenen Art und Weise umzustellen und zu prüfen, ob Sie mehr mentale Klarheit erreichen, indem Sie die natürlichen Bahnen zwischen Gehirn und Darm stärken. Und selbst wenn Medikamente für Sie das Richtige sind, sollten Sie wissen, dass diese Ernährungsprinzipien Ihre Behandlung ergänzen und zu mehr Klarheit und Ruhe im Kopf beitragen können.

Spickzettel: ADHS

Wie bei Depression ist die mediterrane Ernährungsweise eine gute Richtschnur, wenn man die Symptome von ADHS lindern möchte.

Genießen:

- Frühstück: Für ADHS-Betroffene ist es wichtig, gut in den Tag zu starten. Werden Sie also mit einem Smoothie wie dem auf Seite 280 wach.
- Koffein: Auch wenn Koffein bei ADHS von Nutzen sein kann, sollte Ihre Tagesdosis unter 400 mg bleiben.
- Polyphenole: Beeren, Kirschen, Auberginen, Zwiebeln, Grünkohl, Kaffee und grüner Tee
- Vitamine C und B_1
- Mineralien: Zink, Eisen, Kalium und Magnesium

Meiden:

- Gluten: Wenn Sie an Zöliakie oder nichtzöliakischer Glutenunverträglichkeit leiden, sollten Sie alle Weizenprodukte wie Brot, Pizza und Nudeln sowie viele alkoholische Getränke meiden.
- Milchprodukte, vor allem A1-Milchkasein: Verwenden Sie zum Trinken und Kochen Produkte aus A2-Milch, Nussmilch oder Ziegen- oder Schafsmilch.
- Zucker: Auch wenn Zucker zu Unrecht als Ursache von ADHS angeprangert wird, ist es dennoch sinnvoll, den Verzehr einzuschränken. Meiden Sie Gebäck, Süßigkeiten, Softdrinks und alles, was mit Zucker oder Glukosesirup gesüßt ist.
- Lebensmittelfarben und -zusätze: Falls die ADHS-Symptome nicht auf weniger radikale Ernährungsumstellungen reagieren, können Farb- und Zusatzstoffe durch Befolgung der Feingold-Diät, der *few foods diet* oder anderer Diäten ausgeschlossen werden.

6. KAPITEL:

Demenz und Brain Fog – Microgreens, Rosmarin und die MIND-Diät

Vor mehr als 20 Jahren lernte ich Brian kennen, einen 60 Jahre alten, unglaublich brillanten Professor, der mich wegen seiner Angststörung aufsuchte. So einen klugen Kopf zu behandeln, der als Nobelpreisträger für Medizin gehandelt wurde, war für mich als junge Psychiaterin gleichzeitig aufregend und einschüchternd, aber zwischen uns entstand im Verlauf unserer wöchentlichen Sitzungen ein gutes Verhältnis, und ich freute mich auf jeden Termin.

Es war März – ihn plagten gerade Ängste hinsichtlich seiner Steuererklärung –, als ich zum ersten Mal bemerkte, dass er ins Schwimmen kam. Der Effekt war kaum wahrnehmbar; es war nicht so, dass er eines Tages kam und sich an nichts mehr erinnerte. Aber allmählich, Woche für Woche, wurde der Ausdruck auf seinem Gesicht ein kleines bisschen leerer, trat ein so feines Zittern auf, dass ich nicht sagen konnte, ob es von zu viel Kaffee herrührte, unterliefen ihm so geringfügige Versprecher, dass ich sie überhört hätte, wenn die anderen Anzeichen nicht gewesen wären. Zuerst tat ich die Symptome als Stress ab, aber schließlich erweckte diese Triade aus Abwesenheit, Zittern und Verhaspeln meinen Verdacht, dass etwas nicht stimmte.

Ich überwies ihn zu einer gründlichen neurologischen Untersuchung mit eingehenden Tests seines Gedächtnisses und seiner Aufmerksamkeit. Das Ergebnis war, dass er Parkinson im frühen Stadium hatte. Parkinson verursacht bekanntlich Zittern, aber es geht oft auch mit Demenz einher, und angesichts des Abbaus, den ich bei Brian gesehen hatte, befürchtete ich das Schlimmste. Die Nachricht war für ihn, für mich und für die Welt entsetzlich.

Gegen Parkinson gibt es kein Heilmittel – das bedeutet, dass wir nur Behandlungsansätze in unserem Arsenal hatten, die auf die Symptome zielen. Ich durchkämmte die ernährungswissenschaftliche Literatur verzweifelt nach möglichen Ernährungs- und Verhaltensänderungen, die wir ausprobieren könnten. Zu dieser Zeit befand sich das Gebiet der Ernährungspsychiatrie noch in den Kinderschuhen – tatsächlich existierte der Begriff »Ernährungspsychiatrie« noch nicht einmal. Dort war nicht viel zu holen. Wir steckten fest.

Brian erlag etwa zehn Jahre später den Komplikationen der Parkinson-Krankheit, und leider war in acht dieser zehn Jahre sein Erinnerungsvermögen fast vollständig ausgelöscht. Nach der zunächst langsam einsetzenden Vergesslichkeit verlor er sowohl sein Langzeitgedächtnis als auch die Fähigkeit, neue Kurzzeiterinnerungen zu bilden.

Hätte ich damals gewusst, was ich heute weiß, dann hätte ich entschlossener mit Ernährungsempfehlungen eingegriffen. Wir haben auch heute kein essbares Wundermittel gegen Demenz, aber mittlerweile belegen viele Studien, dass die Ernährung in mehrerlei Hinsicht eine wichtige Rolle bei der Verhinderung oder Verlangsamung des mentalen Abbaus spielen kann. In diesem Kapitel erläutere ich, wie gesunde Ernährungsgewohnheiten uns dabei helfen, unser Erinnerungsvermögen zu bewahren, und wie sie den Nebel vertreiben können, der manchmal unsere geistige Klarheit im Alltag trübt.

Demenz gibt es in vielen Formen. Zum Beispiel tritt vaskuläre Demenz aufgrund von Blockaden in Blutgefäßen auf, welche die Versorgung des Hirngewebes mit Blut behindern. Frontotemporale Demenzerkrankungen sind eine Gruppe regionaler Gehirnanomalien, die Gedächtnisverlust mit sich bringen. Andere Krankheiten wie Alzheimer sind weniger gut verstanden. Zwar sind in Alzheimer-Gehirnen deutliche Anomalien zu erkennen – vor allem Proteinablagerungen zwischen den Nervenzellen, die Amyloid-Plaques genannt werden und die Nervenfunktion stören –, aber wir verstehen immer noch nicht ganz die Wirkweise der Krankheit und wissen nicht, wie man sie am besten behandelt.

Auch wenn diese Erkrankungen alle in verschiedenen Teilen des Gehirns entstehen und unterschiedliche Ursachen haben, kann die Ernährung in allen Fällen einen tiefgreifenden Einfluss haben. Wie bei allen anderen bisher besprochenen Erkrankungen beginnt die Ursachenforschung mit einem Blick auf die Verbindung zwischen Darm und Gehirn.

Darm und Gedächtnis

Wie wir schon bei den Angstgefühlen gesehen haben, wird auch die Verbindung zwischen Darm und Gedächtnis leicht spürbar. Erblicken Sie einen alten Geschäftspartner, der Sie einst betrogen hat, wird Ihnen womöglich sofort übel. Wenn Sie an einem Restaurant vorbeikommen, in dem Sie einst köstlich getafelt haben, bekommen Sie womöglich Speichelfluss und Magenknurren. Angesichts der Tatsache, dass sich der Darm »erinnern« kann, dürfte es niemanden überraschen, dass er eng mit den Speichersystemen des Gehirns zusammenarbeitet. Das Geheimnis dieser Verbindung liegt in den Substanzen, die Hirn und Körper am Laufen halten und die zu einem großen Teil vom Darm reguliert werden.

So kann z. B. das Stresshormon Cortisol die Erinnerung an lang Vergangenes hemmen, und wie bereits erwähnt, beeinflussen die Darmbakterien den Cortisolspiegel im Blut, indem sie die Hypothalamus-Hypophyse-Nebennierenrinden-Achse (HHN-Achse) regulieren.[1] Ein falsches Gleichgewicht unter den Darmbakterien kann demnach zu einem Anstieg des Cortisolspiegels führen, was wiederum die Fähigkeit zum Abruf von Erinnerungen beeinträchtigen kann.

Das Erinnerungsvermögen wird auch durch andere Neurochemikalien wie Noradrenalin, Serotonin und Dopamin beeinflusst.[2] So wissen wir inzwischen, dass Noradrenalin die Gedächtnisleistung verbessert, besonders dann, wenn die Emotionen hochkochen.[3] Forschungen haben auch einen engen Zusammenhang zwischen einem Serotonin-Dopamin-Ungleichgewicht und Veränderungen im Gehirngewebe aufgezeigt, die zu Lern- und Gedächtnisstörungen führen. Auch hier sind alle genannten Neurochemikalien in ihrer Gesunderhaltung darauf angewiesen, dass Darmbakterien die notwendigen Vorläuferstoffe produzieren.

Wird der Vagusnerv stimuliert, kann er die Gedächtnisleistung verbessern, steht er doch mit Hirnstrukturen wie der Amygdala oder dem Hippocampus in Verbindung, die bei der Bildung von Erinnerungen eine zentrale Rolle spielen.[4] Da Darmbakterien die Aktivität des Vagusnervs verändern können, beeinflussen sie auch auf diese Weise das Erinnerungsvermögen.[5]

Das deutlichste Zeichen dafür, dass ein starker Zusammenhang zwischen Darm und Gedächtnis besteht, ist, dass sich bei Patienten, die an einer die Gedächtnisleistung betreffenden Krankheit leiden, die Zusammensetzung der Darmbakterien ändert. Beispielsweise zeigt sich bei Parkinson-Patienten wie Brian bei dem Darmbakterium Prevotellaceae im Vergleich zu Kontrollgruppen ein signifikanter Rückgang von 77,6 %.[6] Und im Mikrobiom von Alzheimer-Patienten ist die Menge von Firmicutes verringert, von Bacteroidetes erhöht und von Bifidobacterium verringert.

Manchmal geht die Wirkung auch in die andere Richtung, sodass Veränderungen bei den Darmbakterien den Verlauf der Krankheit ändern. Rosazea ist in erster Linie als Hauterkrankung bekannt, bei der Menschen leichter erröten. Rosazea-Patienten haben jedoch auch ein leicht erhöhtes Risiko, an Demenz zu erkranken, besonders an Alzheimer.[7] Eine Änderung der Darmflora kann Rosazea-Patienten enorm weiterhelfen. 2009 haben Andrea Parodi und ihr Team herausgefunden, dass die Hautsymptome verschwinden, wenn man das bei Rosazea häufige Wuchern der Bakterien im Dünndarm beendet.[8] Eine solche Behandlung des Mikrobioms kann bis zu neun Monate dauern, und wenn die Rosazea dann in Remission ist, ist wahrscheinlich auch das Demenzrisiko verringert.

Forscher gehen auch davon aus, dass Darmbakterien Stoffwechselprozesse und Hirnentzündungen auslösen, die sich auf die Gedächtnisleistung auswirken,[9] und dass sie die Durchblutung des Gehirns beeinträchtigen können. Darüber hinaus können Veränderungen der Darmflora die Amyloidablagerungen erhöhen und so zur Alzheimer-Krankheit beitragen.[10] Eine Verbesserung des Darmmikrobioms durch Ernährung oder Probiotika bietet bei Alzheimer möglicherweise neue präventive oder sogar therapeutische Möglichkeiten.

All diese Nachweise deuten darauf hin, dass wir möglicherweise unser Risiko, an Demenz zu erkranken, verringern können, indem wir Nahrung meiden, die unsere Darmflora gefährdet, und Nahrungsmittel essen, die sie verbessern.

Gedächtnisschwächende Ernährung

Um zu verstehen, welche Nahrungsmittel für das Gedächtnis hilfreich und welche schädlich sind, muss man wissen, dass es im Gehirn viele verschiedene Gedächtnissysteme gibt. Zum Beispiel ermöglichen uns prozedurale Speichersysteme, dass wir Fertigkeiten wie Klavierspielen, Tippen oder Golfspielen lernen. Das relationale Gedächtnis ermöglicht das Erinnern an Tatsachen und Ereignisse, etwa an den Namen einer neuen Bekanntschaft oder an Fakten über die Welt. Das Arbeitsgedächtnis ist ein Kurzzeitgedächtnis, in dem wir uns Telefonnummern oder Wegbeschreibungen zu unbekannten Orten merken.

Schauen wir uns vor diesem Hintergrund an, welche Nahrungsmittel und Ernährungsweisen den unterschiedlichen Arten des Gedächtnisses schaden oder nützen.

Die westliche Ernährung

Einmal mehr offenbaren sich die zerstörerischen Auswirkungen der westlichen Ernährung.[11] Speisen mit hohem Fettgehalt und hohem glykämischen Index (GI) verändern die fürs Lernen und Erinnern erforderlichen Nervenbahnen, wobei Neuronen im Hippocampus und im präfrontalen Kortex besonders betroffen sind.[12]

Der Hippocampus ist der Teil des Gehirns, der am meisten mit der Bildung relationaler Erinnerungen zu tun hat. Faszinierenderweise ändert sich die Größe des Hippocampus tatsächlich, wenn man das Gedächtnis trainiert. So ist der Hippocampus bei Londoner Taxifahrern größer, die sich lange und komplizierte Routen durch die Straßen Londons merken müssen.[13] Schädigt jedoch eine Ernährung mit hohem Fett- und Zuckergehalt den Hippocampus, dann kann er schrumpfen, und das beeinträchtigt das Gedächtnis. Außerdem bestimmt der Hippocampus darüber, wie viel man isst. Eine Beschädigung dieser Region erschwert die Appetitsteuerung, und das verleitet zu übermäßigem Essen und führt in einen Teufelskreis, aus dem man nur schwer ausbricht.[14]

Diäten mit hohem Fettanteil und hohem GI können den Hippocampus auf verschiedene Weise beeinflussen. Erstens behindert die westliche Ernährung die Expression wichtiger Wachstumsfaktoren wie BDNF (*Brain-derived neurotrophic factor*) und anderer Hormone, die ein gesundes Funktionieren des Hippocampus fördern.[15]

Zweitens kann eine schlechte Ernährung die Insulinsignale stören und die Insulinempfindlichkeit im Körpergewebe beeinträchtigen. Es ist unklar, welche Rolle das Insulin im Hippocampus spielt, aber Studien zufolge beeinflusst es wahrscheinlich das Gedächtnis. Eine kürzlich durchgeführte Studie hat ergeben, dass der Verzehr von viel gesättigten Fettsäuren bei männlichen Ratten die Insulinsignale im Hippocampus stört, was dessen Funktion und die entsprechende relationale Merkfähigkeit beeinträchtigt.[16]

Und drittens hat man bei männlichen Ratten, deren Futter reichlich gesättigte Fettsäuren und raffinierten Zucker enthält, einen erhöhten oxidativen Stress gemessen, der die Gehirnzellen schädigt und im Hippocampus die Kommunikation von Zelle zu Zelle erschwert.[17]

Aber genug vom Hippocampus und dem relationalen Gedächtnis. Eine Studie aus dem Jahr 2019 hat ergeben, dass Fettleibigkeit aufgrund von ungesunder Ernährung zu Veränderungen bei kognitiven Vorgängen führen kann und die Funktion des präfrontalen Kortex beeinflusst, was Auswirkungen auf das Arbeitsgedächtnis hat.[18]

Zusätzlich zu diesen direkten Auswirkungen auf das Gehirn schwächt die westliche Ernährung die Blut-Hirn-Schranke, welche die Aufgabe hat, giftige Substanzen vom Gehirn fernzuhalten.[19]

Nährstoffe wie gesättigte Fettsäuren können zudem Entzündungen im Gehirn verschlimmern, die mit dem kognitiven Abbau im Alter und dem Risiko einer Alzheimer-Erkrankung in Verbindung stehen.[20] Entzündungen stören viele der an der Gedächtnisbildung beteiligten chemischen Abläufe, beispielsweise diejenigen, die auf Dopamin und Glutamat beruhen.[21] Die Nerven selbst werden träge und Informationen wandern viel langsamer.

Es gibt auch Hinweise darauf, dass eine fettreiche Ernährung je nach Altersstufe unterschiedliche Auswirkungen hat. Chloé Boitard und ihr Team haben herausgefunden, dass eine fettreiche Ernährung bei jungen Mäusen die Merkfähigkeit und das Gehirnwachstum verringert, bei ausgewachsenen Mäusen hingegen haben sie nicht dieselben Effekte festgestellt.[22] Studien am Menschen haben dagegen ergeben, dass ein hoher Fettkonsum auch bei Erwachsenen das Gedächtnis beeinträchtigt.[23] Erwähnt sei noch, dass das sich entwickelnde Gehirn bei Kindern und Jugendlichen besonders empfindlich ist. Wir sollten daher besonders darauf achten, was sie essen.

Zum Glück lässt sich der Schaden, der durch eine fettreiche Ernährung verursacht wird, offenbar rückgängig machen. Im Jahr 2016 haben Boitard und ihr Team festgestellt, dass die Gehirnveränderungen bei jugendlichen Ratten reversibel sind, wenn man von einer fett- und zuckerreichen Kost zu einer normalen, ausgewogenen Ernährung übergeht. Und 2019 haben Paul Loprinzi und sein Team festgestellt, dass sich die bei Nagetieren durch fettes Futter verursachte Gedächtnisschwäche laut 17 Studien durch regelmäßiges Training verringern lässt.[24] Indem man also die Finger von schlechtem Fett, schlechten Kohlenhydraten und Zucker lässt, sich gesund und vollwertig ernährt und regelmäßig trainiert, kann man wahrscheinlich die Schäden wieder beheben und die Erinnerungsfähigkeit des Gehirns verbessern.

Gluten

Verschiedene Arten von Demenz hängen mit Zöliakie und nichtzöliakischer Glutenunverträglichkeit zusammen.[25] Zöliakiepatienten berichten häufig von plötzlichen, vorübergehenden Gedächtnisschwierigkeiten und Wortfindungsstörungen.[26] Manche Patienten entwickeln schwerere Formen der Demenz mit Symptomen wie Verwirrtheit und der Unfähigkeit, einfache Rechenaufgaben durchzuführen.

Einige Studien belegen zwar, dass der Verzicht auf Gluten der Darmschleimhaut wohltut und das Erinnerungsvermögen wiederherstellt, aber es gibt auch Hinweise darauf, dass mit dem Einsetzen der Demenz bleibende Schäden entstehen, selbst wenn man danach auf Gluten verzichtet.[27] Sollten Sie also vorhaben, Gluten wegzulassen, dann tun Sie dies lieber früher als später. Sie können es auch vom Speiseplan streichen und mal schauen, wie Sie sich fühlen, und ob Ihr Denken klarer und schärfer wird. In meiner klinischen Arbeit ist das Feedback meiner Patienten ein wichtiger Faktor für die Bestimmung ihrer personalisierten Ernährungspläne.

Das Gedächtnis durch Ernährung schützen

Die Vorstellung, dass bestimmte Nahrungsmittel das Gedächtnis verbessern können, ist jahrhundertealt. Man denke nur an Ophelias Satz in *Hamlet*: »Da ist Rosmarin, das ist zur Erinnerung.« Lassen Sie uns nun mithilfe der modernen Wissenschaft erkunden, wie man so – und vor allem so wenig – isst, dass es dem Gedächtnis hilft und die Demenz bekämpft.

Kalorienreduktion

In gewissem Sinne tragen alle Nahrungsmittel zum Gedächtnisverlust bei. Das liegt nicht an bestimmten Nährstoffen, sondern daran, dass sich die Aufnahme von mehr Kalorien insgesamt negativ auf das Gedächtnis auswirkt. 2009 haben Veronica Witte und ihr Team gezeigt, dass bei gesunden älteren Patienten eine Kalorienreduktion um 35 % das Gedächtnis nach drei Monaten verbesserte.[28] Zwar ist die genaue Wirkweise hinter der

Gedächtnisverbesserung nach Kalorienrestriktion unbekannt, aber in dieser Studie korrelierten Gedächtnisverbesserungen mit niedrigeren Werten beim Insulin und beim Entzündungsmarker CRP. In anderen Studien hat man einen Zusammenhang zwischen einem niedrigen Insulinspiegel, hoher Entzündlichkeit und besserer Denkleistung gefunden.

Die Vorteile der Kalorienreduktion erstrecken sich wohl auch auf Menschen mit Alzheimer. In Versuchen mit Mäusen hat eine eingeschränkte Kalorienaufnahme zu weniger Amyloid im Gehirn geführt, und anderen Studien zufolge werden dadurch auch einzelne Gehirnzellen geschützt.[29]

Davon profitieren nicht nur ältere Menschen. 2019 haben Emilie Leclerc und ihr Team in einer klinischen Studie das Arbeitsgedächtnis von gesunden Erwachsenen mittleren Alters, die ihre Kalorienaufnahme über zwei Jahre um 25 % senkten, mit Menschen verglichen, die aßen, was sie wollten.[30] Nach zwölf Monaten und noch bis zu zwei Jahre später war bei den kaloriensparenden Personen eine signifikante Verbesserung des Arbeitsgedächtnisses im Vergleich zur Kontrollgruppe messbar. Am Ende der Studie zeigte sich im Vergleich der Makronährstoffe, dass die Verbesserung der Merkfähigkeit am stärksten mit einer geringeren Proteinzufuhr korrelierte. Mit anderen Worten: Zu viel Protein geht mit Gedächtnisverlust einher.

Wenn Sie Ihre Kalorienzufuhr erheblich reduzieren möchten, sollten Sie sich unbedingt mit Ihrem Arzt abstimmen, damit es auf gesunde Art und Weise geschieht. Es gibt Belege dafür, dass Diäten mit dem Ziel der Gewichtsreduktion das Gedächtnis tatsächlich verschlechtern können, möglicherweise weil sich die Diäthaltenden zwanghaft mit ihrer Ernährung und ihrem Gewicht beschäftigen, was Gehirnkapazität beansprucht, die sonst für Erinnerungsvorgänge gebraucht würde.[31] Wenn Sie jedoch gemeinsam mit Ihrem Arzt einen vernünftigen Plan zur Senkung Ihrer Kalorienaufnahme um etwa 25 % aufstellen, kann sich Ihr Gedächtnis verbessern.

Soja

Sojaprodukten wird nachgesagt, sie seien gut fürs Gedächtnis und die Denkfähigkeit, aber die Wirklichkeit ist nicht ganz so einfach. Zunächst sollte unbedingt definiert werden, um was genau es geht. Es gibt eine große Auswahl an Sojaprodukten, die sich jeweils unterschiedlich auf das Gehirn auswirken. Obwohl alle Sojaprodukte aus Sojabohnen hergestellt werden, handelt es sich bei Sojasoße, Tofu, fermentiertem Tofu, Miso, Tempeh und Soja-Eiweißpulver um unterschiedliche Lebensmittel mit unterschiedlichem Geschmack und unterschiedlichen Nährwerten.

Isoflavone sind eine Art von Phytoöstrogen, also eine pflanzliche Chemikalie, welche die Aktivität des menschlichen Hormons Östrogen nachahmt (mehr zu Östrogen im 10. Kapitel).[32] In der menschlichen Ernährung sind Sojabohnen und Sojaprodukte die reichhaltigste Quelle von Isoflavonen, aber auch in Bohnen, Kichererbsen, Erbsen, Erdnüssen, Walnüssen und Sonnenblumenkernen kommen sie vor. Eine 2015 durchgeführte Metaanalyse von zehn placebokontrollierten randomisierten klinischen Studien mit 1024 Teilnehmern hat ergeben, dass Soja-Isoflavone das Denkvermögen und das visuelle Gedächtnis bei Frauen nach der Menopause günstig beeinflussten.[33]

Nicht alle Studien zu Isoflavonen sind sich über die positive Wirkung einig. Eine Erklärung für einander widersprechende Forschungsergebnisse ist, dass Menschen Soja unterschiedlich verstoffwechseln.[34] In Bezug auf den Isoflavon-Stoffwechsel besitzen nur etwa 25 % der Nichtasiaten und 50 % der Asiaten die Darmbakterien, die Isoflavone überhaupt verarbeiten können. Positive oder negative Auswirkungen gehen daher an einem Großteil der Bevölkerung vorbei.[35] Frische Sojabohnen, im Allgemeinen als Edamame bekannt, enthalten Thiamin und können bei Menschen mit Alzheimer die Wahrnehmung verbessern. Sojabohnen enthalten andere Mikronährstoffe, die das Gedächtnis verbessern können, beispielsweise Phosphatidylserin, ein Lipid, das im Gehirn reichlich vorhanden ist. Die Einnahme von aus Soja gewonnenem Phosphatidylserin verbessert im Vergleich zum Placebo die Denkfähigkeit.

Die Wirkung von Sojaprodukten mag zwischen Menschengruppen und Individuen variieren, aber es gibt genügend Nachweise, um einen maßvollen Verzehr zu empfehlen. Auf jeden Fall sind frische Edamame ein gesunder Snack, der gehirnförderndes Thiamin liefert. Natürlich sollten Sie bei Bedenken Ihren Arzt konsultieren.

Alkohol

Im Jahr 2018 haben Karina Fischer und ihr Team eine Vielzahl von einzelnen Nahrungsmitteln daraufhin untersucht, ob es universell einsetzbare Ernährungsmuster gibt, die vor Alzheimer und Gedächtnisschwäche schützen.[36] Sie erforschten die Auswirkungen von Rotwein, Weißwein, Kaffee, grünem Tee, Olivenöl, frischem Fisch, Obst und Gemüse, rotem Fleisch und Würstchen auf die Erinnerung. Es zeigte sich, dass nur Rotwein eine Wirkung hat – zumindest bei Männern. Bei Frauen erhöht das Trinken von Rot- oder Weißwein das Risiko von Gedächtnisabbau.

2019 überprüften Jürgen Rehm und sein Team dagegen 28 Studien zum Zusammenhang zwischen Alkoholkonsum und Demenz, die zwischen 2000 und 2017 durchgeführt wurden.[37] Insgesamt stellte Rehm fest, dass ein leichter bis mäßiger Alkoholkonsum im mittleren bis späten Erwachsenenalter mit einem verringerten Risiko von kognitivem Abbau und Demenz einhergeht. Starker Alkoholkonsum erhöhte allerdings das Risiko für alle Arten von kognitiven Beeinträchtigungen und Demenz.

Archana Singh-Manoux und ihr Team haben 9087 Menschen über drei Jahre hinweg beobachtet, um festzustellen, wie Alkohol mit dem Auftreten von Demenz zusammenhängt. Im Jahr 2018 haben sie im *British Medical Journal*[38] berichtet, dass Menschen, die ganz auf Alkohol verzichten oder mehr als 14 Getränke pro Woche genießen, ein höheres Demenzrisiko haben als Menschen, die Alkohol in Maßen trinken.

Die Empfehlungen für den Alkoholkonsum unterscheiden sich von Land zu Land, aber laut den US-amerikanischen Centers for Disease Control (CDC) bedeutet leichter Alkoholkonsum weniger als drei Drinks pro Woche. Mäßiger Alkoholkonsum umfasst bei Männern mehr als drei, aber weniger als 14 Getränke pro Woche, bei Frauen sind es weniger als sieben. Angesichts der erwähnten Studienergebnisse empfehle ich zum optimalen Gedächtnisschutz zwischen den Richtwerten für leichtes und mäßiges Trinken zu bleiben. Für meine Patienten bedeutet das ungefähr drei Getränke pro Woche je Frau und fünf Getränke pro Woche je Mann.

Natürlich kann Alkohol auch viele negative Auswirkungen auf die Gesundheit haben. Daher ist das Trinken nach den Empfehlungen der CDC oder den von mir vorgeschlagenen Richtwerten nur dann sinnvoll, wenn Sie mit Ihrem Hausarzt über andere Risikofaktoren gesprochen haben.

Kaffee

Im Jahr 2017 haben Boukje van Gelder und ihr Team die Forschungsergebnisse vorgelegt, nachdem sie über zehn Jahre hinweg an 676 älteren Männern untersucht hatten, ob Kaffee vor kognitivem Verfall schützt.[39] Sie stellten fest, dass bei Männern, die Kaffee trinken, ein geringerer kognitiver Verfall eintritt als bei Männern, die keinen trinken. Die größte Schutzwirkung zeigt sich bei denjenigen, die drei Becher Kaffee pro Tag trinken, während bei allen, die mehr als das oder weniger trinken, weniger drastische Effekte vorliegen.

Im Jahr 2009 haben Marjo Eskelinen und ihr Team berichtet, wie sie über 21 Jahre eine Gruppe von Menschen begleiteten, um zu sehen, ob Kaffee Denkprozesse unterstützt.[40] Sie haben festgestellt, dass diejenigen, die im mittleren Lebensalter Kaffee trinken, im späteren Leben ein geringeres Demenz- und Alzheimer-Risiko haben als Menschen, die keinen Kaffee oder nur bis zu zwei Tassen pro Tag trinken. Das geringste Demenzrisiko wurde bei Menschen festgestellt, die am Tag drei bis fünf Becher Kaffee trinken.

Kaffee kann das Gehirn in mehrfacher Art und Weise schützen.[41] Koffein steigert die Ausschüttung von Serotonin und Acetylcholin, stimuliert das Gehirn und trägt zur Stabilisierung der Blut-Hirn-Schranke bei. Die Polyphenole im Kaffee können durch freie Radikale verursachte Gewebeschäden verhindern und vor Blockaden der Hirnblutgefäße schützen. Auch das Trigonellin, eine Substanz, die hoch konzentriert in Kaffeebohnen vorkommt, kann Antioxidantien aktivieren und so die Blutgefäße im Gehirn schützen.

Allerdings ist nicht jede Substanz im Kaffee gesund. Ungefilterter Kaffee enthält natürliche Öle, sogenannte Diterpene, die den LDL-Cholesterinspiegel erhöhen und möglicherweise zu einer Verdickung und Verhärtung der Arterienwände im Gehirn führen (wobei sie andererseits einige hilfreiche entzündungshemmende Eigenschaften haben).[42] Acrylamid, ein Stoff, der beim Rösten der Kaffeebohnen entsteht, kann die Neurotransmission hemmen, Dopamin-Neuronen zerstören und den oxidativen Stress erhöhen. Die Menge an Acrylamid im Kaffee kann variieren; dunkel geröstete, frische Kaffeebohnen enthalten im Allgemeinen die niedrigste Menge.

Dass Kaffee ein so breites Spektrum an Stoffen enthält, ist wahrscheinlich der Grund, warum heutige Forscher die Schutzwirkung von Kaffee gegen Demenz nicht für erwiesen genug halten, um eine offizielle Empfehlung abzugeben.[43] Beachten Sie jedoch, dass ein moderater Kaffeekonsum (etwa zwei bis vier Tassen pro Tag) mehr gute als schlechte Auswirkungen hat, und dass er später im Leben Vorteile haben kann. Achten Sie darauf, Ihren täglichen Koffeinverbrauch insgesamt unter 400 mg zu halten.

Olivenöl

Viele Tier- und Laborstudien belegen, dass natives Olivenöl die Denkfähigkeit bewahrt. Olivenöl liefert mindestens 30 phenolische Verbindungen wie Oleuropein, Oleocanthal, Hydroxytyrosol und Tyrosol, die allesamt als starke Antioxidantien und Hirnschutzmittel wirken.

Olivenöl verbessert auch die Extraktion von Polyphenolen und Carotinoiden aus Gemüse. 2019 haben José Fernando Rinaldi de Alvarenga und sein Team die Wirkung von Olivenöl mithilfe der sogenannten Soffrito-Technik untersucht.[44] Der Name dieser Kochtechnik mag exotisch klingen, aber sie besteht einfach darin, Gemüse (oft Zwiebeln und Knoblauch, manchmal Paprika, Tomaten oder Chilis) in Olivenöl anzubraten. So ziemlich jede Landesküche hat ihre Version davon, auch wenn die Zutaten von Kultur zu Kultur variieren. Soffrito bildet aufgrund seiner deftigen Geschmackstiefe die Grundlage für viele verschiedene Gerichte. Die Forscher fanden heraus, dass beim Anbraten in Olivenöl gehirnschützende Polyphenole wie Naringenin, Ferulasäure und Quercetin von den anderen Inhaltsstoffen ins Öl übergehen.

Nicht alle Studien sind sich über den kognitiven Nutzen durch Olivenöl einig, aber da es eine gute Quelle für gesunde Fette ist, empfehle ich seine Verwendung – insbesondere bei der Zubereitung von Soffrito im Rahmen der MIND-Diät, die noch am Kapitelende Erwähnung findet.

Gewürze

Die 60-jährige Marina suchte meine Praxis auf, als sie mit Gedächtnisverlust zu kämpfen hatte. Nach einer Reihe von neuropsychologischen und bildgebenden Tests stellte sich heraus, dass ihr Gedächtnis und ihr Gehirn objektiv gesund waren. Durch eine eingehende psychologische Untersuchung erfuhr ich jedoch, dass sie an einer anhaltenden Depression litt, die sie bisher nur als altersbedingten »Quatsch« angesehen hat.

Menschen, die an Depressionen leiden, können dement wirken, und dieses Krankheitsbild nennen wir dann »Pseudodemenz«.[45] Im Gegensatz zur »echten« Demenz verschwinden die Gedächtnisprobleme mit erfolgreicher Behandlung der Depression. Marinas Zustand besserte sich zwar, aber das schreckliche Gefühl, das Gedächtnis zu verlieren, ließ sie nach vorbeugenden Maßnahmen gegen Demenz fragen. Natürlich sprach ich nur zu gern mit ihr über ihre Ernährung.

Marina ernährte sich bereits ziemlich mediterran, und auf die MIND-Diät, die später noch zur Sprache kommt, hat sie keine Lust. Mein Vorschlag war daher, Gewürze zu verwenden, die nachweislich das Erinnerungsvermögen verbessern.

Kurkuma, Pfeffer, Zimt, Safran, Rosmarin, Ingwer, Salbei und viele andere Gewürze verbessern erwiesenermaßen das Gedächtnis. Zwar ist bei den meisten davon noch mehr Forschung nötig, um ihren Nutzen eindeutig zu beweisen, aber viele kontrollierte Studien und zahlreiche anekdotische Beweise legen nahe, dass bestimmte Gewürze einen Versuch wert sind. Immerhin haben sie kaum Nachteile und verstärken die Schmackhaftigkeit von Gerichten, ohne Kalorien hinzuzufügen. Marina erlebte das Ausprobieren neuer Gewürze als willkommene Abwechslung, und nach nur sechs Monaten berichtete sie von mehr geistiger Klarheit und Frische. Die folgenden Gewürze verbessern möglicherweise die Merkfähigkeit.

Kurkuma: Auch hier ist sein Wirkstoff Curcumin ganz vorn mit dabei. Curcumin hat antioxidative, entzündungshemmende und neurotrophe Eigenschaften. Tatsächlich hat eine kürzlich durchgeführte Auswertung von 32 Tier- und Laborstudien ergeben, dass es einige der durch Alzheimer verursachten Hirnschäden rückgängig machen kann.[46] Eine Durchsicht von Curcumin-Studien hat 2019 auch auf eine Verbesserung der Aufmerksamkeit, der allgemeinen Denkfähigkeit und des Gedächtnisses hingedeutet.[47]

Die wirksame Dosis ist beim Curcumin nicht bekannt, auch weil beim Verzehr von Curcumin nur sehr wenig davon ins Blut aufgenommen wird. Wie wir jedoch bereits wissen, kann schwarzer Pfeffer die Curcumin-Absorption fördern (und tatsächlich selbst auch die Denkfähigkeit verbessern; siehe Seite 56).[48] Curcumin wird auch durch das Kochen besser verwertbar für den Körper. Aus alledem entstehen interessante Gerichte wie scharfe Garnelen mit Kurkuma und schwarzem Pfeffer, zu finden auf Seite 293.

Kurkuma kommt auch in indischem Currypulver vor, das daher seine eigene schützende Wirkung hat. Eine Studie aus dem Jahr 2006 hat die Beziehung zwischen Curry-Genuss und Denkfähigkeit bei älteren Menschen untersucht. Ergebnis war, dass die Senioren, die »oft« (also einmal oder öfter im Monat) oder sogar »gelegentlich« (einmal oder öfter in sechs Monaten) Curry zu sich nahmen, denjenigen kognitiv überlegen waren, die »selten« (weniger als einmal in sechs Monaten) Curry aßen.[49] Wissenschaftler haben auch festgestellt, dass die Inzidenz von Alzheimer bei 70- bis 79-Jährigen in Indien viermal niedriger ist als in den Vereinigten Staaten.[50]

Zu viel Curcumin zu sich zu nehmen, ist sehr schwierig. Sie dürfen also täglich bis zu vier Teelöffel verwenden. Neben dem Würzen von Speisen mit Kurkuma können Sie auch Suppen oder Smoothies mit einem oder zwei Teelöffeln verfeinern. Eine köstliche und wohltuende Leckerei ist auch die goldene Milch mit Kurkuma (Seite 297).

Schwarzer Pfeffer und Zimt: Wenn man im Winter längere Zeit draußen in der Kälte verbringt, beeinträchtigt das erwiesenermaßen die Denkfähigkeit. Aber schwarzer Pfeffer und Zimt sind Gewürze, die diese Senkung der Geisteskraft beheben können.[51]

Diese beiden Gewürze unterdrücken nicht nur Entzündungsvorgänge, sondern wirken auch antioxidativ und machen Acetylcholin leichter verfügbar, wodurch das Gedächtnis besser wird. Zudem unterstützen sie die Beseitigung von Amyloidablagerungen, die ja bei Alzheimer eine wichtige Rolle spielen.

Safran: 2010 haben Shahin Akhondzadeh und sein Team geprüft, ob Safran die kognitiven Fähigkeiten beeinflussen kann.[52] Sie verabreichten Menschen mit leichter bis mittelschwerer Alzheimer-Erkrankung zweimal täglich entweder Kapseln mit 15 mg Safran oder ein Placebo. Nach 16 Wochen bewirkte der Safran signifikant bessere kognitive Ergebnisse als das Placebo.

Rosmarin: Ich mag es sehr gern, frischen Rosmarin zu pflücken und dann mit Zeigefinger und Daumen am Stiel entlangzufahren, sodass sich die Nadeln lösen. Der Duft ist berauschend. Er regt die Sinne an, und ich fühle mich gleichzeitig wacher und ruhiger.

Tatsächlich liegt das nicht nur an meiner persönlichen Vorliebe für diesen Duft. Einer Studie zufolge verändert der Duft von Rosmarin die Gehirnwellen so, dass Angstgefühle nachlassen, die Aufmerksamkeit zunimmt und Mathematikaufgaben leichter zu lösen sind.[53]

2012 haben Mark Moss und Lorraine Oliver die Wirkung von Rosmarin auf das Denkvermögen untersucht.[54] Sie ließen 20 Personen in Kabinen Platz nehmen, die mit ätherischem Rosmarinöl beduftet waren, und gaben ihnen eine Reihe von kognitiven Tests, unter anderem zu Arithmetik und Mustererkennung. Dabei korrelierte eine stärkere Beduftung mit besserer Aufmerksamkeit und kognitiver Kontrolle (der Fähigkeit, Informationen zu speichern, flexibel zu bearbeiten und zu organisieren). In einer früheren Studie hatte Moss festgestellt, dass Rosmarin auch das Arbeitsgedächtnis verbessert.[55]

Wie Kaffee enthält Rosmarin Diterpene. Dass Diterpene auch Nachteile haben, wissen wir ja schon, aber sie wirken entzündungshemmend und können Zellen vor oxidativem Tod schützen. Auch Rosmarin kann für mehr Acetylcholin sorgen, was für das Gedächtnis sehr nützlich ist.

Um wirkliche Gewissheit zu haben, benötigen wir weitere Studien, aber wir können an dieser Stelle davon ausgehen, dass Rosmarin das Gedächtnis, die Aufmerksamkeit und das Wohlbefinden fördert. Probieren Sie Rosmarin mit gebackenem Gemüse, Ofenkartoffeln oder Brathähnchen, oder verfeinern Sie Nüsse damit. (Mit ein wenig Olivenöl haftet Rosmarin an diesen Speisen.)

Ingwer: Erwiesenermaßen verbessert Ingwer bei gesunden Frauen mittleren Alters das Arbeitsgedächtnis.[56] Bei Tieren erhöht er den Gehalt an Adrenalin, Noradrenalin, Dopamin und Serotonin in der Großhirnrinde und im Hippocampus, sodass er möglicherweise mittels dieser Hirnchemikalien das Gedächtnis in wichtigen Teilen des Gehirns verbessert.

Bei an Alzheimer erkrankten Ratten hat man festgestellt, dass Ingwerwurzel das Gedächtnis verbessert. Dieser Effekt wird derzeit am Menschen erforscht.[57]

Salbei: Salbei kann aufgrund seiner vielen pharmakologischen Inhaltsstoffe das Denkvermögen beeinflussen. Salbei lindert Entzündungen im Gehirn, verringert Amyloidablagerungen, mindert oxidative Zellschäden, sorgt für mehr Acetylcholin und unterstützt das neuronale Wachstum.[58] Studien zufolge kann Salbei bei gesunden Erwachsenen das Gedächtnis, die Aufmerksamkeit, die Wortfindung und die Erinnerungsgeschwindigkeit verbessern.[59] Salbei kann auch dazu führen, dass sich Menschen wacher, zufriedener und ruhiger fühlen und besser denken können.[60]

Die Wirkung lässt sich durch Kochen mit frischem oder getrocknetem Salbei oder in der Aromatherapie durch ätherische Öle nutzen.

Die MIND-Diät

Wenn Ihnen all diese Informationen darüber, was man zur Verbesserung des Erinnerungsvermögens essen oder nicht essen soll, schlichtweg zu viel sind, dürfte es Sie freuen, dass Forscher bereits einen Ernährungsplan abgesteckt haben, der all diese Punkte so kombiniert, dass ein maximaler Schutz vor geistigem Abbau gewährleistet ist. Die MIND-Diät[61] macht kognitiven Abbau nachweislich rückgängig und schützt vor Alzheimer.

Wie im Namen angedeutet (**M**editerranean-DASH **I**ntervention for **N**eurodegenerative **D**elay), ist die MIND-Diät eine Kombination aus zwei Ernährungskonzepten, nämlich der mediterranen Ernährung und der DASH-Diät. Die mediterrane Ernährung oder Mittelmeerdiät kennen wir bereits aus dem 2. Kapitel. Ihre Hauptmerkmale sind wenig gesättigte Fette, viele gesunde Öle und nur selten rotes Fleisch.

DASH steht für **D**ietary **A**pproaches to **S**top **H**ypertension – Ernährung gegen Bluthochdruck – und umfasst in der Regel täglich fünf Portionen Gemüse, fünf Portionen Obst, etwa sieben Portionen Kohlenhydrate, zwei Portionen fettarme Milchprodukte, zwei oder weniger Portionen mageres Fleisch sowie zwei- bis dreimal pro Woche Nüsse und Samen.[62]

Frühere Studien dieser beiden Ernährungsansätze hatten ergeben, dass jede einzelne vor kognitivem Verfall schützen kann. 2015 haben Martha Clare Morris und ihr Team dann eine leistungsstarke Kombination aus beiden entwickelt: die MIND-Diät für langfristige Gehirngesundheit.[63] Auf der Grundlage von früheren Forschungen haben sie eine Liste von Ernährungskomponenten zusammengestellt, die entweder positiv oder negativ für die Denkleistung waren. Zehn gehirngesunde Nahrungsmittelgruppen kamen dabei heraus: Blattgemüse, sonstiges Gemüse (wie Paprika, Karotten oder Brokkoli), Nüsse, Beeren, Bohnen, Vollkornprodukte, Meeresfrüchte, Geflügel, Olivenöl und Wein. Daneben wurden fünf ungesunde Nahrungsmittelgruppen festgelegt: rotes Fleisch, Butter und Margarine, Käse, Gebäck und Süßigkeiten sowie Frittiertes oder Fastfood.

Jeder dieser Komponenten hat man eine MIND-Punktzahl zugewiesen, mit der die Forscher quantifizieren können, wie gut ein Teilnehmer die Diät befolgt. Zum Beispiel bekommt ein Teilnehmer null Punkte für das Essen von weniger als zwei Portionen Blattgemüse pro Woche, einen halben Punkt für zwei bis sechs Portionen pro Woche und einen Punkt für mehr als sechs verzehrte Portionen. Bei den ungesunden Nahrungsmitteln ist die Bewertungsskala umgekehrt: Wer pro Woche sieben oder mehr Mahlzeiten rotes Fleisch isst, erhält null Punkte, während vier- bis sechsmal rotes Fleisch pro Woche einen halben Punkt ergeben und weniger als vier Fleischspeisen pro Woche einen vollen Punkt erzielen.

Bei den Studienteilnehmern wurden fünf verschiedene Dimensionen der »kognitiven Beeinträchtigung« gemessen: episodisches Gedächtnis (langfristiger Abruf persönlicher Fakten), Arbeitsgedächtnis (kurzfristiger Abruf von handlungsrelevanten Informationen), semantisches Gedächtnis (Erinnerung an Fakten und Wissen über die Welt), räumliche Wahrnehmung (die Fähigkeit, Formen und Maße der Umgebung zu sehen und zu verstehen) und Wahrnehmungsschnelligkeit (die Geschwindigkeit, mit der man Dinge erkennt).

Morris' Team maß die MIND-Punkte und Mental-Punkte der Teilnehmer über mehrere Jahre (der durchschnittliche Teilnehmer wurde 4,7 Jahre lang untersucht) und setzte dann die Mental-Punkte mit den MIND-Punkten in Zusammenhang. Die Ergebnisse waren klar: Je höher die MIND-Punkte, desto langsamer war der mentale Abbau. Die Teilnehmer im hohen Drittel der MIND-Punktwertung waren vom mentalen Alter her siebeneinhalb Jahre jünger als diejenigen im unteren Drittel. Diese Korrelation zeigte sich sowohl in der Gesamtwertung als auch in jeder der fünf kognitiven Einzelbereiche, wobei die Korrelation beim episodischen Gedächtnis, beim semantischen Gedächtnis und bei der Wahrnehmungsschnelligkeit am stärksten war. Die MIND-Diät ging auch mit einer verringerten Alzheimer-Inzidenz einher.

Seit Morris' erster Studie haben noch eine ganze Reihe von Forschungsarbeiten ihre Ergebnisse bestätigt und darüber hinaus erkundet, wie sich die MIND-Diät auf einzelne Krankheiten auswirkt. 2019 haben Diane Hosking und ihr Team in Australien festgestellt, dass die MIND-Diät über zwölf Jahre hinweg das Fortschreiten der Alzheimer-Krankheit hemmen kann.[64] Und im Jahr 2018 stellten Puja Agarwal und ihr Team fest, dass die MIND-Diät mit einer verringerten Inzidenz und einem verzögerten Fortschreiten der Parkinson-Krankheit im Alter verbunden ist.[65]

Kurz gesagt, gehen die Experten heute davon aus, dass die MIND-Diät den wissenschaftlich fundiertesten Schutz für das Gedächtnis bietet. Es lohnt sich also, möglichst viele Aspekte davon in Ihre eigenen Essgewohnheiten zu integrieren. Sie müssen nicht unbedingt jede Woche mühsam die volle MIND-Punktzahl erzielen, solange Sie sich auf die zehn »guten« Lebensmittel konzentrieren.

MIND-Diät: »Gute« Nahrungsmittel und ihre optimale Portionierung[66]	
Blattgemüse (Grünkohl, Pak Choi, Spinat, Salat)	mindestens 6 Portionen pro Woche
anderes Gemüse (Paprika, Kürbis, Karotten, Brokkoli, Sellerie, Kartoffeln, Erbsen oder Limabohnen, Tomaten, Tomatensoße, Bohnen, Rote Bete, Mais, Zucchini, Auberginen)	mindestens 1 Portion pro Tag
Beeren (Erdbeeren, Blaubeeren, Himbeeren, Brombeeren)	mindestens 2 Portionen pro Woche
Nüsse	mindestens 5 Portionen pro Woche
Olivenöl	als hauptsächliches Speiseöl benutzen
Vollkornprodukte	mindestens 3 Portionen pro Tag
Fisch (besonders Fisch mit hohem Omega-3-Gehalt wie Lachs), nicht frittiert	mindestens 1 Mahlzeit pro Woche
Hülsenfrüchte (Bohnen, Linsen, Sojabohnen)	mindestens 4 Mahlzeiten pro Woche
Geflügel (Huhn, Pute)	mindestens 2 Mahlzeiten pro Woche
Wein	1 Glas pro Tag (Wichtig: 1 Glas pro Tag ergibt mehr MIND-Punkte als mehr oder weniger)

Betonen möchte ich die Bedeutung von Blattgemüse, das Folsäure, Vitamin E, Carotinoide und Flavonoide enthält – alles Nährstoffe, die vor Demenz und mentalem Abbau schützen. Wenn ich meinen Patienten sage, dass es auf genügend Grünzeug ankommt, rümpfen sie oft die Nase. Aber »Blattgemüse« bedeutet nicht nur halb verwelkter Salat. Gehen Sie in den Supermarkt oder auf den Wochenmarkt und probieren Sie verschiedene Arten von Blattgemüse.

Zum Beispiel gibt es viele Blattgemüse auch als Sprossen oder Microgreens, die sehr jung geerntet werden, kurz nach dem Keimen. Sie sind eine köstliche, extrem nährstoffreiche Alternative zu ausgewachsenem Blattgemüse und enthalten bis zum Vierzigfachen der Nährstoffe ihrer reifen Gegenstücke. Sie sind voll mit den Vitaminen C, E und K. Microgreens können aus vielen Gemüsesorten gezogen werden, auch aus solchen, bei deren Blättern man nicht unbedingt an den Verzehr denkt. Zu den beliebten Sorten gehören Rucola, Schnittlauch, Koriander, Rotkohl, Grünkohl und Basilikum, aber auch Brokkoli, Radieschen und Sonnenblumen. Eine weiterer Vorteil der Microgreens ist, dass man sie zu Hause anbauen kann. Alles, was man braucht, ist ein daumenbreiter Streifen Blumenerde auf einem Tablett oder Backblech, Sprossensaat (im Gartenbauhandel oder online erhältlich) und sauberes Wasser in einer Sprühflasche, um die Samen zu benetzen. Sieben bis vierzehn Tage nach dem Keimen sind die Sprossen ernte- und verzehrbereit. Man kann sie im Salat, auf Avocado-Toast oder als Garnierung von Tacos verwenden.

Brain Fog – das benebelte Gehirn

Demenz ist gewiss die schwerwiegendste, das Leben am meisten verändernde Form der Gedächtnisschwäche, aber sie ist nicht die einzige Erkrankung, die zu Lücken im Denken führt. »Gehirnnebel« (Brain Fog) liegt vor, wenn man nicht klar denken kann, wenn Konzentration oder Multitasking schwerfallen, oder wenn man das Kurz- und Langzeitgedächtnis verliert. Manchmal ist dieser »Nebel« mit einer ernsteren Demenz verbunden. Beispielsweise fühlen sich Alzheimer-Patienten im frühen Stadium häufig benebelt. Diese Form der Benommenheit tritt auch häufig bei autistischen Störungen, chronischer Fatigue und Fibromyalgie auf. Nach meiner Erfahrung kann sie jedoch jeden Menschen befallen, auch ohne eine zugrunde liegende Erkrankung.

Auch wenn wir nicht sicher wissen, was dieses Symptom verursacht, gehen Forscher davon aus, dass es auf eine übermäßige Entzündlichkeit des Gehirns zurückzuführen ist. Ähnlich wie die anderen bereits besprochenen Erkrankungen lässt sich der Gehirnnebel am wirksamsten durch die einfache, vollwertige Ernährungsweise lindern, von der im gesamten Buch die Rede ist. Ich empfehle einen Ernährungsplan, der sich an der mediterranen Ernährung oder der erwähnten MIND-Diät orientiert.

Darüber hinaus finden Sie im Folgenden einige die gesunde Ernährung ergänzende Tipps, um die Entzündlichkeit zu bekämpfen und Denkschärfe und Entschlusskraft wiederherzustellen.

Luteolin: Im Jahr 2015 haben Theoharis Theoharides und sein Team Belege dafür gefunden, dass Luteolin, eine Art Flavonoid, zahlreiche neuroprotektive Eigenschaften aufweist, die Brain Fog verringern.[67] Als Antioxidans und entzündungshemmendes Mittel verhindert diese Substanz die toxische Zerstörung von Nervenzellen im Gehirn.

Nahrungsmittel, die Luteolin enthalten, sind unter anderem Wacholderbeeren, frische Pfefferminze, Salbei, Thymian, Peperoni und Paprika, Radicchio, Selleriesamen, Petersilie und Artischocken. Oregano gehört auch zu den besten Quellen für Luteolin, aber man sollte getrockneten mexikanischen Oregano kaufen. Frischer Oregano enthält ungefähr pro 100 g nur 1 mg Luteolin, während getrockneter mexikanischer Oregano rund 1000 mg pro 100 g hat.

Probiotisch ist nicht immer gut: Da Probiotika der letzte Schrei sind und auch ich sie in diesem Buch mehrfach als vorteilhaft für die Darmflora anpreise, könnte man verständlicherweise auf die Idee kommen, dass sie in jedem Fall und ausnahmslos nützlich sind. Aber 2018 haben Satish Rao und sein Team festgestellt, dass der regelmäßige Verzehr von Probiotika mit einer langsameren Verdauung einhergeht, und das wiederum führt Brain Fog herbei.[68] Falls Sie ein Probiotikum einnehmen und Ihr eigenes Denken träge finden, dann sollten Sie möglicherweise das Nahrungsergänzungsmittel wechseln (die Wirkung variiert von Mensch zu Mensch, denn jeder Darm ist einzigartig). Noch besser wäre es, die probiotische Wirkung durch natürliche Lebensmittel wie Joghurt mit lebenden Kulturen zu erzielen.

Gluten: Im Jahr 2018 haben Lucy Harper und ihre Kollegin Justine Bold nachgewiesen, dass Gluten Brain Fog verursachen kann.[69] Nach dem Verzehr von Gluten denken manche Menschen weniger klar und wollen den ganzen Tag lang schlafen. Falls Sie darunter leiden, sollten Sie Gluten weglassen und prüfen, ob sich der Zustand bessert. Womöglich stellt sich heraus, dass Sie eine Zöliakie oder nichtzöliakische Glutenunverträglichkeit haben.

Phosphatidylserin (PS): PS ist wichtig für die Gesundheit der Nervenzellmembrane und -außenhüllen und seine Schutzwirkung kann Brain Fog verhindern. 2010 hat Akito Kato-Kataoka festgestellt, dass die Gabe von aus Sojabohnen gewonnenem PS in sechs Monaten das Erinnerungsvermögen bei älteren japanischen Erwachsenen verbessert.[70]

PS ist als Nahrungsergänzungsmittel erhältlich, aber auch in Sojabohnen enthalten. Abgesehen davon ist PS nicht sehr verbreitet, aber man kann mehr weiße Bohnen, Eier und Milchprodukte essen.

Citicolin: Die Ursache von Brain Fog selbst herauszufinden, kann schwierig sein, aber wenn Ihr Zustand auf Acetylcholin- und Dopaminmangel zurückzuführen ist, ist es Studien zufolge sinnvoll, Citicolin zu sich zu nehmen, z. B. mit Rinderleber oder Eigelb.[71]

Die Bedeutung der Erinnerung

Erinnerungen sind ein Eckpfeiler der menschlichen Identität. Sie sind ein wesentlicher Bestandteil unserer Art zu lernen, Geschichte zu bewahren und Fortschritte auf unserem Lebensweg zu messen. Ohne Erinnerungen wären wir nicht in der Lage, gute Arbeit zu leisten, uns die Zähne zu putzen, nach Hause zu finden oder andere Menschen zu erkennen. Deshalb schätzen wir unsere Erinnerungen und trauern um sie, wenn Demenz oder Brain Fog einsetzen.

Ich wünschte, ich hätte damals Brian mit meinem heutigen Wissensstand behandeln können. Dann hätten wir ihm einen robusten Ernährungsplan voller Nahrungsmittel aufgestellt, die sein Gedächtnis vielleicht um Jahre verlängert hätten. Egal wie alt Sie sind, es ist nie zu spät oder zu früh, um endlich so zu essen, dass Sie die bestmögliche Chance im Kampf gegen altersbedingte Demenz haben und sich jeden Tag aufgeweckt, geistesgegenwärtig und kompetent fühlen.

Spickzettel: Erinnerungsvermögen

Die MIND-Diät ist der umfassendste Ernährungsplan zur Gewährleistung eines gesunden Gedächtnisses. Essen Sie Blattgemüse, buntes Gemüse, Beeren, Nüsse, Olivenöl, Vollkornprodukte, Fisch, Bohnen, Geflügel und trinken Sie Rotwein.

Genießen:

- Kalorienreduktion: Arbeiten Sie mit Ihrem Arzt zusammen einen Plan aus, um Ihre gesamte Kalorienaufnahme um etwa 25 % zu senken.
- Alkohol: Seien Sie weder völlig enthaltsam noch zu trinkfreudig. Drei bis fünf alkoholische Getränke pro Woche sind ideal für Frauen, fünf bis sieben das beste Maß für Männer.
- Kaffee: tut gut, aber halten Sie den gesamten Koffeinverbrauch unter 400 mg pro Tag
- Olivenöl: wirkt schützend, besonders wenn damit ein Soffrito zubereitet wird
- Kräuter und Gewürze: Kurkuma, schwarzer Pfeffer, Zimt, Safran, Rosmarin, Ingwer, Salbei
- bei Brain Fog: Luteolin-reiche Nahrungsmittel (Wacholderbeeren, frische Pfefferminze, Salbei, Thymian, Peperoni und Paprika, Radicchio, Selleriesamen, Petersilie, Artischocken und getrockneter mexikanischer Oregano); alles, was Phosphatidylserin (PS) enthält (weiße Bohnen, Eier und Milchprodukte); alles, was Citicolin enthält (Rinderleber, Eigelb)

Meiden:

- westliche Ernährung: Lebensmittel mit einem hohen Gehalt an schlechten Fetten (rotes Fleisch, Frittiertes) und Kohlenhydrate mit hohem GI (Weißbrot, weißer Reis, Kartoffeln, Nudeln und alles andere aus Weißmehl)
- Gluten: wenn Sie an Zöliakie oder nichtzöliakischer Glutenunverträglichkeit leiden, sämtliche Weizenprodukte wie Brot, Pizza, Nudeln und viele alkoholische Getränke

7. KAPITEL:

Zwangsstörungen – NAC, Glycin und die Gefahren von Orthorexie

Wir alle kennen das quälende Gefühl, wenn wir uns nach dem Verlassen des Hauses fragen, ob vielleicht der Herd noch an ist oder ob wir die Tür auch wirklich abgeschlossen haben. Aber stellen Sie sich vor, wie es sich anfühlt, wenn man diesen Gedanken nicht entkommen kann. Wenn keine Sorge jemals aus dem Bewusstsein verschwindet und nichts jemals abgehakt ist, egal wie sehr man sich darum bemüht. So fühlt sich eine Zwangsstörung an – wie Folter.

Als Adam in mein Behandlungszimmer trat, wirkte er auf mich wie ein selbstbewusster junger Mann. Aber sobald er ein wenig losließ, kamen sämtliche Zwangshandlungen und Kontrollticks zum Vorschein. Er brauchte mehrere Stunden am Tag für seine Rituale. Unter anderem überprüfte er, dass die Handbremse angezogen, die Kappe auf die Zahnpastatube geschraubt und der Mülleimerdeckel in der Küche geschlossen war. Manchmal kam er zu spät zur Arbeit, weil er Angst hatte, das Auto zu starten.

Wir fanden kleine Maßnahmen, um seine Symptome zu verbessern. Auf meinen Rat hin nutzte er einen Taxidienst, um zur Arbeit zu kommen. Da er den Fahrer nicht warten lassen mochte, hatte er einen Grund, das Haus zu verlassen, ohne seine Rituale zu beenden. Im Internet fanden wir einen Mülleimer mit automatischem Deckel, der sich nach jeder Benutzung selber schloss. Das beruhigte Adam ein wenig, aber wenn er mit dem Auto zu mir kam, ging er immer wieder zum Wagen zurück und grübelte dort stundenlang darüber nach, ob er die Handbremse lösen sollte oder nicht. Was, wenn er sie löste und das Auto rollte rückwärts? Was, wenn er zu stark Gas gab und versehentlich irgendwo auffuhr? Die Gedanken drehten sich unerbittlich in seinem Kopf wie ein Hamster im Laufrad.

Zwangsstörungen sind jahrelang als Angststörung klassifiziert worden.[1] Erst kürzlich bekamen sie zusammen mit anderen Störungen im sogenannten Zwangsspektrum eine eigene Klasse. Meiner Meinung nach ist eine strenge Unterscheidung zwischen Zwangsstörungen und Angstzuständen fraglich, denn viele Patienten mit Zwangsstörungen leiden auch unter schrecklicher Angst. Genau genommen leiden bis zu 30 % aller Menschen mit Zwangsstörungen im Laufe ihres Lebens auch an einer generalisierten Angststörung.[2] Zwangsstörungen stehen in engem Zusammenhang mit mehreren anderen psychischen Störungen. Tic-Störungen wie das Tourette-Syndrom gehören ebenso zum OCD-Spektrum (*obsessive-compulsive disorder*) wie körperdysmorphe Störungen, Trichotillomanie

(Haareziehen), Exkoriationsstörung (Hautzupfen), pathologisches Glücksspiel, Kleptomanie, sexuelle Obsessionen und andere Erkrankungen. Zwangsgestörte Menschen haben oft ähnliche Persönlichkeitsmerkmale wie Menschen mit Essstörungen wie Anorexie oder Bulimie, und bei vielen Patienten es gibt es Überschneidungen.

Als ich vor ungefähr 15 Jahren Adam behandelte, waren die einzigen verfügbaren Mittel bestimmte Medikamente und die kognitive Verhaltenstherapie. Inzwischen gibt es kontrollierte Studien und viele Fallbeispiele, die auch als Leitfaden für Ernährungsinterventionen dienen können. In diesem Kapitel erläutere ich die Ernährungsinterventionen bei Zwangsstörungen und verwandten Erkrankungen und zeige auf, wie Betroffene Erleichterung finden können.

Zwangsstörungen und Darm

Wie wir es schon von der Angststörung kennen, spielt auch bei den Zwangsstörungen die Darm-Hirn-Verbindung eine Rolle. Veränderungen in der Darmflora können den Verlauf der Krankheit beeinflussen, und umgekehrt ändert sich die Darmflora, wenn zwanghafte Symptome einsetzen.

So haben beispielsweise Pranish Kantak und sein Team an der Universität von North Dakota bei Mäusen zwanghafte Verhaltensweisen induziert und geprüft, ob Probiotika die Symptome verändern. Beim ersten Experiment wurden die Mäuse zwei oder vier Wochen lang entweder mit einem Probiotikum oder einer Kochsalzlösung vorbehandelt. Nachdem man dann zwanghafte Verhaltensweisen induziert hatte, bemerkten die Forscher, dass diese bei den probiotisch behandelten Mäusen signifikant weniger extrem waren als in der Kontrollgruppe, die nur Kochsalzlösung erhielt.[3]

Beim zweiten Experiment wurde eine zusätzliche Gruppe von Mäusen in die Analyse einbezogen. Diese Mäuse waren vier Wochen lang mit Fluoxetin, allgemein bekannt als Prozac, vorbehandelt worden. Antidepressiva mit selektiven Serotonin-Wiederaufnahmehemmern (*selective serotonin reuptake inhibitor*, SSRI) sind bei der Behandlung von Zwangsstörungen die erste Wahl. Und tatsächlich linderte das Medikament die Zwangssymptome, aber die probiotische Gruppe wies Ergebnisse vor, die denen der medikamentösen Gruppe sehr ähnlich waren. Mit anderen Worten: Probiotika helfen gegen Zwangsstörungen ähnlich gut wie die übliche medikamentöse Behandlung.

Um zu beweisen, dass die Verbindung zwischen Darm und Gehirn in der umgekehrten Richtung funktioniert, haben Tony Jung und sein Team von der McMaster University 2018 bei Ratten durch ein Medikament zwanghafte Symptome hervorgerufen und dann die Darmbakterien der Ratten untersucht.[4] Die Messungen ergaben, dass sich die Darmflora der Ratten tatsächlich mit Einsetzen der Zwanghaftigkeit änderte. Die Forscher zogen den Schluss, dass sich die Darmbakterien ändern, weil die Zwangshandlungen so viel Zeit und Energie verbrauchen (man denke an die Zeit und Energie, die mein Patient Adam verbraucht hat).

Die Ergebnisse dieser Tierversuche sind durch Humanstudien bestätigt worden. Zum Beispiel hat eine Umfrage über die psychologischen Auswirkungen von Probiotika bei gesunden Menschen gezeigt, dass zwanghafte Symptome nach 30 Tage während dem Verzehr von Probiotika milder wurden. 2015 haben die Psychologin Jasmine Turna und ihr Team erklärt, dass Zwangsstörungen möglicherweise auf die bidirektionale Beziehung zwischen Darm und Gehirn zurückzuführen sind.[5] Veränderungen der Darmflora wirken sich auf die Hypothalamus-Hypophysen-Nebennierenrinden-Achse (HHN-Achse) aus und verursachen eine Kettenreaktion von Hormon- und Immunreaktionen, die Zwangsstörungen hervorrufen.

Es gibt deutliche Hinweise darauf, dass die HHN-Achse bei Zwangsstörungen nicht wunschgemäß funktioniert. Nehmen wir z. B. das Verhalten des Stresshormons Cortisol bei Zwangsstörungen. Bei gesunden Menschen hat der Cortisolspiegel einen niedrigen Ausgangswert. Bei einsetzendem Stress steigt der Cortisolspiegel an, da der Körper das Hormon freisetzt, um auf Krisen zu reagieren. Aber bei zwangsgestörten Patienten ist der Cortisol-Ausgangswert erhöht, und in Krisensituationen gibt es keine entsprechende Cortisolspitze.[6] Tatsächlich *sinkt* der Cortisolspiegel bei zwanghaften Menschen unter Stress oft – genau das Gegenteil der zu erwartenden Reaktion. Es scheint, als wäre die HHN-Achse aufgrund der ständigen Belastung durch Zwangsstörungen überfordert und als könne das Gehirn externen Stressfaktoren nicht so begegnen, wie es bei einem gesunden Menschen der Fall wäre.

Zur Frage nach den Ursachen der bakteriellen Veränderungen, die Zwangsstörungen möglicherweise vorangehen, hat der Kognitionspsychologe Jon Rees 2014 erklärt, dass Stress und Antibiotika das Darmmikrobiom verändern können.[7] Eine Vielzahl von Stressfaktoren kann Veränderungen im Darmmikrobiom und damit eine Zwangsstörung auslösen. Studien haben ergeben, dass es sich nicht um größere, lebensverändernde Ereignisse handeln muss.[8] Sorge um die Gesundheit, Schulstress oder der Verlust eines geliebten Menschen können Zwangsstörungen auslösen, auch wenn sie gar nicht traumatisch sind. Sogar eine Schwangerschaft kann das Darmmikrobiom verändern und zu zwanghaften Symptomen führen.

Bei Kindern tritt eine Variante von Zwangsstörungen namens PANDAS (*pediatric autoimmune neuropsychiatric disorders associated with streptococcus*) auf, die lange mit Streptokokkeninfektionen und Immunschwäche in Verbindung gebracht wurde. Inzwischen vermuten Experten jedoch, dass nicht die Streptokokken selbst PANDAS verursachen, sondern das Antibiotikum, mit dem die Infektion behandelt wird. Die gegen Streptokokken eingesetzten Antibiotika können das Darmmikrobiom schädigen und Zwangsstörungen auslösen.

Alles in allem deuten die Forschungsergebnisse darauf hin, dass Zwangssymptome dann auftreten, wenn sich die Darmflora verändert, und umgekehrt. Wie wir inzwischen wissen, lässt sich eine gesunde Darmflora am besten dadurch sichern, dass man die richtigen Nährstoffe zu sich nimmt und Nahrungsmittel meidet, die das Gleichgewicht des Mikrobioms stören können.

Ernährung, die Zwänge verschlimmert

Da Zwangsstörungen so eng mit Angstzuständen verwoben sind, empfehle ich meinen Patienten immer, sich an die entsprechenden Ernährungsprinzipien zu halten. Neben den im 3. Kapitel besprochenen Nahrungsmitteln sollten Sie auch noch die folgenden Ernährungsfaktoren meiden, falls Sie an Zwangsstörungen leiden.

Glutamat

Wie wir im 4. Kapitel beim Thema »PTBS« gelernt haben, ist Glutamat ein Stoff, der in vielen Nahrungsmitteln von Natur aus vorkommt und in Fertiggerichten als Zusatz verwendet wird, um einen Umami-Geschmack zu erzeugen. Die in der Nahrung enthaltenen üblichen Mengen an Glutamatverbindungen gelten im Allgemeinen als unbedenklich für die meisten Menschen, aber bei Zwangsstörungen sollte man mit dem Verzehr von Glutamat sehr vorsichtig sein. Das liegt daran, dass Glutamat im Gehirn eine wichtige Rolle als Neurotransmitter spielt, der stark mit Zwangsstörungen verflochten ist.

Im Jahr 2018 stellten Kathleen Holton und Elizabeth Cotter den Fall eines 50-jährigen Mannes vor, der 39 Jahre lang an Zwangsstörungen im Alltag gelitten hatte, ohne dass Medikamente eine Besserung gebracht hätten.[9] Zusätzlich zu der Zwangsstörung hatte der Mann auch Fibromyalgie (eine chronische Schmerzerkrankung) und ein Reizdarmsyndrom, und genau das führte zu einer bahnbrechenden Erkenntnis über den Zusammenhang zwischen Ernährung und Zwangsstörungen.

Der Mann nahm an einer randomisierten, doppelblinden, placebokontrollierten klinischen Studie teil, welche die Auswirkungen einer glutamatarmen Ernährung auf Fibromyalgie und Reizdarmsyndrom untersuchte. Nach einmonatiger Diät gingen nicht nur die Symptome der Fibromyalgie und des Reizdarmsyndroms zurück, sondern es zeigte sich auch eine deutliche Besserung bei den Zwangshandlungen. Holton und Cotter kamen zu dem Schluss, dass die chemischen Anomalien, die Zwangsstörungen zugrunde liegen, etwas mit Glutamat zu tun haben müssen.

Im Jahr 2017 haben Přemysl Vlček und sein Team umfangreiche Nachweise dafür vorgelegt, dass Anomalien der Glutamatverarbeitung eine wichtige Rolle in den an Zwangsstörungen beteiligten Gehirnschaltkreisen spielen.[10] Glutamat ist der wichtigste exzitatorische Neurotransmitter im Zentralnervensystem; »exzitatorisch« bedeutet, dass das Glutamat den Neuronen auf die Sprünge hilft.[11] Auch wenn die genaue Rolle der Glutamatanomalien unklar bleibt, weiß man, dass Zwangsstörungen zumindest teilweise durch eine Fehlfunktion des Systems verursacht werden, bei der Neuronen zur Aktivität angetrieben werden. Übermäßiges Glutamat in der Nahrung kann diesen Vorgang verschlimmern.

Aber ein Zuviel an Glutamat ist nicht das einzige Puzzleteil. Im Jahr 2019 haben Yan Li und sein Team dargelegt, dass Zwangsstörungen höchstwahrscheinlich sowohl durch einen Anstieg des exzitatorischen Glutamats als auch durch einen Anstieg eines seiner Gegenstücke, des inhibitorischen Neurotransmitters Gamma-Aminobuttersäure (GABA), verursacht werden.[12] »Inhibitorische« Neurotransmitter bewirken das Gegenteil von exzitatorischen und halten Neuronen von der Aktivität ab.

Ein gleichzeitiger Überschuss an Glutamat und GABA hat zur Folge, dass das Gehirn gleichzeitig treibende und hemmende Signale erhält. Zwangsgestörte Gehirne befinden sich aufgrund der widersprüchlichen Botschaften, die ihre Neuronen empfangen, in ständigem Durcheinander. Kein Wunder, dass sie ins Stocken kommen! Die genaue Wirkweise von GABA-Glutamat-Anomalien ist noch viel komplexer als diese vereinfachte Erklärung, aber der entscheidende Punkt ist, dass Patienten mit Zwangsstörungen Besserung erlangen können, indem sie den Glutamatgehalt in ihrer Ernährung reduzieren.

Es gibt zwei Arten von Glutamat. Gebundenes Glutamat wird normalerweise als Teil eines Proteins verzehrt und kann daher gut verdaut und absorbiert werden. Freies Glutamat ist nicht an andere Aminosäuren gebunden und kann daher Glutamatspitzen im Blut verursachen. Solche Spitzen sollte man vermeiden.

Freie Glutamatformen sind in gepökeltem Fleisch und Salami, in Roquefort und Parmesan, Fischsoße und Sojasoße, reifen Tomaten und Brokkoli, Traubensaft, Kaviar, Miso und Knochenbrühe enthalten. Wie wir aus dem 4. Kapitel wissen, ist Glutamat auch in Mononatriumglutamat enthalten, welches vielen Fertiggerichten als Geschmacksverstärker zugesetzt ist. Zum Beispiel wird es in Hähnchen-Nuggets, in Brühe, Tüten- und Dosengerichten und Würzsoßen verwendet. Patienten, die an Zwangsstörungen oder ähnlichen Symptomen leiden, sollten den Verzehr solcher Lebensmittel so weit wie möglich einschränken und prüfen, ob eine Verbesserung eintritt. (Ich habe bereits davor gewarnt, dass viele Nahrungsmittel mit hohem Glutamatgehalt auch die Aminosäure Tyramin enthalten, welche die Wirkung von MAOI-Antidepressiva beeinträchtigen kann; mehr dazu im 9. Kapitel.)

Gluten

Im Jahr 2018 haben der Gastroenterologe Luis Rodrigo und sein Team in einer Studie untersucht, ob eine Verringerung des Glutenverzehrs bei Kindern mit Zwangsstörungen und Tourette-Syndrom die Symptome verringern kann.[13] Tatsächlich stellten die Patienten nach einem Jahr glutenfreier

Ernährung fest, dass ihre Obsessionen ihren Alltag weniger beeinträchtigten und ihnen weniger Qual bereiteten.

Die genauen Gründe für die Besserung der Zwangsstörungen nach Meiden des Glutens sind nicht bekannt. In früheren Kapiteln habe ich bereits erläutert, dass das von Zöliakie betroffene Gehirn für die Zerstörung von Autoimmun-Gehirnzellen sowie für Glutamat-GABA-Ungleichgewichte anfällig ist.[14] Dies trägt wahrscheinlich zu Zwangsstörungen bei.

Zwar gibt es keinen wasserdichten Beweis dafür, dass eine glutenfreie Ernährung Menschen mit Zwangsstörungen hilft, aber diese Studie und andere Fallgeschichten legen nahe, dass es sich lohnt, eine glutenfreie Diät auszuprobieren und auf eine eventuelle Besserung zu achten.

Mit Nahrung und Ergänzungsmitteln gegen Zwänge

Vicky war 50 Jahre alt und leitete die Personalabteilung eines großen Unternehmens. Bei der Arbeit achtete sie auf die pünktliche und korrekte Erledigung von Aufgaben. Aber zu Hause war sie frustriert und kam nicht damit klar, dass ihr letztes Kind bald auszieht.

Im Gespräch war sie bei den meisten Themen fröhlich und optimistisch, aber als wir über ihre Ehe sprachen, wurde sie ängstlich. Irgendwann gestand sie, dass sie sich nicht sicher war, ob sie verheiratet bleiben sollte oder nicht. Einerseits hatte sie keine größeren Probleme oder Konflikte mit ihrem Ehemann. Auf der anderen Seite fand sie ihn zu festgefahren. Sie hätte gern die Welt bereist, aber er wollte keine Veränderungen in seinem Leben.

Um ihren Ärger und ihren Tatendrang zu kanalisieren, las sie *Magic Cleaning: Wie richtiges Aufräumen Ihr Leben verändert* von Marie Kondo. Von Anfang an gefiel es ihr sehr. Kondos Philosophie des Aufräumens wurde zum Ventil für ihren Stress. Bald hatte sie nicht nur Kleiderschränke und Keller aufgeräumt, sondern auch begonnen, alle ihre Schuhe und Kleider nach Farben zu ordnen.

Ihren Mann nervte das ständiges Aufräumen, und als sie sich an seine Kleidung wagte, wurde er sauer. Ihre Kinder schlossen sogar ihre Zimmertüren ab, sobald Vicky nach Hause kam. Sie fürchteten, die Mutter könne hereinplatzen und herumräumen. Allmählich beeinträchtigte Vickys Ordnungsfimmel andere Bereiche ihres Lebens. Sie kam zu spät zur Arbeit, weil sie noch aufräumen musste, und im Büro konnte sie an nichts anderes denken.

Ich erkannte, dass sie Zwangsstörungen entwickelte. Auch wenn Zwangsstörungen normalerweise früher im Leben einsetzen, können sie auch später auftreten. Ein Bruchteil der Fälle beginnt bei Menschen über 50.[15] Vicky wollte auf gar keinen Fall Medikamente nehmen, aber durch unsere Therapiesitzungen wurde ihr langsam bewusst, dass ihr obsessives Verhalten die Sorgen um ihre Ehe verdrängte. Da sie nicht bereit war, Medikamente einzunehmen, beschloss ich, mit ihr einige diätetische Interventionen zu versuchen. Vor allem wollte ich zwei Mittel ausprobieren, die beide nachweislich ohne begleitende SSRI-Medikamente Zwangssymptome reduzieren: N-Acetylcystein (NAC) und Myoinositol (MI).

Dank einer Kombination aus Ernährungsumstellung, Nahrungsergänzungsmitteln und Therapie konnte Vicky schon nach drei Monaten klarer denken. Die Häufigkeit und Dringlichkeit ihrer Zwangsgedanken war geringer, sodass sie im Alltag besser funktionieren konnte. Ihr zwanghaftes Aufräumen nahm erheblich ab, und obwohl ihr die Entscheidung schwerfiel, entschloss sie sich nach einem Jahr zu einer Trennung probehalber. 18 Monate später ließen sie und ihr Mann sich einvernehmlich scheiden.

Ich hatte Vicky weiterhin in Behandlung, und immer wenn sie von ihrem Ernährungsplan abwich, nahmen die Zwangshandlungen zu – manchmal in Grübeleien darüber, ob die Trennung das Richtige war, und manchmal in Form ihrer Putzobsession. Sobald sie jedoch ihre Ernährungsumstellung wieder aufnahm, verschwanden die Symptome.

Wir werden nun NAC und MI zusammen mit anderen diätetischen Interventionen untersuchen, die erwiesenermaßen im Umgang mit Zwangsstörungen helfen.

N-Acetylcystein (NAC)

N-Acetylcystein ist ein Nahrungsergänzungsmittel zur Behandlung einer Reihe von nicht psychischen Erkrankungen, aber es hat sich auch als hilfreiches Mittel bei Zwangsstörungen erwiesen. NAC hemmt die Freisetzung von Glutamat zwischen Nervenzellen in vielen Hirnregionen wie dem Kortex, der Amygdala, dem Hippocampus und dem Striatum, die alle von Zwangsstörungen betroffen sind.[16] Darüber hinaus reduziert NAC oxidativen Stress und Entzündungen im Gehirn von Menschen mit Zwangsstörungen.[17]

Eine Studie aus dem Jahr 2017 hat ergeben, dass NAC die Wirkung des Antidepressivums Citalopram verstärkt. Citalopram lässt zwangsgestörte Kinder und Jugendliche ihre Zwänge besser unterdrücken und steuern.[18] Die Fallgeschichte einer 58-jährigen Frau, deren Zwangsstörung mit dem Antidepressivum Fluvoxamin behandelt wurde, legt nahe, dass die begleitende Gabe von NAC zu einer signifikanten Besserung der Zwangsstörung geführt hat, wobei die Besserung schon eine Woche nach der NAC-Behandlung eintrat.[19]

NAC hat sich auch als wirksam bei der Behandlung von Trichotillomanie erwiesen, einer Zwangsstörung, bei der sich Betroffene wiederholt die eigenen Haare ausreißen. Im Jahr 2009 führte Jon Grant eine doppelblinde, randomisierte, placebokontrollierte Studie durch. Über einen Zeitraum von zwölf Wochen prüfte er die Wirksamkeit von 1200 bis 1400 mg NAC pro Tag bei Teilnehmern mit Trichotillomanie.[20] Bei den Patienten der NAC-Gruppe wurde ein deutlich stärkerer Rückgang des Haareausreißens gemessen als bei der Placebogruppe.

Einzelfälle lassen vermuten, dass NAC auch bei zwanghaftem Nägelkauen und Hautzupfen hilfreich ist. Weitere kontrollierte Studien wären nötig, aber insgesamt sprechen die Ergebnisse der bisherigen Studien für den Einsatz von NAC gegenüber einem Placebo.[21] NAC gilt auch als ungefährlich und frei von größeren Nebenwirkungen.

Da NAC von Natur aus nicht in Lebensmitteln vorkommt, muss es als Nahrungsergänzungsmittel eingenommen werden. Allerdings wandelt es sich, sobald es im Körper aufgenommen ist, in die Aminosäure Cystein um. Zwar beruhen sämtliche Forschungen zur Wirksamkeit von NAC gegen Zwangsstörungen auf Nahrungsergänzungsmitteln, aber in meiner Praxis haben Patienten auch vielversprechende Ergebnisse erzielt, indem sie Nahrungsmittel mit hohem Cysteingehalt aßen. Fleisch, Getreide und Eier enthalten Cystein, ebenso wie Ricotta, Hüttenkäse, Joghurt, Brokkoli, rote Paprika und Zwiebeln.

Myoinositol (MI)

Myoinositol ist eine Form von Glukose, die auf natürliche Weise im Körper hergestellt wird, aber auch über die Nahrung aufgenommen werden kann. Es gibt jede Menge MI im Gehirn, besonders in den Gehirnzellmembranen. Dort regelt das MI, welche Substanzen in die Zellen ein- und aus ihnen austreten.[22] MI ist ein Vorläufer von Phosphoinositid, einem Lipid, welches bei vielen neurochemischen Abläufen die zellulären Reaktionen ermöglicht, auch bei den an Zwangsstörungen beteiligten Serotonin- und Dopaminwegen.[23]

Manche Forscher glauben, dass MI im Gehirn einen ähnlichen Wirkmechanismus hat wie SSRI-Psychopharmaka.[24] Tatsächlich haben eine Reihe von Versuchen gezeigt, dass MI auch bei Zwangsstörungen eine gute Wirkung hat. So untersuchten 1996 der Psychiater Mendel Fux und sein Team 13 Patienten mit Zwangsstörungen und stellten fest, dass die Gabe von täglich 18 g MI über sechs Wochen im Vergleich zum Placebo zu einer signifikanten Verringerung der Zwangsstörungen führt.[25]

Trotz der Wirksamkeit von MI an und für sich hat es sich als Ergänzung zur Standardbehandlung von Zwangsstörungen etwa mit SSRI-Psychopharmaka nicht als hilfreich erwiesen. Außerdem sind leichte Magen-Darm-Nebenwirkungen wie Durchfall, Blähungen oder Übelkeit bekannt. Dennoch sind diese Nachteile gering im Vergleich zu den Vorteilen, die MI bietet.[26]

MI kommt reichlich in Obst, Bohnen, Getreide und Nüssen vor. Frisches Gemüse enthält viel mehr MI als Tiefkühlkost oder Konserven. Zum Frühstück liefern Grapefruit und Kleieflocken reichlich MI und Kaffee enthält eine Spur davon. Bevor Sie Grapefruit auf den Speiseplan setzen, sollten Sie wegen möglicher Wechselwirkungen mit Ihrem Arzt Rücksprache halten. Zum Mittag- und Abendessen sollten Sie an weiße oder grüne Bohnen denken. Auch Rosenkohl und Limabohnen sind reich an MI; Karotten und Mais haben einen geringeren Gehalt. Erdnussbutter (ohne Zuckerzusatz) steckt voller MI, ebenso wie Vollkornbrot. Im Allgemeinen enthält Vollkornbrot mehr MI als Weißbrot. Cantaloupe-Melonen und Zitrusfrüchte haben einen außerordentlich hohen MI-Gehalt, also genießen Sie sie, wann immer Sie können.

Glycin

Glycin ist eine weitere Aminosäure, welche die Glutamatfunktion im Gehirn beeinflusst. Studien zufolge kann Glycin bei Zwangsstörungen helfen, da es im Gehirn mit einem Glutamatrezeptor namens N-Methyl-D-Aspartat-Rezeptor (NMDA) interagiert.[27] Auch wenn Glycin ebenfalls ein inhibitorischer, also hemmender Neurotransmitter ist, kommt es dem Glutamat nicht so in die Quere wie GABA, sondern beruhigt eher den Konflikt im Gehirn von Zwangsstörungspatienten.

Im Jahr 2009 haben William Greenberg und sein Team zwangsgestörten Patienten täglich 60 mg Glycin oder ein Placebo verabreicht und deren Symptome vier, acht und zwölf Wochen nach Beginn der Studie überprüft.[28] Bei den mit Glycin behandelten Testpersonen zeigte sich ein starker Trend zur Verringerung der Zwangsstörungen.

Ebenfalls 2009 haben William Louis Cleveland und sein Team von einem Fall berichtet, der die Bedeutung von Glycin beleuchtet.[29] Bei dem Patienten in der Fallstudie wurde im Alter von 17 Jahren eine Zwangsstörung und eine körperdysmorphe Störung diagnostiziert. Seine Symptome waren so schwerwiegend, dass er die Schule abbrechen musste. Mit 19 Jahren verließ er das Haus nicht mehr und hatte keinerlei sozialen Kontakt, abgesehen von seinen Eltern. Mehrere Behandlungsansätze – SSRI-Antidepressiva, Antipsychotika und intravenöse Therapie – erwiesen sich als erfolglos.

Im Alter von 22 Jahren verschlimmerten sich seine Symptome nach einer Antibiotikabehandlung gegen H. pylori, ein Bakterium, das Magengeschwüre verursacht. Seine Ärzte kamen zu dem Schluss, dass seine NMDA-Rezeptoren nicht richtig funktionierten und verordneten Glycin zur NMDA-Stimulation. Über einen Zeitraum von fünf Jahren führte die Behandlung mit Glycin zu einer starken Verringerung seiner zwanghaften und körperdysmorphen Symptome, wobei bei jeder Beendigung der Behandlung partielle Rückfälle eintraten. Dank der Glycintherapie konnte der Patient wieder am Schulunterricht und am Sozialleben teilnehmen.

Auch wenn dies ein Einzelfall ist, sind die Ergebnisse doch ziemlich drastisch, und zusammen mit den Ergebnissen der kontrollierten Studie können sie als solider Nachweis dafür gelten, dass Glycin bei der Behandlung von Zwangsstörungen hochwirksam sein kann.

Um sich mit Glycin zu versorgen, muss man nicht auf Nahrungsergänzungsmittel zurückgreifen, denn es ist in Fleisch, Fisch, Milchprodukten und Hülsenfrüchten enthalten. Putenfleisch liefert mehr Glycin als Rindfleisch, welches wiederum mehr liefert als Schwein oder Huhn. Die besten Glycinquellen sind Kollagen und Gelatine. Da Knochenbrühe sowohl Glycin als auch Glutamat enthält, ist eine Wirkung in beide Richtungen erwartbar. Ich lasse meine Patienten den Verzehr oder Verzicht von Knochenbrühe ausprobieren, um zu sehen, wie sich dies auf ihre Zwangsstörungen auswirkt. Falls sich Knochenbrühe negativ auf den Einzelnen auswirkt, kann man einfach bei pflanzlichen Quellen wie Spinat, Grünkohl, Blumenkohl, Kohl, Kürbis und Früchten wie Bananen und Kiwi bleiben, die allesamt auch Glycin enthalten.

Mariendistel

Mariendistel (*Silybum marianum*) gehört zur selben Blumenfamilie wie Sonnenblumen und Gänseblümchen und wird seit Jahrhunderten als Heilpflanze verwendet. Der Sage nach sind die charakteristischen violetten, weiß geäderten Blütenblätter von der Muttermilch der Jungfrau Maria gezeichnet.

Der Wirkstoff der Mariendistel, der Menschen mit Zwangsstörungen hilft, ist das Flavonoid Silymarin, ein natürliches Antioxidans. Silymarin wirkt vor allem, indem es das Enzym Monoaminoxidase (MAO) absenkt, das (unter anderem) Serotonin aus dem Gehirn entfernt.[30] Die Hemmung von MAO erhöht also den Serotoninspiegel und lindert dadurch die OCD-Symptome. (Von MAOI-Antidepressiva, die auf ähnliche Weise wirken, war bereits die Rede.)

Mehdi Sayyah und sein Team haben bei Patienten mit Zwangsstörungen die Wirkungen von Mariendistelextrakt (600 mg pro Tag) und Fluoxetin (30 mg pro Tag) verglichen und festgestellt, dass beide Behandlungen ähnlich wirksam sind, und sich die Nebenwirkungen ebenfalls ähneln.[31] Auch wenn weitere Forschungen nötig sind, um die Mariendistel zur Behandlung von Zwangsstörungen vorbehaltlos zu empfehlen, ist sie einen Versuch wert, da das Potenzial für negative Nebenwirkungen gering ist. Die einzige Möglichkeit, Mariendistel zu sich zu nehmen, sind Nahrungsergänzungsmittel. Fragen Sie wie immer Ihren Arzt, bevor Sie mit der Einnahme beginnen.

Vitamin B_{12}

Vitamin B_{12} (Cobalamin) ist essenziell für die Produktion vieler Gehirnchemikalien, einschließlich Serotonin. Einer Studie zufolge weisen 20 % der Patienten mit Zwangsstörungen einen niedrigen Vitamin-B_{12}-Spiegel auf, und diesen Befund haben andere Studien bestätigt.[32] Zwar ist noch unklar, ob ein Vitamin-B_{12}-Mangel eine Ursache oder eine Folge von Zwangsstörungen ist, aber wir wissen, dass es einen Zusammenhang gibt.

Im Jahr 2012 haben Vivek Sharma und Devdutta Biswas vom Fall eines mittelalten Mannes mit Zwangsstörungen berichtet, der einen niedrigen B_{12}-Spiegel und einen familiär bedingten Vitamin-B_{12}-Mangel aufwies.[33] Seine Zwangsstörungen verschwanden, als seine Werte durch Einnahme von Methylcobalamin, einer Form von B_{12}, erhöht wurden. Das ist ein gutes Zeichen dafür, dass es sich bei Zwangsstörungen lohnt, Vitamin B_{12} zu supplementieren.

Vitamin B_{12} kommt hauptsächlich in Fleisch, Fisch und Geflügel vor, sodass die meisten Fleischesser damit problemlos versorgt sind. Wenn Sie Vegetarier sind, können Sie B_{12} auch durch Milchprodukte aufnehmen. Als Veganer können Sie mit Vitaminen angereicherte Produkte kaufen, beispielsweise Müslis. Aber es gibt auch Fertigprodukte, wie z. B. Tempeh aus fermentierten Sojabohnen, die einen hohen Gehalt an Vitamin B_{12} haben. Ein weiterer nahrhafter, veganer B_{12}-Lieferant ist Nori, eine Art essbare Meeresalgen.

Ich hatte einmal eine 35-jährige Vegetarierin namens Ashwariya als Patientin. Sie war wegen einer Reihe von Verhaltensweisen gekommen, die ihr das Leben schwermachten. Zum Beispiel stutzte sie die Fransen an ihrer Tagesdecke und blieb die ganze Nacht wach, damit sie absolut »perfekt« waren. Sie war besessen von Hautunreinheiten, selbst wenn sie gar keine hatte. In meinem Behandlungszimmer nahm sie Platz und setzte sich dann sorgfältig auf dem Stuhl zurecht. Manchmal gab sie verlegen zu, dass sie zu dick geworden sei, um sich bequem hinsetzen zu können – dabei war sie erkennbar normalgewichtig und der Stuhl war bei Weitem so groß, dass sie sitzen konnte, wie sie wollte.

Nachdem ich eine detaillierte Anamnese erstellt hatte, erkannte ich, dass sie an Zwangsstörungen und körperdysmorphen Störungen litt. Nach einigen einfachen Labortests stellte ich bei ihr einen niedrigen Vitamin-B_{12}-Wert fest und schlug vor, dies zu beheben. Drei Monate später lag ihr besorgniserregendes Verhalten immer noch vor und ihre B_{12}-Werte waren trotz der Einnahme eines Nahrungsergänzungsmittels immer noch niedrig.

Auf meine Frage, in welcher Form sie B_{12} einnehme, sagte sie, es seien Chlorella-Tabletten (aus einer Grünalge), die angeblich erhebliche Mengen an Vitamin B_{12} enthalten. Sie wusste jedoch nicht, dass man genau auf die Nährwerttabelle schauen muss, um festzustellen, welche Chlorella-Version man vor sich hat. Die im Handel erhältlichen Präparate enthalten unterschiedliche Mengen an Vitamin B_{12}, und ihre Marke enthielt überhaupt nicht viel.[34]

Sie wechselte zu einem Nahrungsergänzungsmittel aus der Blaualge Spirulina. Untersuchungen haben jedoch aufgedeckt, dass solche Nahrungsergänzungsmittel das Pseudovitamin B_{12} enthalten – eine Variante von B_{12}, die beim Menschen inaktiv ist.[35]

Wieder besserten sich ihre Symptome nicht. Also begann sie schließlich, vegetarisches Sushi mit Nori (B_{12}-reiche getrocknete Algenblätter) zu essen. Nori enthält zwar Glutamat, hatte aber bei Ashwariya keine negativen Auswirkungen. (Wenn das der Fall gewesen wäre, hätte ich Wakame vorgeschlagen, eine Braunalgenart, die gern in Misosuppe genossen wird und bei hohem B_{12}-Gehalt so gut wie kein Glutamat enthält.) Innerhalb von drei Monaten begannen sich Ashwariyas Symptome zu bessern. Die Gabe von Vitamin B_{12} ist nicht in jedem Fall eine sichere Methode zur Behandlung von Zwangsstörungen, aber in einigen Fällen kann sie die Rettung sein.

Kurkuma

Im Jahr 2010 haben Jithendra Chimakurthy und T. E. Gopala Krishna Murthy die Wirkung von Curcumin gegen Zwangsstörungen untersucht.[36] Wie wir aus den vorigen Kapiteln wissen, beeinflusst Curcumin erwiesenermaßen den Serotonin-, Dopamin- und Noradrenalin-Stoffwechsel. Die Forscher vermuteten daher, dass Curcumin einen Einfluss auf die neurochemischen Veränderungen hat, die Zwangsstörungen zugrunde liegen.

Um dies zu untersuchen, induzierte das Team zunächst bei Ratten ein zwanghaftes Verhalten und behandelte sie dann entweder mit Curcumin oder Paroxetin (einem SSRI-Wirkstoff). Bei Ratten, die mit 5 mg oder 10 mg Curcumin pro kg Körpergewicht behandelt wurden, erhöhte sich der Blutdopaminspiegel, aber der Serotoninspiegel stieg nur bei einer Gabe von 10 mg pro kg. Die mit Paroxetin behandelten Tiere wiesen einen Anstieg beim Serotonin vor, jedoch keine Veränderung beim Dopamin. Sowohl Curcumin als auch Paroxetin verringerten das zwanghafte Verhalten.

Humanstudien zur Wirksamkeit von Kurkuma bei Zwangsstörungen sind zwar noch nicht abgeschlossen, aber Kurkuma ist generell so gut für die psychische Gesundheit, dass ich es als Teil des Ernährungsplans empfehle.

Besonderheiten

Orthorexie

Eine Schwierigkeit bei der Arbeit mit zwangsgestörten Patienten besteht darin, dass man ihre Symptome verschlimmern kann, indem man ihnen neues Futter für ihre Obsessionen gibt. Einem Kopf, der ununterbrochen verschiedene Probleme und Zwänge wälzt, möchte man nicht noch mehr aufbürden. Vor allem muss man darauf achten, dass man keine Orthorexie auslöst.

1997 haben der Arzt Steven Bratman und sein Kollege David Knight den Begriff Orthorexie (oder *Orthorexia nervosa*) geprägt, um Menschen zu beschreiben, die von gesunder Ernährung besessen sind. Die Erkrankung entsteht aus übertrieben strengen Diäten, einer zwanghaften Beschäftigung mit der Zubereitung von Speisen und ritualisierten Essgewohnheiten. Orthorektiker sind also Menschen, die von »gesundem Essen« besessen sind.

Zugegeben, es mag ironisch erscheinen, dass ich ein ganzes Buch über gesunde Ernährung schreibe und dann davor warne, sich *zu sehr* damit zu beschäftigen. Es ist gewiss eine Tugend, bewusst zu essen und möglichst nahrhafte und nachhaltige Lebensmittel zu konsumieren, aber das kann zweifellos in eine Besessenheit kippen und bestehende Zwangsstörungen verstärken.

Ich hatte einen Patienten namens Josue, der von meiner Arbeit und meiner Klinik gehört hatte und von weit her anreiste, um mich zu konsultieren. Er erwartete, dass gleich nach seiner Ankunft ein Blutbild gemacht würde und verlangte praktisch eine ausgeklügelte medizinische Lösung seiner Probleme. Im Erstgespräch merkte ich jedoch, dass sein Hauptproblem eine zu strenge und eingeschränkte Ernährung war, die Nährstoffmängel hervorrief. Um dies zu beheben, schlug ich höflich einige gesunde, variable Rezepte vor, aber er tat meine Empfehlungen spöttisch als »Anfängerkram« ab.

Ich würde nur zu gern behaupten, dass ich jedem Patienten, den ich jemals hatte, helfen konnte, aber ich glaube nicht, dass Josue meinem Rat gefolgt ist. Er wollte nicht glauben, dass es seiner seelischen Gesundheit guttun könnte, die ganzen strikten Ernährungsregeln zu lockern und einfach nur darauf zu achten, viel Gesundes zu essen. Leider kam er nie wieder, und ich vermute, dass ihn seine Orthorexie daran gehindert hat, ein gesünderes Körpergewicht zu erreichen und seine Stimmung zu verbessern.

Natürlich gibt es eine Grauzone, und man muss auch beachten, dass sich unsere Einstellung zur Ernährung mit der Zeit ändert. Ich erinnere mich, wie ich vor einigen Jahren in einem Restaurant in New York war und zwischen Entsetzen und Belustigung schwankte, weil mehrere Kollegen den armen Kellner mit Fragen über die Fütterung der Rinder und den Pestizideinsatz beim Gemüse löcherten. Heutzutage ist die Bevorzugung von Weiderind und Biogemüse nichts Ungewöhnliches mehr, aber damals hatten diese Vorlieben noch nicht den Mainstream erreicht.

Ich halte meine Patienten ungern davon ab, gesund zu essen, aber wenn sie sich mit strengen Diäten das Leben erschweren, mache ich mir Sorgen. Orthorektische Menschen sorgen sich oft um ihr Gewicht, daher sehe ich das als Warnzeichen.[37]

Um eine Orthorexie zu vermeiden, sollten Sie bei jeder Ernährungsumstellung diese Faustregeln befolgen:

- Ändern Sie nur einen Teil Ihrer Ernährung auf einmal.
- Falls Sie diese eine Änderung nicht beibehalten, dann probieren Sie eine andere.
- Beginnen Sie mit der am wenigsten einschränkenden Änderung, damit die Stimmung nicht sinkt.

- Planen Sie voraus, damit Sie automatisch das Richtige essen und nicht bei jeder Mahlzeit überlegen müssen.
- Wiegen Sie sich lieber wöchentlich als täglich.
- Halten Sie sich während einer Ernährungsumstellung möglichst von sozialen Medien fern. Studien zufolge verschlimmert besonders Instagram die Orthorexie.[38]

Diese Regeln sind für Menschen mit Zwangsstörungen hilfreich, aber auch alle Gesunden, die ihre Ernährung ändern wollen, profitieren davon.

Muskeldysmorphie

Muskeldysmorphie ist eine Art von Zwangsstörung, bei der Menschen von ihrer Muskulatur besessen sind und sie oft zwanghaft trainieren.[39] Um die perfekte Muskelmasse zu erreichen und das Körperfett zu reduzieren, werden dann radikale Diäten gemacht und Nahrungsergänzungsmittel eingenommen.

Jason z. B. kam mit 30 Jahren zu mir, weil er sich orientierungslos fühlte und einen Motivationsschub brauchte. Sehr schnell wurde mir klar, dass im Mittelpunkt seiner Konflikte die Beziehung zu seinem Vater stand. Einerseits arbeitete er für seinen Vater und fand das sehr bequem. Auf der anderen Seite behandelte ihn sein Vater streng, und mit zunehmendem Alter wuchs Jasons Frustration, denn er würde niemals den Erfolg seines Vaters erreichen.

Da er mit seinem Vater nicht darüber sprechen konnte, baute er seinen Frust im Fitnessstudio ab. Obwohl er weniger als 9 % Körperfett und sichtbar definierte Muskeln hatte, sagte er mir, dass er noch magerer und kräftiger werden müsse, weil er unbedingt an einem Bodybuilding-Wettbewerb teilnehmen wollte. Ich erwiderte, dass er in meinen Augen fit genug aussähe, und er sah mich an, als hätte ich den Verstand verloren.

In den folgenden Wochen trainierte er noch ein paar Grad härter, stellte seine Ernährung radikal um und kam so ausgezehrt zu mir, dass es schon verstörend war. Selbst bei 5 % Körperfett konnte er nicht aufhören. Er steigerte seine Proteinzufuhr weit über die für Kraft- und Ausdauersportler empfohlenen hohen Werte hinaus.[40] Dazu kamen allerlei Nahrungsergänzungsmittel: BCAA (*Branched-Chain Amino Acid*), Glutamin und die Aminosäuren Lysin, Ornithin und Arginin zur Stimulation des Wachstumshormons. Zu allem Überfluss nahm er auch noch anabole Steroide.

Für mich war es offensichtlich, dass Jason es zu weit trieb, aber ihm konnte ich das nur mit Mühe klarmachen. Auf mein Drängen hin führten wir eine Reihe von Untersuchungen durch und stellten fest, dass er kurz vor einem Nierenversagen stand. Zum Glück kam das Ergebnis noch rechtzeitig und rüttelte ihn auf. Ich empfahl ihm, ganz von vorn anzufangen und sich einfach gesund zu ernähren, mit frischem Obst und Gemüse, magerem Protein (Hühnerbrust, Pute und Lachs mochte er am liebsten) und gesundem Fett aus Olivenöl und Avocados. Mit der Zeit und viel Geduld erkannte er allmählich, worauf es ankam, und sein körperliches und seelisches Wohlbefinden besserte sich. Während ich weiter mit ihm am Ernährungsaspekt seines Gesundheitszustands arbeitete, ging er auch zu einem Therapeuten, mit dem er über seine Kindheit und Jugend im Schatten eines mächtigen und erfolgreichen Vaters sprechen konnte. Im Laufe eines Jahres erfuhr er deutliche Besserung und fand zu einer gesunden Lebensweise zurück.

Um einer Muskeldysmorphie zu begegnen, sollten Sie radikale Ernährungsumstellungen vermeiden und immer einen Arzt oder Ernährungsberater konsultieren, bevor Sie die Proteinzufuhr ändern oder irgendwelche Mittel einnehmen. Vorsicht ist besonders bei Nahrungsergänzungsmitteln geboten, von denen Sie im Internet und aus ungeprüften Quellen erfahren haben. Überlegen Sie genau, was Sie in Ihren Speiseplan aufnehmen. Hüten Sie sich zu guter Letzt vor tiefer liegenden seelischen Dynamiken, wegen derer man ein eigentlich gesundes Vorhaben auf ungesunde Weise verfolgt.

Essen gegen Obsessionen

Durch die Geschichten meiner Patienten habe ich Ihnen hoffentlich vermitteln können, wie vielfältig und abgestuft Zwangsstörungen sein können. Gewiss gibt es Patienten wie Adam mit klassischen Zwangshandlungen und krassem Kontrollverhalten, aber das ist nicht die einzige Form, die eine Zwangsstörung annehmen kann. Wie wir bei Vicky gesehen haben, kann eine Zwangsstörung auch aus einer Leidenschaft entstehen, die anfangs noch gesund erscheint, oder sie kann aus lauter kleinen Angewohnheiten und Sorgen um die körperliche Gesundheit bestehen, wie es bei Ashwariya der Fall war. Manchmal, wie in Jasons Fall, kann eine Zwangsstörung sogar das Ergebnis eines zu starken Strebens nach Gesundheit sein.

Bei einer so variantenreichen, heimtückischen Krankheit ist es äußerst wichtig, dass Sie einen Arzt aufsuchen, wenn Sie das Gefühl haben, an Zwangssymptomen zu leiden. Die Behandlung muss zwar für jeden Patienten individuell angepasst werden, aber die in diesem Kapitel besprochenen Ernährungsstrategien sind in jedem Fall eine gute Idee.

Spickzettel: Zwangsstörungen

Da Zwangsstörungen so eng mit Angststörungen verwandt sind, gelten auch hier die Ernährungsempfehlungen aus dem 3. Kapitel.

Genießen:

- N-Acetylcystein: NAC selbst muss als Nahrungsergänzungsmittel eingenommen werden, aber auch Cystein-reiche Nahrungsmittel können einen Effekt haben. Probieren Sie Fleisch, Getreide, Eier, Ricotta, Hüttenkäse, Joghurt, Brokkoli, Paprika, Zwiebeln.
- Myoinositol: frisches Gemüse (vor allem weiße oder grüne Bohnen, Rosenkohl und Limabohnen), Erdnussbutter, Weizenvollkornbrot, Cantaloupe-Melone, Zitrusfrüchte
- Glycin: Fleisch, Fisch, Milchprodukte, Hülsenfrüchte, Spinat, Grünkohl, Blumenkohl, Kohl, Kürbis, Bananen, Kiwi
- Mariendistel (*Silybum marianum*): als Nahrungsergänzungsmittel erhältlich
- Vitamin B_{12}
- Gewürze: Kurkuma mit einer Prise schwarzem Pfeffer

Meiden:

- Mononatriumglutamat, andere Glutamate und Glutaminsäure: Fischsoße, Austernsoße, Tomatensoße, Miso, Parmesan, herzhafte Snacks, Chips, Fertiggerichte, Pilze, Spinat, Seetang, Käse, Sojasoße, fermentierte Bohnen, Tomaten und proteinreiche Nahrungsmittel wie Fleisch und Meeresfrüchte
- Gluten: wenn Sie an Zöliakie oder nichtzöliakischer Glutenunverträglichkeit leiden, Weizenprodukte wie Brot, Pizza, Nudeln und viele alkoholische Getränke

8. KAPITEL:

Schlaflosigkeit und Erschöpfung – Capsaicin, Kamille und entzündungs-hemmende Ernährung

Dumisani war eine 40-jährige Polizistin, die wegen ihrer Depressionen bei mir Hilfe suchte – zumindest glaubte sie, dass sie deswegen Hilfe brauchte. Sie und ihr Mann hatten ein neugeborenes Kind aus Kenia adoptiert, und da er nur tagsüber arbeiten konnte, übernahm sie Nachtschichten und arbeitete regelmäßig bis zum Morgengrauen.

Wenn sie dann am Ende einer langen Schicht endlich schlafen wollte, konnte sie nicht. Das überwältigende Gefühl von Erschöpfung, das sie während der Arbeit empfand, war völlig verschwunden, sobald sie die Vorhänge zuzog und ins Bett ging. Der Stress der Nachtschicht hielt sie wach. Ihr Baby war voller Wiedersehensfreude und wollte spielen. Sie konnte ihren Körper einfach nicht davon überzeugen, dass es Zeit war zu schlafen. Also döste sie nur hier und da ein wenig, während das Baby ein Nickerchen machte. Wenn sie am nächsten Abend wieder zur Arbeit kam, fühlte sie sich natürlich noch schlimmer und schleppte sich auf einem Strom von Kaffee treibend durch ihre Schicht, bevor alles von vorn begann.

Dieser Rhythmus setzte ihr zu. Eine Depression stellte sich ein, und obwohl sich Dumisani gesund ernährte, nahm sie 8 kg zu. Ich erkannte sofort, dass ein Antidepressivum ihre Probleme nicht lösen würde. Wir beschlossen, erst dann eine medikamentöse Behandlung auszuprobieren, wenn sie einige Änderungen ihres Lebensstils vorgenommen hatte. Wir sprachen darüber, dass der Schichtdienst ihre Darmflora durcheinanderbrachte, dass sie ein regelmäßiges Schlafmuster bräuchte und dass sie durch eine Ernährungsumstellung besser mit ihrer Energie haushalten könnte.

Sie änderte ihre Schichten, sodass sie nicht mehr jede Nacht arbeiten musste. Auch ihr Mann stellte seinen Zeitplan um und durfte das Baby an bestimmten Tagen mit zur Arbeit bringen. Den zusammen mit mir aufgestellten Ernährungsplan befolgte sie gewissenhaft, und auch dadurch fühlte sie sich zur rechten Zeit jeweils wach oder müde.

Das Ganze klingt nach Terminjonglage, aber in Summe ergaben diese Maßnahmen, dass sich Dumisani und ihr Mann viel besser um ihre Familie kümmern konnten. Da Dumisani noch einige Nachtschichten hatte, war ihr Schlafplan nicht ganz ideal, aber selbst mit dieser unvollkommenen Lösung erreichte sie innerhalb von drei Monaten einen drastischen Stimmungsumschwung.

Fast ein Drittel der Weltbevölkerung hat Schlafstörungen.[1] Unabhängig davon, ob man Probleme beim Einschlafen oder Durchschlafen hat, kann

Schlafmangel jedes Organsystem im Körper schädigen.[2] Gehirn, Herz, Lunge, Nieren und der ganze Stoffwechsel können alle aus dem Gleichgewicht geraten.

Was tun, wenn keine Entspannungsmusik und kein Beruhigungsmittel der Welt beim Schlafen helfen? Und wie haushaltet man im Wachzustand am besten mit der Energie? Das erfahren Sie in diesem Kapitel. Außerdem geht es um die Nahrungsmittel, die bei Schlaflosigkeit und Müdigkeit nützen oder schaden.

Schlaf und Darm

Das empfindliche Gleichgewicht der Bakterien im Darm ist entscheidend für einen gesunden Schlaf. Die Verbindungen zwischen Gehirn und Darm, die für den Schlaf wichtig sind, kommen uns schon bekannt vor: Durch die direkte Interaktion mit dem Immunsystem, den Hormonen und dem Vagusnerv kommunizieren Darmbakterien mit dem Gehirn und bestimmen so die Schlafmuster.[3] Und auch hier geht die Interaktion in beide Richtungen, da das Gehirn auch Auswirkungen auf die Darmflora haben kann.

Sie haben wahrscheinlich schon vom Biorhythmus gehört, der körpereigenen 24-Stunden-Uhr, die unsere Schlaf- und Wachzeiten regelt. Wird dieser Schlaf-Wach-Rhythmus unterbrochen, entstehen Stoffwechselschäden. 2014 hat Sarah Davies, eine wissenschaftliche Mitarbeiterin am Imperial College London, nachgewiesen, dass sich durch Schlafentzug bei zwölf jungen, gesunden Männern die Werte von 27 Metaboliten änderten, darunter einige unserer Favoriten wie Serotonin und Tryptophan.[4] Bei einem normalen Schlafverhalten steigen und fallen die Spiegel dieser Metaboliten im Laufe des Tages nach bestimmten Rhythmen. Bekommt man jedoch nicht genug Schlaf, wird dieser Rhythmus gestört und die chemischen Höhen und Tiefen werden unregelmäßig. Dies hat ein weiteres Gebiet der Medizin aufkommen lassen: die Chrono-Ernährungswissenschaft. Forscher dieses Fachs untersuchen, wie sich die innere Uhr des Körpers auf Verdauung und Stoffwechsel auswirkt.[5]

Was das mit Ihrem Darm zu tun hat? Nun, nicht nur Menschen haben einen natürlichen Schlafzyklus. Alle Lebewesen haben einen, einschließlich der Bakterien des Mikrobioms. Darmbakterien folgen einem Muster von »Schlafen« und »Wachen«, denn auch ihre physiologischen Prozesse schwanken im Laufe des Tages.[6] Tatsächlich können die Biorhythmen der Darmbakterien den Biorhythmus des Menschen beeinflussen, indem sie die Gene verändern, die beim Einschlafen und Wachbleiben helfen.[7]

Die innere Uhr der Darmbakterien läuft normalerweise synchron mit der des Menschen.[8] Wenn jedoch die innere Uhr des Körpers nicht stimmt – weil man beispielsweise zu oft zu spät ins Bett geht oder zwischen Zeitzonen reist und unter Jetlag leidet –, kann sich die Zusammensetzung und das Verhalten der Darmbakterien ändern.[9] Die daraus resultierende Verschiebung der Biorhythmen wirkt sich möglicherweise auf die Art und Weise aus, wie man Nahrungsmittel verstoffwechselt, und begünstigt letztendlich die Gewichtszunahme.

Zahlreiche Tierversuche belegen den engen Zusammenhang zwischen Darmbakterien und Schlafrhythmus. Beispielsweise hat eine Studie ergeben, dass die Störung des Schlafrhythmus bei Mäusen die Darmflora verändert.[10] Dadurch wurde die Dickdarmschleimhaut der Mäuse beschädigt, sodass Substanzen aus dem Darm »lecken«, die im Körper Entzündungen verstärkten, die Insulinempfindlichkeit erhöhten und den Appetit steigerten. Die Forscher transplantierten Fäkalmasse aus den unausgeschlafenen Mäusen in keimfreie Mäuse und stellten fest, dass bei Letzteren die gleichen Probleme mit Entzündungen und mit dem Stoffwechsel auftraten.[11] Durch Probiotika ließen sich diese Veränderungen rückgängig machen.

Beim Menschen werden die Gefahren eines gestörten Schlafrhythmus am deutlichsten bei Schichtarbeitern wie Dumisani, die arbeiten, während normale Menschen schlafen. Man mag Schichtarbeit für etwas Ungewöhnliches halten, aber in den USA sind zwei von fünf Arbeitnehmern Schichtarbeiter, die nicht von 9 bis 17 Uhr arbeiten (zufällig ist das ungefähr der gleiche Bevölkerungsanteil wie der der Fettleibigen).[12] Schichtarbeiter bekommen selten genug Schlaf, und das beeinträchtigt das bakterielle Gleichgewicht in ihrem Darm. Selbst wenn sich Schichtarbeiter genauso ernähren wie andere Angestellte, können sie die Nahrung nicht normal verstoffwechseln und haben daher eine Tendenz zu Übergewicht oder Fettleibigkeit.[13]

Essen, um zu schlafen

Das beste Rezept für guten Schlaf deckt sich zumeist mit einer gesunden Ernährung. So haben Ryoko Katagiri und ihr Team 2014 dargelegt, dass Frauen, die mehr Nudeln und Süßigkeiten und weniger Gemüse und Fisch essen, schlechter schlafen als Frauen mit einer gesünderen Ernährungsweise.[14] Schlechte Schlafqualität wird auch häufiger bei Menschen beobachtet, die Energydrinks und gezuckerte Getränke konsumieren, und bei Menschen, die das Frühstück auslassen und unregelmäßig essen.

Trotz der negativen Wirkung von Zucker hat sich gezeigt, dass der Genuss von Kohlenhydraten mit hohem glykämischen Index das Einschlafen beschleunigt, allerdings letztendlich zu einem weniger erholsamen Schlaf führt.[15] Einer anderen Studie zufolge sorgen Ernährungsweisen mit hohem Zuckergehalt, viel gesättigtem Fett oder wenig Ballaststoffen für einen leichteren, weniger erholsamen Schlaf.[16] Vor allem verringert fett- und kohlenhydratreiches Essen den erholsamen Tiefschlaf und den REM-Schlaf, der zur Festigung von Erinnerungen beiträgt.[17]

Andere Schlafstudien liefern weniger eindeutige Ergebnisse. Einer japanischen Studie zufolge ist eine niedrige Proteinzufuhr (weniger als 16 % der Energie aus Protein) mit einer schlechteren Schlafqualität und mit Schlafstörungen verbunden, während eine höhere Proteinaufnahme (mehr als 19 %) mit Durchschlafschwierigkeiten einhergeht. Sie müssen gar nicht möglichst den optimalen Proteinanteil von 16 bis 19 % treffen. Sie sollten sich lieber darauf verlassen, dass ein moderater Proteinverzehr ideal ist. Das Mantra dieses Buches könnte sein, dass man auch gesunde Nahrung in Maßen essen sollte, und dass es gleichermaßen wichtig ist, wie und was man isst.

Im Großen und Ganzen rate ich zu einer gesunden Vollwertkost wie der mediterranen Ernährungsweise. Daneben kann man bestimmte Nahrungsmittel zufügen oder weglassen, je nachdem, wie sie sich auf den Schlaf auswirken. Eine Grundannahme ist, dass ein Speiseplan mit einer geringeren Auswahl an Nahrungsmitteln wahrscheinlich schlechteren Schlaf mit sich bringt. Versuchen Sie daher, so viele Nahrungsmittel wie möglich zu kombinieren.[18] Das ist im Allgemeinen ein guter Rat, egal ob er guten Schlaf beschert oder nicht. So wird das Essen abwechslungsreich und unterhaltsam, und es steigt die Chance, dass man viele verschiedene Nährstoffe bekommt.

Schlafstörende Ernährung

Bestimmte Nahrungsmittel stören den Schlaf und hindern seine erfrischende Wirkung. Betrachten wir zunächst die Nahrungsmittel, die man meiden sollte, um einen guten Nachtschlaf zu ermöglichen.

Koffein

Es ist keine bahnbrechende Erkenntnis, dass Koffein wach hält – der wach machende und wach haltende Effekt ist schließlich der Grund, warum wir überhaupt Kaffee trinken. Koffein ist ein zweischneidiges Schwert. Einerseits macht es wacher. Wenn man dann deswegen nicht schlafen kann, ist man andererseits am nächsten Tag weniger wach. Forscher bezeichnen dies als »Schlaf-Sandwich-Effekt«: Der Schlaf wird zwischen zwei Tagen voller Koffeinkonsum eingeklemmt und langsam auf immer weniger Stunden reduziert. Leider fallen diesem Effekt immer mehr Menschen zum Opfer. Fast 33 % aller Amerikaner schlafen weniger als sechs Stunden pro Nacht.[19] Koffein beeinflusst Adenosinrezeptoren im Gehirn, die mit Schlaf, Erregung und Denkleistung zusammenhängen.[20] Zahlreiche Studien haben erwiesen, dass Koffein den Schlaf erheblich stören kann. 2013 haben Christopher Drake und sein Team drei Gruppen von Menschen 400 mg Koffein (ungefähr vier Becher Kaffee) verabreicht, entweder kurz vor dem Schlafengehen oder drei bzw. sechs Stunden zuvor.[21] Alle Gruppen bekamen im Vergleich zur Placebogruppe Schlafstörungen.

Allerdings ist Koffein, wie wir bereits wissen, insgesamt vorteilhaft. Darum ist ein kompletter Koffeinverzicht nicht unbedingt die beste Lösung. Umfangreiche Untersuchungen haben ergeben, dass drei bis vier Tassen Kaffee am Tag zu einem längeren Leben beitragen und auch vor Krebs sowie Herz-, Nerven-, Stoffwechsel- und Lebererkrankungen schützen können.[22] Die optimale Lösung besteht also darin, Koffein mit Bedacht einzusetzen und zu erkennen, wann es schadet.

Ich schlage folgende Richtlinien vor: Trinken Sie drei bis vier kleine bis mittlere Becher Kaffee oder koffeinhaltigen Tee pro Tag, aber unterlassen Sie sicherheitshalber jeglichen Koffeinkonsum nach 15 Uhr. Falls Sie stark auf Koffein reagieren, sollten Sie am Nachmittag auch entkoffeinierte

Getränke meiden – ein großer entkoffeinierter Kaffee von Starbucks enthält immerhin noch bis zu 13,9 mg Koffein.

Alkohol

Aidan, ein 18-jähriger College-Student, suchte mich auf, weil er depressiv war. Seine Noten wurden immer schlechter und vor Prüfungen wurden seine Angstzustände überdimensional. Im Rahmen der Anamnese erzählte er mir, dass er am Wochenende immer viel trank, weil er ja am nächsten Tag ausschlafen konnte, aber an Wochentagen nüchtern blieb, da er am nächsten Morgen früh aufstehen musste. Dieses Muster des Alkoholkonsums ist unter College-Studenten oder anderen Gelegenheitstrinkern nicht ungewöhnlich, und es klingt logisch. Die Müdigkeit nach dem Trinken müsste man doch durch zusätzlichen Schlaf am Wochenende ausgleichen können, oder? Nein, so einfach ist das nicht.

Ich verordnete Aidan einen Schlaftest an einem seiner nüchternen Tage, und obwohl er nicht getrunken hatte, war sein Schlaf sehr schlecht. Gestört war vor allem sein REM-Schlaf und das beeinträchtigte wahrscheinlich seine Fähigkeit, sich in Prüfungen an Informationen zu erinnern, und trug zu seiner Prüfungsangst bei.

Da er ungern Medikamente einnehmen wollte, empfahl ich ihm, einen Monat lang das Trinken sein zu lassen. Obwohl es ihm schwerfiel, schaffte er es, und die Ergebnisse waren bemerkenswert. Seine Angstgefühle ließen nach und seine Noten verbesserten sich deutlich. Nach seinem alkoholfreien Monat nahm er das Trinken wieder auf, aber viel seltener. Er hatte verstanden, wie sehr es seinem Schlaf schadete.

Alkohol ist ein Beruhigungsmittel, das theoretisch das Einschlafen beschleunigt.[23] Allerdings wird gleich nach dem Einschlafen der normale Schlafzyklus gestört. Würden wir Aidans Gehirnwellen nach einem Abend mit ein paar Drinks zu viel untersuchen, dann fiele uns in der ersten Hälfte der Nacht eine Zunahme des langwelligen Schlafes auf.[24] Mit langsamen Gehirnwellen schläft man sehr tief, und bei normalem Schlafverlauf dauert es einige Zeit, bis der Körper diesen Zustand erreicht. Alkohol versetzt viel schneller in den Tiefschlaf, aber der Schlaf in der zweiten Hälfte der Nacht ist dann von schlechter Qualität, sodass man sich morgens ausgelaugt fühlt.[25] Alkohol unterdrückt auch den REM-Schlaf und das beeinträchtigt wiederum die geistige Leistungsfähigkeit – was sich in Aidans abrutschendem Notenschnitt zeigte. Ein Mangel an REM-Schlaf kann auch den Umgang mit bedrohlichen Situationen erschweren.[26] Alkohol verändert die Darmflora so, dass mehr Entzündungen im Darm und im Gehirn entstehen können und die schützenden, beruhigenden Wirkungen des Vagusnervs verringert werden.[27] Außerdem wird während des Alkoholrauschs und während des Entzugs die Amygdala aktiv und verschlimmert Ängste.

Menschen, die Alkohol missbrauchen, haben auch dann Schlafstörungen, wenn sie nicht trinken. Deshalb berichten viele Wochenendtrinker wie Aidan, dass sie sich auch unter der Woche unausgeschlafen fühlen.

Wer also Alkohol als Schlafmittel nutzen möchte, sollte sich bewusst machen, dass das Trinken mehr schadet als nützt – selbst die scheinbar harmlosen ein, zwei Gläser Wein, die man zum »Runterkommen« vor dem Schlafengehen trinkt. Auch wer nur moderat Alkohol trinkt, sollte bei Schlafstörungen etwa einen Monat lang völlig enthaltsam bleiben und prüfen, ob sich der Schlaf verbessert.

Den Schlaf unterstützende Ernährung

Melanie, eine 36-jährige Foodbloggerin, verbrachte ihre Zeit damit, Rezepte zu testen, Videos aufzunehmen, Bilder in sozialen Medien zu veröffentlichen und auf Online-Anfragen zu antworten. Zwischen ihrem Frühsport und dem Zeitpunkt, an dem sie unter die Decke schlüpfte, gab es keine verschwendete Minute. Aber wenn sie schließlich das Licht ausschaltete, konnte sie nicht einschlafen. Manchmal dauerte es zwei bis drei Stunden, bis sie einschlief, und sie hatte oft Mühe, die ganze Nacht durchzuschlafen. Da sie um 11 Uhr ins Bett ging und jeden Morgen um 6 Uhr aufwachte, schleppte sie sich regelmäßig mit vier Stunden Schlaf durch den Tag.

Als sie mich aufsuchte, war sie wirklich frustriert. Sie hatte versucht, den Fernseher rechtzeitig auszuschalten, lange vor dem Schlafengehen das Handy wegzulegen, Koffein zu meiden und Schafe zu zählen, aber keine dieser Maßnahmen hatte funktioniert. Also sprachen wir über ihre Ernährung.

Zunächst schauten wir darauf, welche Nahrungsmittel besonders fehlten. Da es auf ihrem Speiseplan sehr wenig fetten Fisch gab, riet ich ihr dazu, mehr Lachs, frischen Thunfisch und Sardinen zu essen. Ich schlug auch vor, dass sie ihrem Morgenmüsli Blaubeeren hinzufügt und sich vor dem Schlafengehen ein beruhigendes Getränk aus Kamille und Sauerkirschsaft zubereitet. Nach diesen Umstellungen konnte Melanie viel besser einschlafen, und sie schlief jetzt die Nächte durch. Schauen wir uns genauer an, welche Nahrungsmittel dafür sorgen, dass man besser schläft.

Omega-3-Fettsäuren

Mehr Schlafqualität können wir getrost auf die lange Liste der guten Wirkungen von Omega-3-Fettsäuren setzen. Eine Reihe von Tierversuchen haben ergeben, dass Omega-3-Fettsäuren Entzündlichkeit verringern und den Schlaf normalisieren. Bei Mäusen mit Schlafmangel schützen sie das Gehirn vor Gedächtnisstörungen.[28]

Immer mehr Studien belegen auch die positiven Auswirkungen von Omega-3-Fettsäuren auf den menschlichen Schlaf. Zum Beispiel haben Leila Jahangard und ihr Team 2018 eine Studie an 50 depressiven Patienten durchgeführt.[29] Bei den Teilnehmern, die Omega-3-Fettsäuren erhielten, besserten sich im Vergleich zur Placebogruppe Depressionen, Angstzustände und emotionale Stabilität, und im Laufe der Zeit wurde auch ihr Schlaf besser. Omega-3-Fettsäuren wirken direkt oder indirekt auf eine Vielzahl von Faktoren ein, die für einen guten Schlaf notwendig sind.[30] Zum Beispiel dienen einige Fettsäuren als Vorläufersubstanzen für die schlaffördernden Prostaglandine. Andere Fettsäuren tragen zur Bildung von Melatonin bei, das für guten Schlaf notwendig ist.[31] Omega-3-Fettsäuren erhöhen die Schlafeffizienz und verlängern den REM-Schlaf.[32]

Melatonin

Melatonin ist ein Hormon, das auf natürliche Weise im Gehirn produziert wird und den Biorhythmus des Körpers reguliert. Forschungen zufolge kann Melatonin beim Einschlafen helfen und bei Jetlag sehr nützlich sein, wenn die innere Uhr verstellt wird. Melatonin kann auch Menschen mit jahreszeitlich bedingten Depressionen helfen, indem es die Schlafzyklen reguliert. Melatonin ist als verschreibungspflichtige Arznei und niedrig dosiert auch als Nahrungsergänzungsmittel erhältlich, kommt aber auch in bestimmten Nahrungsmitteln von Natur aus vor. Lieferanten sind Eier, Fisch, Milch, Reis und Getreide (Gerste und Haferflocken), Obst (Trauben, Granatäpfel), Nüsse (vor allem Pistazien und Walnüsse), Saaten (aus Sonnenblumenkernen, Senfkörnern und Leinsamen) und allerlei Gemüse (Spargel, Tomaten, Brokkoli und Gurke).

Tryptophan

Wie wir aus dem 3. Kapitel wissen, ist die Legende, das Tryptophan im Thanksgiving-Truthahn mache schläfrig, nicht ganz wahr, da das in der Nahrung enthaltene Tryptophan das Gehirn nur schwierig erreicht. Aber wenn Tryptophan bis ins Gehirn gelangt, schläft man zweifellos sofort ein.[33] Tryptophan erhöht den Serotonin- und Melatoningehalt im Blutstrom und im Gehirn. Beide helfen beim Einschlafen.[34]

Tryptophan kann in der Schlaftherapie eingesetzt werden. Es wird normalerweise im Rahmen einer »Intervalltherapie« gegeben, bei der man das Medikament einige Wochen lang einnimmt, dann einige Wochen aussetzt und wieder neu startet. Ich möchte noch einmal betonen, dass Arzneimittel wie Tryptophan nur unter ärztlicher Aufsicht eingenommen werden sollten. Tryptophan ist in Deutschland rezeptfrei erhältlich, in Österreich dagegen rezeptpflichtig und in der Schweiz gehört es zur Nahrungsergänzung.

Wer keine Pillen einnehmen möchte und lieber möglichst tryptophanreiche Nahrungsmittel isst, sollte an unsere Thanksgiving-Geschichte zurückdenken: Das meiste Tryptophan im Essen wird zwar nicht vom Gehirn aufgenommen, aber es kann helfen, gute Tryptophanquellen mit Kohlenhydraten zu kombinieren – wie beim Truthahn mit Kartoffelpüree. Der gleiche Effekt tritt bei Müsli mit Milch ein (achten Sie auf ein gesundes Müsli mit niedrigem Zuckergehalt), bei Erdnussbutter auf Vollkorntoast oder Käse auf Vollkornknäckebrot. All diese Snacks können beim Einschlafen helfen.

Tryptophan ist auch in Kürbiskernen, gerösteten Sojabohnen, gegarter Lammschulter und gegartem Thunfisch enthalten. Das sind nicht alles perfekte Betthupferl, aber bei Schlafproblemen kann es nicht schaden, einiges davon zusammen mit Kohlenhydraten zu Abend zu essen.

L-Ornithin

Neun essenzielle Aminosäuren können nicht vom Körper hergestellt werden und müssen daher aus der Nahrung bezogen werden. Wie Tryptophan ist L-Ornithin eine essenzielle Aminosäure, die bei Erschöpfungszuständen die Schlafqualität verbessern kann.[35] Es wird im Körper aus Nahrungsmitteln hergestellt, die L-Arginin enthalten.

L-Arginin erhält man am einfachsten, indem man vollständige Proteinquellen isst, also solche, die alle neun nicht im Körper hergestellten essenziellen Aminosäuren enthalten. Solche Proteinquellen sind Fleisch, Geflügel, Fisch, Eier, Sojabohnen und Quinoa.

Kamille

Kamille kam bereits im 3. Kapitel vor, als es um Kräuter ging, die Angstzustände lindern können. Aber ihr häufigster Verwendungszweck ist die Schlaferleichterung. Dass Kamillentee beim Schlafen hilft, haben Sie bestimmt schon gehört, und das aus gutem Grund: Kamille ist eines der ältesten Heilkräuter, und die Wissenschaft hat ihre positiven Wirkungen bestätigt.

Im Jahr 2017 haben Mohsen Adib-Hajbaghery und ein Kollege eine Schlafstudie mit über 60-Jährigen durchgeführt, die an 20 aufeinanderfolgenden Tagen entweder 200 mg Kamillenextrakt oder ein Placebo erhielten.[36] Die Studie hat ergeben, dass der Verzehr von Kamille die Schlafqualität signifikant verbessert. Und im Jahr 2019 hat eine Metaanalyse aller Studien zu Kamillentee und Schlaf belegt, dass er die Schlafqualität sehr wirksam verbessert.[37] Die beruhigende Wirkung der Kamille wird hauptsächlich auf einen ihrer Bestandteile zurückgeführt, ein Flavonoid namens Apigenin, das an dieselben Rezeptoren im Gehirn andockt wie die beliebten Beruhigungsmittel Alprazolam (Tafil) und Diazepam (Valium).[38] Die häufigste Aufnahmeform von Kamille besteht einfach darin, Kamillentee zu trinken (obwohl dies genau genommen nur ein »teeähnliches« Erzeugnis ist, da das Getränk keinen echten Tee enthält). Da die erhältlichen Teebeutel unterschiedliche Mengen an Kamille enthalten, kann man nur schwer sagen, wie viel Kamille in einer Tasse enthalten ist. Dennoch würde ich einen bis drei große Becher (240 ml) pro Tag empfehlen. Ich rate meinen Patienten, die letzte Tasse am frühen Abend zu trinken. So machen Sie sich bereit fürs Zubettgehen, haben aber genügend Zeit, um bei Bedarf noch die Toilette aufzusuchen.

Wenn Sie mit dem Trinken von Kamillentee beginnen wollen, sollten Sie dies mit Ihrem Arzt abklären, da Kamille mit Beruhigungsmitteln, Blutverdünnern und Schmerzmitteln interagieren kann. Falls Sie allergisch gegen Ambrosia, Gänseblümchen, Ringelblumen oder Chrysanthemen sind, sollten Sie Kamille ebenfalls meiden, da Sie möglicherweise auch dagegen allergisch sind.

Sonstige Spurenelemente

Außer der Kamille gibt es noch viele andere natürliche Mittel, die den Schlaf verbessern können, darunter Gamma-Aminobuttersäure (GABA), Kalzium, Kalium, Pyridoxin und Hexadecensäure. Einige diese Substanzen sind als Nahrungsergänzungsmittel erhältlich, aber es gibt auch Lebensmittel, die diese und andere hilfreiche Stoffe enthalten.

Gerstengraspulver ist reich an GABA, Antioxidantien und Elektrolyten wie Kalium, die alle das Gehirn schützen und beim Einschlafen helfen.[39]

Maca ist eine mit dem Rettich verwandte Pflanze mit Toffeeduft. Sie wächst an Orten wie Peru und China und enthält neben Kalzium und Kalium auch schlaffördernde Fettsäuren.[40]

Blüte und Blatt des Ginsengs stimulieren GABA-Rezeptoren im Gehirn, die den Schlaf fördern.[41] Der aus Asien stammende *Panax ginseng* ist nicht zu verwechseln mit dem amerikanischen Ginseng, der eher den gegenteiligen Effekt hat.

Ling Zhi ist ein asiatischer Pilz, der ebenfalls die GABA-Rezeptoren stimuliert und den Schlaf fördert.[42]

Kopfsalat enthält eine Substanz namens Lactucin, die vermutlich zu seinen beruhigenden Eigenschaften beiträgt.[43]

Kirschen sind reich an Polyphenolen und Vitamin C.[44] Daher verringern sie die Entzündlichkeit und fördern den Schlaf. Sauerkirschsaft ist ein Präparat, das nachweislich Schlaflosigkeit lindert.[45] 2018 haben Jack Losso und sein Team elf Probanden zwei Wochen lang entweder Kirschsaft oder Placebo verabreicht und festgestellt, dass Kirschsaft die Schlafzeit und die Schlafeffizienz erhöht.[46] Auch wenn es sich um eine kleine Studie handelt, liefert sie doch den ersten Beweis für die schlaffördernde Wirkung von Kirschsaft beim Menschen. Es wird angenommen, dass Kirschsaft die Verfügbarkeit von Tryptophan erhöht und Entzündungen lindert.

Ernährung gegen Erschöpfung

Wenn Sie nicht gut schlafen, ist die logische Folge chronische Erschöpfung, auch Fatigue genannt. Dann sind Sie nicht mehr in der Lage, die Höhen und Tiefen des Lebens energisch zu bewältigen. Schlafmangel ist jedoch bei Weitem nicht der einzige Grund, warum Sie sich möglicherweise erschöpft fühlen. Es gibt viele Ursachen, wenn Körper und Gehirn nicht mit maximaler Effizienz arbeiten.

Falls Sie anhaltend erschöpft sind, sollten Sie unbedingt einen Arzt aufsuchen, da Erschöpfungszustände auf viele schwerwiegende Erkrankungen hindeuten können, beispielsweise Herz- und Schilddrüsenkrankheiten. Wenn Sie dies ausgeschlossen haben, ist die Ernährung ein naheliegender Ansatzpunkt, um das Energieniveau zu steigern.

Entzündungshemmende Nahrungsmittel

Ein Grund für Fatigue sind chronische leichte Entzündungen, die von verschiedene Faktoren verursacht werden, darunter Fettleibigkeit, Depressionen und chronische Schmerzen. Wenn im Körper eine Entzündung vorliegt, steht dem Gehirn weniger Energie zur Verfügung. Das liegt daran, dass eine leichte Entzündung in dem Stoffwechselprozess, der Energie erzeugt, einen chemischen Schalter umlegt. Das Ergebnis ist nicht nur weniger Energie, sondern auch eine Zunahme giftiger freier Radikale, die das Gehirngewebe schädigen und die Insulinsensitivität verringern.

Wegen dieses Kreislaufs können Nahrungsmittel, die Entzündungen verstärken, die Energie verringern. Um die Entzündlichkeit zu senken, ist es daher wichtig, entzündungshemmend zu essen.[47] In diesem Buch wurden schon viele entzündungshemmende Nahrungsmittel besprochen, aber die wichtigsten Punkte einer entzündungshemmenden Ernährungsweise lauten wie folgt:

- Das Gehirn besteht zu 60 % aus Fett. Um eine optimale Leistung zu bringen, braucht es eine konstante Zufuhr von Omega-3-Fettsäuren – täglich mindestens 2 bis 3 g Eicosapentaensäure und Docosahexaensäure.
- Durch Reduzierung der Omega-6-Fettsäuren findet man zum richtigen Gleichgewicht zwischen Omega-3- und Omega-6-Fettsäuren. Der Verzehr von zu viel Omega-6-Fettsäuren lässt den Körper Stoffe produzieren, die Entzündungen auslösen. Omega-6-Fettsäuren sind in Mais-, Färberdistel-, Sonnenblumen-, Traubenkern-, Soja-, Erdnuss- und Pflanzenöl enthalten. Das heißt, dass Sie lieber auf Mayonnaise, viele Salatdressings und die meisten Fastfood- und Fertiggerichte verzichten sollten.
- Ein Speiseplan mit allerlei buntem, stärkefreiem Gemüse liefert Polyphenole, die Entzündungen auf mehrere Arten bekämpfen. Weitere Polyphenol-Lieferanten sind: Nelken, Sternanis, Kakaopulver (nicht alkalisiert), mexikanischer Oregano, dunkle Schokolade, Esskastanien und Leinsamenschrot.[48] Auch schwarzer und grüner Tee, Brombeeren, Muskatellertraubenkerne, Apfelessig, Zimt und Superfoods wie die Maqui-Beere können zur Senkung von Entzündlichkeit beitragen.[49]
- Wer sich entzündungshemmend ernähren möchte, sollte den Insulinspiegel stabil halten. Dazu eigenen sich pflanzliche Vollwertkost mit viel natürlichen Nährstoffen und reichlich gesunden Fetten (Avocados, dunkle Schokolade, Oliven, Chiasamen, Kokosnuss, Mandeln, Pekannüsse, Walnüsse).[50] Essen Sie Gemüse wie Blumenkohl, grüne Bohnen und Brokkoli.
- Wenn Sie sich an diese Richtlinien halten, werden Sie weniger Entzündungen im Körper haben und sich lebendiger und jünger fühlen.[51]

Magnesium und Zink

Vor mehr als zwei Jahrzehnten haben Forscher festgestellt, dass Patienten mit chronischem Erschöpfungssyndrom wenig Magnesium in den roten Blutkörperchen hatten. Als man ihnen Magnesium verabreichte, fühlten sie sich energetisiert.[52]

Magnesium verringert Entzündungen und entspannt das Nervensystem. Beispielsweise sammelt sich beim Sport Lactat in den Muskeln an, und das zeigt sich in müden, schmerzenden Gliedern. Magnesium kann jedoch diese Lactatanreicherung verhindern, was wiederum die Erschöpfung lindert.[53]

Zu den Quellen von Magnesium gehören trocken geröstete Mandeln, gekochter Spinat, trocken geröstete Cashewnüsse, Sojamilch, gegarte schwarze Bohnen und Edamame.

Auch ein niedriger Zinkspiegel gilt als Kennzeichen des chronischen Erschöpfungssyndroms, und mehr Zink im Blut kann Erschöpfung verbessern und verhindern.[54] Zinkmangel ist sehr häufig. Etwa die Hälfte der Weltbevölkerung neigt aufgrund ihrer Ernährungsgewohnheiten zu Zinkmangel. Mehr Zink bezieht man aus Lammfleisch, Kürbiskernen, Hanfsaat, Weiderind und Kichererbsen.

Vitamine

Vitamine spielen eine wesentliche Rolle beim Schutz des Gehirns und beim Energiehaushalt. Natürlich können Sie einfach ein Multivitaminpräparat einnehmen, um Ihre Vitaminversorgung zu sichern, aber ich empfehle Ihnen, so viel Vitamine wie möglich aus natürlichen Quellen zu beziehen. Das bedeutet ein ausgewogenes Verhältnis zwischen Fleisch, Fisch, Eiern, Obst und Gemüse. Bei Patienten mit Vitaminmangel stelle ich oft eine klaffende Lücke in ihrer Ernährung fest. Entweder essen sie kein Fleisch, oder sie essen wenig Obst und Gemüse. Wenn Sie glauben, dass dies bei Ihnen der Fall sein könnte, sollten Sie Ihren Speiseplan auf solche Lücken hin überprüfen. Überlegen Sie dann, wie Sie die Nährstoffvielfalt erhöhen können. Zum Beispiel habe ich im Laufe der Jahre viele Patienten gehabt, deren Energieniveau sich schnell besserte, nachdem sie wieder Zitrusfrüchte in ihre Ernährung aufgenommen hatten.

Die folgenden Vitamine wirken daran mit, Ihnen die nötige Energie zu verschaffen (in welchen gängigen Nahrungsmitteln diese Vitamine vorkommen, erfahren Sie in Anhang B auf Seite 313):

***Thiamin* (*Vitamin B_1*):** Ein verringerter Thiaminspiegel kann eine veränderte mitochondriale Aktivität bewirken. Da die Mitochondrien die Energiefabrik in den Körperzellen sind, bedeutet dies eine niedrigere Energieproduktion. Besonders energiehungrig sind Neuronen, und daher sind sie auch besonders anfällig für Thiaminmangel.

***Pyridoxin* (*Vitamin B_6*):** An Vitamin B_6 mangelt es bei Patienten mit chronischem Erschöpfungssyndrom.[55] Im Gehirn von Tieren geht ein Vitamin-B_6-Mangel damit einher, dass weniger Glukose zur Energieerzeugung verwendet wird.[56] Ein Mangel an Vitamin B_6 unterbricht auch die Verbindungen zwischen Gehirnzellen, wodurch die effiziente Verarbeitung von Informationen verringert wird. Eine natürliche Folge davon ist Erschöpfung.

Ein Vitamin-B_6-Mangel tritt häufiger bei schwangeren oder stillenden Frauen auf und kann auch auf chronischen Alkoholismus zurückzuführen sein.

***Folsäure* (*Vitamin B_9*):** Ein Mangel an B-Vitaminen hängt grundsätzlich mit dem chronischen Müdigkeitssyndrom zusammen, und das gilt auch für die Folsäure.[57] Folsäure ist auch im gesamten Körper an der Zellentwicklung beteiligt. Ohne sie wird das Zellwachstum verlangsamt und man fühlt sich erschöpft, wahrscheinlich wegen des erhöhten Energiebedarfs.[58]

Bei Folsäuremangel entsteht Müdigkeit unter Umständen durch Anämie. Wie im Fall des 44-Jährigen, der nach einmonatigem Erleiden von Atemnot, Müdigkeit, Taubheit und Kribbeln in den Fingern in die Klinik kam.[59] Nach umfangreichen Untersuchungen stellten seine Ärzte fest, dass er eine sogenannte makrozytische Anämie hatte, die häufig durch Folsäuremangel verursacht wird. Die Anämie verhindert, dass genügend Sauerstoff ins Gewebe gelangt und das führt zu einem Gefühl der Erschöpfung.

Zwar gibt es außer Anämie noch andere Ursachen für Fatigue, aber ich habe viele Patienten gehabt, die einfach zu wenig folsäurehaltiges Essen zu sich nahmen.

***Cobalamin* (*Vitamin B_{12}*):** Ein Mangel an Vitamin B_{12} ist in bestimmten Fällen mit Erschöpfungszuständen in Verbindung gebracht worden, beispielsweise nach Schlaganfällen.[60] Wo B_{12} vorkommt, wurde bereits im 7. Kapitel dargelegt. In bestimmten Fällen, z. B. wenn Patienten an Gastritis, Anämie oder Morbus Crohn leiden, reichen diese natürlichen Quellen möglicherweise nicht aus. Zwar ist es strittig, ob oral verabreichtes Vitamin B_{12} ausreicht, um den Spiegel zu erhöhen, aber viele Studien sprechen dafür.[61] Manche Menschen benötigen jedoch möglicherweise eine Injektion, um ausreichend Vitamin B_{12} zu erhalten. Ihr Arzt kann Ihren B_{12}-Spiegel kontrollieren und Ihren Bedarf ermitteln.

Vitamin C: Vitamin C ist ein wichtiges Antioxidans im Gehirn[62] und Müdigkeit ein häufiges Symptom, wenn man zu wenig davon bekommt.

Vitamin D: Wenn man nicht genügend Vitamin D hat, kommt es zu Hirnverletzungen und Entzündungen.[63] Vitamin D unterstützt das Nervenwachstum und die Produktion von Hirngewebe. Der Körper kann selbst Vitamin D herstellen, aber dazu muss man die Haut der Sonne aussetzen, und zwar nicht durch ein Fenster. Übermäßige Sonneneinstrahlung birgt natürlich auch Risiken, z. B. Hautkrebs. Sonnenschutzmittel mit niedrigem Lichtschutzfaktor scheinen die Vitamin-D-Produktion nicht zu beeinträchtigen, solche mit höherem Lichtschutzfaktor dagegen schon.[64] Meine Kollegen in der Dermatologie würden mich ausschimpfen, wenn ich hier sagen würde, dass Sie keine Sonnencreme auftragen sollen. Deshalb ist Vitamin-D-haltige Nahrung so wichtig.

Alpha-Tocopherol (Vitamin E): Bei mangelhafter Fettabsorption kann ein Mangel an Vitamin E auftreten. Daher liegt ein solcher Mangel häufig bei Menschen mit Verdauungsstörungen vor oder bei solchen, die aufgrund von Erkrankungen wie Mukoviszidose oder Zöliakie Fett nicht richtig verstoffwechseln.[65] Vitamin D ist auch wichtig für das sich entwickelnde Nervensystem und für die Sicherung des körperlichen Energiebedarfs.

Capsaicin

Capsaicin ist der Wirkstoff in Chilischoten, der für die Schärfe sorgt und nicht nur Speisen eine köstliche Feurigkeit verleiht, sondern auch nachweislich bei Mäusen die Müdigkeit verringert.[66] Beim Menschen hat sich gezeigt, dass der Verzehr von 2,5 mg Capsaicin pro Mahlzeit (7,68 mg pro Tag) das Energiegleichgewicht im Körper wiederherstellt.[67]

Capsaicin kann das Energieniveau verändern, weil es den Glukosestoffwechsel im Körper beeinflusst.[68] Gelangt Capsaicin in den Darm, dann regt es über den Vagusnerv das Gehirn dazu an, den Appetit zu zügeln, indem die Hormone in der Appetitsteuerung des Gehirns besser erkennen, wenn es reicht.[69] Die Hinweise häufen sich, dass Capsaicin gegen Übergewicht und damit auch gegen Erschöpfung wirkt.

Der Gehalt an Capsaicin variiert stark je nach Chilisorte und verhält sich proportional zur Schärfe der Chili. So enthält die relativ milde Jalapeño nur 0,165 bis 0,33 mg Capsaicin. Eine Serrano-Schote enthält 0,396 bis 1,518 mg. Schärfere Sorten wie thailändische Bird's-Eye-Chilis oder Habanero eignen sich sehr gut für die Versorgung mit Capsaicin (wenn Sie sie herunterkriegen!).

Anstatt möglichst hohe Capsaicinwerte zusammenzusuchen, empfehle ich Ihnen, einfach mehr scharfe Gerichte zu essen. Verwenden Sie beim Kochen etwas Cayennepfeffer zusätzlich. Wählen Sie beim Bestellen von thailändischen, indischen oder anderen scharfen Speisen eine Stufe schärfer als normalerweise.

Denken Sie daran, dass es nicht einfach auf die »Schärfe« ankommt, sondern auf das Capsaicin selbst. Scharfe Speisen, die ihr Feuer nicht aus Capsaicin, sondern aus Zutaten wie Senf, Meerrettich, Pfeffer oder Ingwer beziehen, wirken sich nicht in gleicher Weise auf den Energiehaushalt aus.[70]

Andere Gewürze

Schwarzkümmel: In einer Studie an Ratten haben Samen von *Nigella sativa*, allgemein bekannt als Schwarzkümmel, bei Erschöpfung nach ausgiebigem Schwimmen geholfen. Bekanntermaßen wirkt er aufgrund seiner antioxidativen Eigenschaften neuroprotektiv.[71] Er sorgt im Gehirn auch für mehr Acetylcholin, was bei der Muskelkontraktion hilft.

Auch wenn dies ein vielversprechendes Gewürz ist, benötigen wir mehr Daten, insbesondere aus Humanstudien, bevor wir von einem deutlich positiven Effekt ausgehen können. Dennoch kann es nicht schaden, Schwarzkümmel in der Küche einzusetzen. Im Handel wird er auch als Nigella oder Kalonji (so heißt er auf Hindi) angeboten. Er wird auf indischem

Naan-Brot, in einer bengalischen Kartoffelpfanne und für eingelegte Zitronen verwendet.

Kurkuma: Unser alter Freund, der im Kurkuma enthaltene Wirkstoff Curcumin, erhöht bei Mäusen nachweislich den Glykogengehalt in den Muskeln.[72] Glykogen ist eine wichtige Energiequelle. Beim Menschen hilft es bei der Linderung von Muskelkater und bewegungsbedingten Entzündungen und verbessert so die Erholung und Leistungsfähigkeit nach Aktivität. Schon 100 mg Curcumin können Erschöpfungszustände verbessern.

Amerikanischer Ginseng

Der amerikanische Ginseng (*Panax quinquefolius*) wird als Nahrungsergänzungsmittel vermarktet, welches das Energieniveau erhöhen und Müdigkeit bekämpfen soll. Es gibt einige Hinweise darauf, dass dies der Fall sein könnte, da der Ginseng die Hirnaktivität beeinflusst, vor allem durch Erhöhung der Dopamin-, Noradrenalin- und Serotoninspiegel. Es kann auch die im Gehirn produzierte Energie steigern.

Ginseng wird manchmal Getränken und Nahrungsmitteln zugesetzt und ist als Nahrungsergänzungspräparat erhältlich.

Nahrung ist Energie

Dieses Kapitel hat Sie hoffentlich davon überzeugt, dass unsere Nahrung in mehr als einer Hinsicht Energie bedeutet. Natürlich bilden die mit der Nahrung aufgenommenen Kalorien den Treibstoff, der alle biologischen Systeme zum Laufen bringt, aber die Ernährung kann auch ein wichtiges Mittel sein, um dem Körper Ruhe und Erholung zu verschaffen, damit man mit klarem Geist und der richtigen Einstellung gesund bleibt.

Falls Sie Schlafstörungen haben (oder während des Tages müde sind), empfehle ich Ihnen, die besprochenen Ernährungsmaßnahmen auszuprobieren. Wichtig ist aber auch, insgesamt gute Schlafgewohnheiten einzuhalten, die sogenannte Schlafhygiene. Stellen Sie sicher, dass Sie sich genügend Zeit zum Schlafen einräumen und halten Sie eine feste Schlafzeit ein. Achten Sie darauf, dass Ihre Schlafumgebung dunkel und friedlich ist und schauen Sie vor dem Schlafengehen nicht auf Handydisplay, Rechnerbildschirm oder Fernsehgerät, da all dies das Gehirn stimuliert und Sie eher wach hält. Vermeiden Sie lange Nickerchen während des Tages, da das den Nachtschlaf beeinträchtigen kann.

Ich weiß, die Zwänge von Arbeit, Familienleben und Medienangebot machen es schwer, dem Schlaf Priorität einzuräumen. Aber ich verspreche Ihnen, dass eine gute Nachtruhe für das allgemeine Wohlbefinden von fundamentaler Bedeutung ist.

Spickzettel: Schlafstörungen und Erschöpfungszustände

Genießen:

- Omega-3-Fettsäuren: Fisch, vor allem fetten Fisch wie Lachs, Makrele, Thunfisch, Hering oder Sardine
- Melatonin: Eier, Fisch, Milch, Reis, Gerste und Haferflocken, Trauben, Granatäpfel, Walnüsse, Sonnenblumenkerne, Senfkörner, Leinsamen, Spargel, Brokkoli und Gurken
- Tryptophan: Truthahn und anderes Fleisch, Kichererbsen, besonders in Kombination mit Kohlenhydraten
- L-Ornithin: Fleisch, Geflügel, Fisch, Eier, Sojabohnen und Quinoa
- Kamillentee
- Nahrungsmittel mit hilfreichen Mikronährstoffen: Salat, Sauerkirschsaft, Gerstengraspulver, Maca, Ginseng, Ling Zhi, Spargelpulver

Besonders bei Erschöpfung:

- entzündungshemmend: Omega-3-Fettsäuren, buntes Gemüse wegen der Polyphenole
- Mineralien: Magnesium und Zink
- Vitamine B_1, B_6, B_9, B_{12}, C, D und E
- Capsaicin: Chilischoten, einschließlich Cayennepfeffer, Serrano-Schoten, Jalapeños
- Gewürze: Schwarzkümmel und Kurkuma

Meiden:

- Koffein: nicht ganz weglassen, sondern unter dem Richtwert von 400 mg pro Tag bleiben und nach 15 Uhr nicht mehr aufnehmen
- Alkohol: macht zwar schläfrig, stört aber auch den Schlaf

9. KAPITEL:

Bipolare Störung und Schizophrenie – L-Theanin, gesundes Fett und ketogene Ernährung

Unter den schwerwiegenden psychiatrischen Störungen sind keine so bekannt wie die bipolare Störung (oder manisch-depressive Erkrankung) und die Schizophrenie. Beide Erkrankungen sind so stark in der Alltagskultur präsent, dass sie als Adjektive in die Umgangssprache eingegangen sind.

Wenn jemand »manisch« ist, verbinden wir damit eher ein zwanghaft-obsessives Verhalten. »Schizophren« nennt man hingegen eine gespaltene Persönlichkeit – etwa einen unberechenbaren Chef, der in einem Moment vor Stolz strahlt und im nächsten vor Wut schnaubt.

Hinter beiden umgangssprachlichen Verwendungen stecken bis zu einem gewissen Grad falsche Vorstellungen. Bei Patienten mit bipolarer Störung treten zwar drastische Stimmungsschwankungen auf, aber nicht von Moment zu Moment, denn manische Episoden dauern im Allgemeinen mindestens eine Woche und depressive Phasen oft zwei oder länger.

Trotz des uralten Klischees hat Schizophrenie nichts mit einer »gespaltenen« Persönlichkeit zu tun – die wäre eher symptomatisch für eine dissoziative Identitätsstörung. In der Fachliteratur werden die Symptome der Schizophrenie in positive und negative unterteilt. Positive Symptome umfassen psychotisches Verhalten, das bei Gesunden nicht vorkommt, beispielsweise Wahnvorstellungen und Halluzinationen. Negative Symptome sind solche, die sich auf das normale Verhalten auswirken, beispielsweise wirre Äußerungen oder einfach eine abwesende oder depressiv wirkende Erscheinung.

Bipolare Störung und Schizophrenie weisen Parallelen auf und manche Psychiater ziehen auch gar keine scharfe Grenze zwischen den beiden Erkrankungen. Psychiatrische Diagnosen sind manchmal strittig und die im *Diagnostic and Statistical Manual of Mental Disorders* (ein diagnostischer und statistischer Leitfaden psychischer Störungen, der international genutzt wird) aufgeführten Kriterien beruhen nicht auf Forschung – sie stützen sich stattdessen auf Listen von Symptomen. Die Kategorisierung ist für behandelnde Ärzte nicht immer zufriedenstellend.[1] Obwohl die bipolare Störung als Stimmungsstörung und Schizophrenie als psychotische Störung eingeordnet wird, weisen bipolare Patienten manchmal psychotische Symptome wie Halluzinationen auf, was die Unterscheidung der Krankheitsbilder schwierig macht. Andererseits kann bei Schizophrenie auch die Stimmung betroffen sein, sodass Reizbarkeit und Wut als Zeichen einer bipolaren Störung interpretiert werden.

Tatsächlich glauben manche Forscher nicht, dass Schizophrenie überhaupt existiert, während andere die bipolare Störung und die Schizophrenie auf einem Spektrum verorten, das von Stimmungsschwankungen über Stimmungsschwankungen mit Psychose bis hin zur reinen Psychose reicht.[2] Der herkömmlichen Lehrmeinung folgend, dass es sich um verschiedene Erkrankungen handelt, bespreche ich sie in diesem Kapitel einzeln, aber wie wir sehen werden, gelten bei beiden sehr ähnliche Gebote und Verbote, was die Ernährung angeht.

Bipolare Störung

Nancy war eine meiner Langzeitpatientinnen. Ich hatte bei ihr eine bipolare Störung diagnostiziert, als sie 21 Jahre alt war. Seit etwa einem Jahrzehnt war ihr Zustand mit 1200 mg Lithium und Clonazepam stabil. Dann fing sie in einer neuen Firma an und die Hölle brach los.

Sie fühlte sich gestresst und blieb bis spätnachts mit ratternden Gedanken wach. Bei der Arbeit konnte sie sich nicht konzentrieren, weil ihre Aufmerksamkeit von einem Thema zum nächsten sprang. Sie stellte ausgefeilte To-do-Listen auf, um sich die Zeit irgendwie einzuteilen, aber die Listen wuchsen zu einem Riesenberg Arbeit heran, der ihr unbezwingbar schien. Wenn sie nach Hause kam, arbeitete sie weiter ihre Listen ab, statt sich zu entspannen.

An ihrer zunehmenden Ablenkbarkeit, ihren rasenden Gedanken und dem Übermaß an zielgerichteter Aktivität erkannte ich, dass sie hypomanisch war. Hypomanie ist eine mildere Form der Manie, aber dennoch problematisch. Ihre Medikation hatte sie so lange stabil gehalten, dass ich sie ungern ändern wollte. Bevor ich irgendwelche Anpassungen vornahm, überprüfte ich daher ihre Ernährungsgewohnheiten. Zu meiner Überraschung fand ich eine Reihe von Schieflagen. Da bei Nancy morgens Stress und Hektik herrschten, war sie von ihrem üblichen Proteinshake zu einem Frühstück mit Bagels und Muffins übergegangen. Sie trank mehr Kaffee als sonst, um sich bei der Arbeit besser konzentrieren zu können. Und abends trank sie ein paar Gläser Wein – in der Hoffnung, das würde ihr beim Einschlafen helfen.

Wahrscheinlich fallen Ihnen in Nancys Essgewohnheiten bereits bekannte Muster auf, die ihrem ohnehin fragilen Geisteszustand schaden.

Um dies besser zu verstehen, sollten wir einmal das Verhältnis von Darm und Gehirn bei bipolaren Störungen betrachten.

Bipolare Störung und Darm

Eines der wichtigsten Symptome der bipolaren Störung ist die Stimmungslabilität – ein schlaues Wort dafür, dass die Laune zu dramatischen Umschwüngen neigt. Ungefähr eine Woche lang sind Menschen mit bipolarer Störung möglicherweise so hyperaktiv, dass sie die ganze Nacht aufbleiben, sehr schnell sprechen und sich kaum auf irgendetwas konzentrieren können – sie durchleben die manische Phase. Nach ungefähr einer Woche tauchen sie womöglich in Depressionen ein, ziehen sich voller Sorge zurück und haben keinerlei Interesse an alltäglichen Aktivitäten.

Bipolare Störungen haben weit ernstere Folgen als drastische Stimmungsumschwünge. Menschen mit bipolarer Störung sterben vorzeitig an allerlei sekundären medizinischen Ursachen. Beispielsweise liegt bei 40 % aller Heranwachsenden mit bipolarer Störung auch Fettleibigkeit vor – das ist doppelt so häufig wie im Rest der Bevölkerung. Dazu kommt, dass viele Medikamente gegen diese Störung Gewichtszunahme als Nebenwirkung haben. Bipolare Patienten haben auch öfter Herz-Kreislauf-Erkrankungen, Diabetes und Autoimmunerkrankungen als die Allgemeinbevölkerung. Aus diesem Grund betrachten einige Forscher die bipolare Störung nicht als rein psychische Erkrankung, sondern als ein Entzündungssyndrom, das mehrere Systeme betrifft.[3]

Wie wir bereits wissen, hängt eine lang anhaltende, langsam fortschreitende Entzündlichkeit im Körper häufig mit Störungen des Darms zusammen. Wenn eine solche im ganzen Körper verbreitete Entzündung vorliegt, zeigt sich ein Anstieg bei dem Marker C-reaktives Protein. Auch bei bipolaren Patienten in der depressiven oder manischen Phase lässt sich ein Anstieg beim C-reaktiven Protein beobachten – ein Zeichen dafür, dass Darmentzündungen mit Stimmungsschwankungen zusammenhängen könnten.

Die Zusammenhänge zwischen bipolarer Störung und Darmentzündung müssten Ihnen bekannt vorkommen. Beispielsweise sind Patienten mit Reizdarmsyndrom mehr als doppelt so häufig bipolar gestört wie die Allgemeinbevölkerung.[4] Es gibt auch eine seltene Erkrankung namens

Antibiomanie, bei der es sich um eine durch Antibiotika verursachte Manie handelt.[5] Tatsächlich wird angenommen, dass die steigende Anzahl manischer Fälle zum Teil auf vermehrt verschriebene neue Antibiotika zurückzuführen ist, die das Darmmikrobiom aus dem Gleichgewicht bringen.

Auch Symptome des Leaky-Gut-Syndroms (durchlässiger Darm) treten zusammen mit bipolarer Störung auf. Bei bipolaren Patienten lassen sich Darmchemikalien im Blut feststellen, indem man nach einem Teil der Darmbakterien-Zellmembran sucht, der sich Lipopolysaccharid nennt. Bei gesunden Personen bleibt das Lipopolysaccharid im Darm, aber bei bipolaren Patienten tritt es aus, erregt Entzündungen und begünstigt entzündungsfördernde Zytokine, die zu größeren Depressionen und Stimmungsproblemen führen.[6]

Auch die Hypothalamus-Hypophysen-Nebennierenrinden-Achse ist bei einer bipolaren Störung betroffen. Wenn man gestresst ist, wie es häufig bei bipolarer Störung der Fall ist, wird ein Hormon namens CRF (*corticotropin-releasing factor*) stimuliert – vermutlich, damit Cortisol aus der Nebenniere freigesetzt werden kann, um dem Körper bei der Stressbewältigung zu helfen. Zu viel CRF kann den Darm allerdings »undichter« und empfindlicher machen.[7]

Bei bipolaren Patienten ist die Darmflora häufig verändert, ähnlich wie bei der entzündlichen Darmerkrankung.[8] Als Folge davon sinken die Spiegel mehrerer von Darmmikroben produzierten Botenstoffe, darunter auch Gamma-Aminobuttersäure (GABA), Noradrenalin, Serotonin, Dopamin und Acetylcholin. Wie Sie bereits mehrfach gesehen haben, hängt die Gesundheit des Gehirns von der jeweils richtigen Menge aller Botenstoffe ab.[9]

Diese Belege für die starke Verbindung zwischen bipolarer Störung und dem Darmmikrobiom reichen uns, um mit der Implementierung einer Ernährungumstellung zu beginnen. Schauen Sie sich nun an, welche Nahrungsmittel dem bipolaren Gehirn schaden und welche ihm nützen.

Verschlechterung von bipolaren Störungen durch Ernährung und Essgewohnheiten

Die Schwankungen zwischen manischen Episoden und tiefer Depression machen es besonders schwierig, bipolare Störungen durch eine Ernährungsumstellung zu behandeln. Was bei Manie guttut, schadet möglicherweise bei Depressionen und umgekehrt. Deshalb ist es wichtig, die Ernährungsinterventionen dem emotionalen Auf und Ab anzupassen. Die Nahrungsmittel, die bei bipolarer Depression helfen, entsprechen den im 2. Kapitel gegen Depression empfohlenen; bei Bedarf können Sie also dort nachschlagen. Im Folgenden beschränke ich mich auf Studien, die sich speziell mit Manie und bipolarer Störung befassen.

Ich sollte erwähnen, dass einige der hier besprochenen Nahrungsmittel möglicherweise negativ mit Lithium interagieren.[10] Lithium ist seit Jahrzehnten die erste Wahl bei der Behandlung von bipolaren Störungen und so weit verbreitet, dass man die Auswirkungen verschiedener Nahrungsmittel auf seine Wirksamkeit berücksichtigen sollte.

Die westliche Ernährung

Erneut können wir die schädliche Wirkung der westlichen Ernährung beobachten.[11] Der Verzehr von schlechtem Fett, ausgemahlenem Getreide, Zucker und Fleisch mit sehr wenig Gemüse ist für das bipolare Gehirn destruktiv. So wie Menschen mit Depression konsumieren auch die bipolaren Patienten mehr Kohlenhydrate und hochkalorische Lebensmittel.[12] Manche Forscher glauben, dass das Essen von Zucker und »Nervennahrung« eine Form der Selbstmedikation für Patienten mit bipolarer Störung ist, aber zweifellos ist eine ungesunde Ernährung letzten Endes physiologische Selbstsabotage.

Eine Ernährungsumstellung, beispielsweise auf die mediterrane Ernährung, ist bei bipolarer Störung hilfreich.[13] Patienten fällt es allerdings schwer, bei einem gesünderen Essverhalten zu bleiben. Der Verzicht auf stark fettreiches und zuckerhaltiges Essen kann für Betroffene besonders herausfordernd sein, da fast 10 % aller bipolaren Patienten an einer Binge-

Eating-Störung leiden, bei der es zu unkontrollierten Essattacken kommt.[14] Im Jahr 2017 hat Matias Melo nachgewiesen, dass Menschen mit bipolarer Störung auch oft am Night-Eating-Syndrom leiden. Das bedeutet, dass sie tagsüber weniger und spätabends umso mehr essen und manchmal sogar vor lauter Appetit aus dem Tiefschlaf erwachen. In solchen Fällen wird bestimmt nicht gesund gegessen.[15]

Mit ausreichend Mühe und Unterstützung können bipolare Patienten ihre Essgewohnheiten jedoch ändern. Einer Studie zufolge konnten Patienten mit bipolarer Störung ihren Body-Mass-Index selbst senken, laut einer anderen ist dabei die Beratung und Unterstützung durch Fachleute ausschlaggebend. Da es bei bipolarer Störung schwerfällt, Ernährungsumstellungen durchzuhalten, ist Unterstützung aus dem sozialen Umfeld wichtig.[16]

Die Mittelmeerdiät ist eine gute Alternative zur westlichen Ernährung, aber es gibt einen Ernährungsansatz, der für die Behandlung bipolarer Störungen noch vielversprechender ist. Vorläufige Daten und Fallbeispiele deuten darauf hin, dass die ketogene Ernährung – fettreiches, kohlenhydratarmes Essen – eine stabilisierende Wirkung hat.[17] 2019 haben Iain und Harry Campbell untersucht, wie sich ketogene Ernährung bei Personen mit bipolarer Störung auf die Stimmungsschwankungen auswirkt.[18] Sie analysierten, was 274 Personen in Onlineforen zur Wirkung von drei verschiedenen Ernährungsweisen auf ihre Stimmung geschrieben hatten. Dabei ging es um ketogene, Omega-3-angereicherte und vegetarische Ernährung. In den Beiträgen war bei ketogener Ernährung weitaus häufiger von stabiler Stimmung die Rede als bei jeder anderen Ernährungsweise.

Für die positive Wirkung der Keto-Diät bei bipolarer Störung gibt es viele Gründe. Unter anderem beeinflusst sie die Übermittlung von Glutamat und GABA und senkt den oxidativen Stress und die allgemeine Entzündlichkeit.[19] Am wichtigsten ist vielleicht, dass die Mitochondrien, die Kraftwerke in den Zellen, bei ketogener Ernährung besser funktionieren. Mitochondriale Dysfunktion ist mit bipolarer Störung in Zusammenhang gebracht worden.[20]

Die ketogene Ernährung ist fettreich, mäßig proteinhaltig und sehr kohlenhydratarm. Ich werde nicht im Detail erklären, wie man eine Keto-Diät umsetzt. Zurzeit ist Keto ein Abnehmtrend, sodass es eine Fülle von Informationen darüber gibt, wie man die Umstellung durchführt. Das Buch *Keto Diet* von Dr. Josh Axe bietet einen umfassenden Überblick.

Beachten Sie, dass ketogene Ernährung sowohl kurzfristige als auch langfristige Nebenwirkungen hat. Bei Beginn einer Keto-Diät können Übelkeit, Erbrechen, Kopfschmerzen, Müdigkeit, Schwindel, Schlaflosigkeit, verminderte sportliche Leistungsfähigkeit und Verstopfung auftreten. Diese Symptome werden manchmal als Keto-Grippe bezeichnet und können einige Tage bis wenige Wochen anhalten. Durch ausreichende Flüssigkeits- und Elektrolytzufuhr kann man einigen dieser Symptome entgegenwirken. Langfristige Nebenwirkungen sind Fettleber, niedriger Eiweißspiegel im Blut, Nierensteine sowie Vitamin- und Mineralstoffmängel. Wenn Sie die Keto-Diät ausprobieren möchten, sollten Sie vorher unbedingt Ihren Arzt konsultieren.

Koffein

Als ich Randy, einen 20-jährigen Anglistikstudenten, behandelte, bevorzugte er eine Sprache mit männlichen Pronomina, da er gerade geschlechtsangleichende Maßnahmen erwog. Es war eine schwierige Zeit für ihn, und sein Stress löste zusammen mit anderen Faktoren eine manische Episode aus, während der Randy drei Wochen lang fast ununterbrochen wach blieb, über einen Autobahnmittelstreifen sprang und glaubte, er sei Jesus, der gekommen wäre, um die Welt zu retten. Schließlich wurde er stationär behandelt, und sechs Monate nach dem Klinikaufenthalt kam er zu mir.

Als ich anfing, ihn zu behandeln, war er medikamentös so stabil eingestellt, dass er sich mit seiner Gender-Problematik beschäftigen konnte. Aber zwei Monate nach Beginn der Behandlung drehte er wieder auf, zeigte hyperaktives Verhalten und entwickelte ein Zittern in den Händen – ein besorgniserregendes Zeichen, da Händezittern auf eine Lithium-Überdosis hinweisen kann. Ich fragte mich, ob wir mit der Verarbeitung der Dinge, die ihn sein ganzes Leben lang gequält hatten, lieber noch warten sollten, aber eines Tages gestand er mir im Gespräch, dass er Energydrinks getrunken hatte. Nicht nur einen oder zwei, sondern acht bis zehn Dosen am Tag.

Energydrinks bei College-Studenten sind keine Seltenheit.[21] Red Bull, Monster, Rockstar und Konsorten – einer heißt sogar *Koks* – sind alle darauf ausgelegt, einen Energieschub zu liefern, wenn man einen zum Büffeln oder Partymachen braucht. Jeder Energydrink enthält etwa 80 bis 141 mg

Koffein pro 250-ml-Dose. Ein solcher Koffeinkonsum ist für normale Menschen schon zu hoch, aber bei bipolarer Störung steigert er das Risiko von Manie. Mehrere Fallbeispiele belegen den Zusammenhang zwischen Energydrinks und Manie bei Patienten mit bipolarer Störung.[22]

Zum Glück hatte Randy keinen toxischen Lithiumspiegel – sein Zittern war darauf zurückzuführen, dass sein Organismus vor Koffein strotzte. Ich fragte Randy, ob er bereit sei, seinen Koffeinkonsum unter meiner Aufsicht zu senken. So etwas muss vorsichtig geschehen, da ein Koffeinentzug ebenfalls zu einem Anstieg des Lithiumspiegels führen kann. Er stimmte zu und reduzierte in den nächsten acht Wochen seinen Koffeinverbrauch langsam von acht bis zehn Energydrinks pro Tag auf eine Tasse Kaffee am Morgen. Seine manischen Symptome verschwanden, und ohne das Koffein konnte er sich auch besser auf sein Studium konzentrieren, denn das Händezittern hatte ihm das Zuhören und Mitschreiben erschwert.

Dass Koffein für bipolare Patienten in der manischen Phase schlecht sein kann, leuchtet ein. In niedrigen Dosen hebt es die Stimmung, höchstwahrscheinlich wegen der Wechselwirkung zwischen Dopamin- und Adenosinrezeptoren im Gehirn, aber in hohen Dosen kann es zu einem gefährlichen Stimmungsüberschwang führen.[23] Koffein stört auch das Schlafmuster, was ebenfalls einen manischen Anfall wahrscheinlicher macht.[24]

Leider hat es noch keine kontrollierten Studien zu den negativen Wirkungen von Koffein bei bipolarer Störung gegeben. Wie Randys Beispiel zeigt, lohnt es sich aber langfristig, den gesunden Menschenverstand zu benutzen und probehalber auf Koffein zu verzichten. Für die meisten bipolaren Patienten kann der normale Richtwert von nicht mehr als 400 mg pro Tag Koffein gelten. Denken Sie beim Senken der Koffeinzufuhr an eine allmähliche Entwöhnung. Ein abrupter Verzicht kann ein bereits gefährdetes Gehirn ins Trudeln bringen und ist besonders bei Einnahme von Lithium gefährlich.

Veränderungen des Natriumspiegels

Maurice, ein 40-jähriger Mann jamaikanischer Abstammung, suchte mich wegen seiner bipolaren Störung auf. Innerhalb weniger Wochen hatten wir seine Manie unter Kontrolle, das Lithium schien Wunder zu wirken. Sein

Lithiumspiegel lag bei 1, was ein absolut ordentlicher Wert ist, da der Idealbereich zwischen 0,6 und 1,2 liegt.

Nachdem ich Maurice etwa sechs Monate lang behandelt hatte, wurde bei ihm auch Bluthochdruck diagnostiziert, ohne dass ich davon erfuhr. Sein Hausarzt empfahl ihm, sich salzarm zu ernähren. Unter dem Aspekt der Blutdrucksenkung war dies zweckmäßig. Eine natriumarme Ernährung kann jedoch die Lithiumresorption in den Nieren verbessern und dazu führen, dass der Lithiumspiegel in die Höhe schießt. Dies verschlechtert wiederum die Nierenfunktion, was besonders bei Menschen mit hohem Blutdruck problematisch ist.

Maurice bekam Zittern und Durchfall. Ich vermutete eine Lithiumvergiftung. Tests ergaben, dass sein Blutspiegel bei 1,5 lag. Da sich die Wirkung von Lithium bei Bluthochdruck nur schwer ausgleichen lässt, wechselten wir die Medikamente und setzten das Lithium nach und nach ab. Sein Zittern verschwand, und er konnte wieder ohne negative Folgen salzarm essen.

Maurice' Fall war nicht ungewöhnlich, denn bipolare Patienten haben häufig Bluthochdruck. Tatsächlich deuten einige vorläufige Forschungsergebnisse auf starke Überschneidungen zwischen Manie und Bluthochdruck hin.[25] Manche Fallbeispiele legen sogar nahe, dass blutdrucksenkende Medikamente wie Verapamil oder Betablocker manischen Patienten helfen können. Beide Krankheitsbilder gehen mit einem erhöhten Risiko von Schlaganfall, Schilddrüsenkrankheiten und Diabetes einher.

Falls Sie Lithium einnehmen, ist es dennoch wichtig, den Natriumspiegel stabil zu halten. Und falls Sie wegen verschiedener Erkrankungen zu mehreren Medizinern gehen, müssen Sie jeden über alle Therapiemaßnahmen auf dem Laufenden halten.

Gluten

Neuere Studien haben bei Patienten mit bipolarer Störung erhöhte Gluten-Antikörper festgestellt. Außerdem sollen manische Episoden mit erhöhten Serumspiegeln von Antikörpern gegen Gliadin einhergehen, einer in Weizen enthaltenen Proteinart.[26] Anders gesagt, ist bei Patienten mit bipolarer Störung die Wahrscheinlichkeit einer Zöliakie oder einer Glutenunverträglichkeit höher.

Laut einer Studie ist ASCA, ein Marker, der sowohl auf entzündliche Darmerkrankungen als auch auf Zöliakie hinweist, bei bipolaren Störungen erhöht.[27] ASCA-positive Patienten haben drei- bis viermal häufiger eine bipolare Störung. Mit anderen Worten: Es gibt Hinweise darauf, dass bei bipolaren Störungen das Immunsystem nicht in Ordnung ist und dass Nahrungsmittel wie Gluten oder Milchkaseine eine Immunreaktion auslösen können, wenn die Darmschleimhaut beschädigt ist.

Da Praxiserfahrungen und wissenschaftlicher Kenntnisstand darauf hindeuten, dass glutenfreie Ernährung hilfreich sein kann, schlage ich meinen Patienten oft eine glutenfreie Probewoche vor, um zu prüfen, ob dadurch ihre Stimmung stabiler wird.

Alkohol

Im Jahr 2006 haben Benjamin Goldstein und sein Team eine Studie mit 148 Patienten durchgeführt, um den Zusammenhang zwischen Alkoholkonsum und bipolarer Störung zu untersuchen.[28] Keiner der Studienteilnehmer war starker Trinker; Männer nahmen weniger als vier Getränke pro Woche zu sich, Frauen weniger als anderthalb. Trotz des durchweg niedrigen Alkoholkonsums hatten die Männer mit bipolarer Störung, die eher vier Getränke pro Woche genossen, mehr manische Episoden und mussten in ihrem Leben öfter eingewiesen werden als diejenigen, die weniger tranken. Vor allem Hochprozentiges war für sie gefährlich. Bei den Frauen stieg mit zunehmendem Alkoholgenuss die Wahrscheinlichkeit von Depressionen und Hypomanie.

Andere Studien haben ergeben, dass starker Alkoholkonsum bipolare Patienten einem gesteigerten Depressionsrisiko aussetzt und dass Alkoholkonsum die Wahrscheinlichkeit erhöht, dass Medikamente nicht plangemäß eingenommen werden.[29] Zu viel Alkohol kann zudem die Erholung von einer bipolaren Depression verlangsamen und die Wahrscheinlichkeit einer manischen Episode erhöhen.[30]

Zusammengenommen sprechen alle diese Studien sehr dafür, dass Menschen, die an bipolarer Störung leiden, auf Alkohol verzichten oder zumindest dessen Genuss stark einschränken sollten.

Grapefruitsaft, Tyramin und was sonst noch die Medikation beeinträchtigen kann

Wie bereits angesprochen, mag Grapefruitsaft nach einem harmlos herben Start in den Tag schmecken, aber er hemmt leider das Enzymsystem, das in der Leber bestimmte Medikamente verarbeitet, was den Blutspiegel dieser Medikamente erhöht.[31] Dazu gehören bestimmte Antidepressiva, Mittel gegen Angstzustände, Stimmungsstabilisatoren, Stimulanzien und Antipsychotika. Solche Arzneimittel werden sämtlich bei der Behandlung von bipolarer Störung verwendet.

Patienten, die MAOI-Antidepressiva einnehmen, sollten Nahrungsmittel meiden, welche die Aminosäure Tyramin enthalten, denn diese kann die Arzneiwirkung beeinträchtigen und einen steilen Blutdruckanstieg verursachen, der eine Notfallbehandlung erfordert.

Zu den tyraminreichen Nahrungsmitteln gehören reifer Käse, abgehangenes oder gepökeltes Fleisch, Favabohnen, Marmite (Hefeextrakt), Sauerkraut, Sojasoße und gezapftes Bier. Mit ärztlicher Hilfe finden Sie noch mehr betroffene Nahrungsmittel heraus.

Stimmungsstabilisierende Nahrungs- und Ergänzungsmittel

Omega-3-Fettsäuren

Wie Sie schon gelesen haben, schützen die Omega-3-Fettsäuren in vielerlei Weise das Gehirn und verbessern so die psychische Gesundheit, und es gibt vielversprechende Anzeichen, dass sie auch bei bipolarer Störung helfen. 2003 haben die Psychiater Simona Noaghiul und Joseph R. Hibbeln festgestellt, dass Menschen, die mehr Meeresfrüchte essen und damit eine Hauptquelle für Omega-3-Fettsäuren konsumieren, seltener zu bipolarer Störung neigen.[32] Im Jahr 2011 haben David Mischoulon und sein Team eine Metaanalyse von sechs klinischen Studien durchgeführt, bei denen die Patienten nach dem Zufallsprinzip eine Omega-3-Supplementierung oder ein Placebo erhielten.[33] Es zeigte sich eine signifikante positive Wirkung auf depressive Symptome, wohingegen sich die manischen Symptome nicht besserten. Nach allem, was wir aus dem 2. Kapitel über die antidepressiven Eigenschaften von Omega-3-Fettsäuren wissen, dürfte das keine Überraschung sein. Auch wenn sie nur gegen depressive Symptome wirken, haben Omega-3-Fettsäuren so viele andere Vorteile, dass ich bipolaren Patienten eine entsprechende regelmäßige Ernährung empfehle.

N-Acetylcystein

Im Jahr 2018 haben Jair Soares und sein Team dargelegt, dass sich depressive Symptome nach 16 Wochen gegenüber einem Placebo bessern, wenn Patienten mit bipolarer Störung eine Kombination aus Aspirin und dem Nahrungsergänzungsmittel N-Acetylcystein (NAC) erhalten.[34] Damit bestätigten sie die Ergebnisse früherer Studien, denen zufolge auch NAC allein bei bipolarer Depression wirksam ist. Eine neuere Studie hat diesen Effekt jedoch nur teilweise bestätigt, was darauf hindeutet, dass die NAC-Gabe möglicherweise nicht bei jedem Patienten funktioniert.[35]

Wie schon im 7. Kapitel beim Thema »Zwangsstörungen« dargelegt, ist NAC ein Derivat der Aminosäure Cystein. Es hat antioxidative Eigenschaften und schützt das Gehirngewebe vor Schäden durch freie Radikale, indem es Entzündungen verringert. NAC kommt nicht in der Nahrung vor, sondern wird im Körper in Cystein umgewandelt. Cystein selbst ist in Zwiebeln, Knoblauch, Eigelb, Hafer, Rosenkohl, Brokkoli, Paprika, Weizenkeimen, Hefe und Milchprodukten wie Ricotta, Hüttenkäse und Joghurt enthalten.

Folsäure

Im Jahr 2017 haben mein Kollege Andrew Nierenberg vom Massachusetts General Hospital und sein Team bei Patienten mit bipolarer Depression eine Studie mit L-Methylfolat durchgeführt, einer Form von Folsäure (Vitamin B_9).[36] Die Mehrheit der Patienten erfuhr eine Besserung der depressiven Symptome um mehr als 50 %.

Eine andere Studie hat gezeigt, dass bei bipolaren Patienten, die mit Lithium behandelt werden, 200 μg Folsäure vor Rückfällen schützt.[37] Eine nachfolgende Studie hat jedoch ergeben, dass eine Folsäure-Supplementierung zwar die Zeit bis zum Auftreten von Symptomen verkürzen kann, aber eine Stimmungsstörung nicht besser verhindert als ein Placebo.[38] Wird Folsäure allerdings einem gegen Manie verwendeten Mittel namens Natriumvalproat zugesetzt, führt dies zu einer zusätzlichen Besserung.[39]

Gute Lieferanten von Folsäure sind Spargel, Blattsalat, Bananen, Hülsenfrüchte (gekochte Linsen und Kidneybohnen), Zitrusfrüchte (Orangen, Zitronen und Limetten; Grapefruit sind bekanntlich zu meiden), Rote Bete, Eier, Avocados, Weizenkeime, Mandeln und Leinsamen.

Magnesium

Im Jahr 1999 verabreichten Angela Heiden und ihr Team Patienten mit schwerer, therapieresistenter manischer Erregung sieben bis 23 Tage lang intravenös Magnesiumsulfat.[40] Während dieser Behandlung benötigten die Probanden viel weniger von ihrer normalen Medikation, um sich stabil zu fühlen. Mehr als die Hälfte der Patienten zeigte eine deutliche klinische Verbesserung, und das ohne erhebliche Nebenwirkungen.

Zwei Jahre hatte man bei oraler Einnahme eines Magnesiumpräparats bei mindestens 50 % der Patienten Wirkungen beobachtet, die einer Behandlung mit Lithium entsprachen.[41]

Beide Untersuchungen decken sich mit anderen Studien, denen zufolge bipolare Patienten einen niedrigen Magnesiumspiegel haben. Es ist auch erwähnenswert, dass Lithium den Magnesiumspiegel im Blut erhöht, was vielleicht zum Teil erklärt, warum es ein wirksames Mittel gegen bipolare Störung ist.

Wasserdicht ist der Beweis für die Wirksamkeit von Magnesium bei bipolarer Störung zwar nicht, aber es lohnt sich, auf magnesiumreiche Nahrung wie Nüsse, Spinat, Schwarzbohnen, Edamame, Erdnussbutter und Avocado zu achten.

Zink

Im Jahr 2016 haben Marcin Siwek und sein Team festgestellt, dass Menschen mit bipolarer Störung während der depressiven Phase ihrer Krankheit weniger Zink im Körper haben.[42] Eine andere Studie hat ergeben, dass bei Frauen mit bipolarer Störung eine niedrigere Zinkkonzentration mit schwererer Depression korreliert.[43] Wenn sie manisch, hypomanisch oder in Remission sind, bleibt der Zinkspiegel normal.

Dies deckt sich damit, was wir über Zink als Mittel gegen Depressionen im 2. Kapitel erfahren haben. Ich empfehle bipolaren Patienten dringend, besonders in depressiven Phasen genügend Zink zu sich zu nehmen. Zu den Lieferanten von Zink gehören Meeresfrüchte (vor allem gekochte Austern), mageres Rindfleisch, Geflügel und Eigelb. Geringere Mengen sind in Bohnen, Nüssen und Vollkornprodukten enthalten.

Schizophrenie

Alice, eine 28-jährige Patientin von mir, litt an Schizophrenie. Als ich anfing, sie zu behandeln, erzählte sie mir, dass die Hells Angels hinter ihr her wären. Bei einem Bruce-Springsteen-Konzert seien ganz bestimmt Männer mit Lederjacke und Sonnenbrille im Publikum gewesen und hätten Fotos von ihr gemacht. Auch bei Konzerten der Grateful Dead und der Rolling Stones waren sie (angeblich) hinter ihr her. Als ich sie fragte, warum jemand hinter ihr her sein könnte, blickte sie über beide Schultern und sagte: »Ich bin zur Geheimhaltung verpflichtet. Tut mir leid. Ich darf es Ihnen nicht verraten.«

Das mag weit hergeholt klingen, aber zu der Zeit war ihre Geschichte gar nicht so ungewöhnlich. Ich hatte viele Patienten gehabt, sowohl Männer als auch Frauen, die Ärger mit den Hells Angels zu haben glaubten – eine besondere Ausprägung eines Symptoms namens paranoide Wahnvorstellung. Sobald ich Alice mit einem Antipsychotikum namens Clozapin behandelte, erholte sie sich. Zwar verschwanden die Symptome nie vollständig, aber sie waren nicht mehr so hinderlich. Sie hörte keine Stimmen mehr in ihrem Kopf, hatte weniger Angst und konnte im Alltag funktionieren. Innerhalb kurzer Zeit holte sie ihren Schulabschluss nach und begann als Verwaltungsassistentin zu arbeiten. Zehn Jahre lang blieb sie gesund. Dann ging sie eine Beziehung ein. Innerhalb kurzer Zeit bemerkte ich, dass die psychotischen Symptome zurückkehrten. Ich war schockiert und fragte mich, ob die neue Beziehung sie durcheinanderbrachte. Aber als ich ihre Ernährung unter die Lupe nahm, fiel mir eine große Veränderung auf. Alice und ihr Freund aßen ein paarmal pro Woche auswärts. Sie berichtete, dass sie im Restaurant oft Brot aß, während sie zuvor nur sehr wenige Weizenprodukte gegessen hatte. Sie trank auch mehr, manchmal mehrere Gläser Wein am Abend.

Hören Sie die Warnglocken läuten? Bevor wir uns mit den schädlichen Auswirkungen von Alices neuen Essgewohnheiten genauer befassen, betrachten wir das Verhältnis zwischen Darm und Gehirn bei Schizophrenie.

Schizophrenie und Darm

Ob mit oder ohne Medikamente, Menschen mit Schizophrenie haben nicht nur eine weniger vielfältige Darmflora, sondern weisen sogar einzigartige Bakterien auf, die in einem gesunden Darm nicht vorkommen. In einer Studie zeigten Mäuse, denen Kot von schizophrenen Menschen transplantiert wurde, im Vergleich zur Kontrollgruppe Symptome von Schizophrenie.[44] Die Mäuse verhielten sich auch ähnlich wie andere Mäuse, bei denen schizoide Symptome auf andere Weise induziert wurden. Dieser Tierversuch ist ein starker Beleg dafür, dass Veränderungen in der Darmflora die Hirnchemie verändern können.

Ähnlich wie bei bipolarer Störung haben schizophrene Patienten mehr Darmprobleme als die Allgemeinbevölkerung. Sie haben mehr Entzündungen, Nahrungsmittelunverträglichkeiten und Darmwandschäden, die zum Leaky-Gut-Syndrom führen. Obduktionen von 82 Schizophrenie-Betroffenen haben bei 50 % von ihnen eine Gastritis festgestellt, bei 88 % eine Enteritis und bei 92 % eine Colitis – alles Anzeichen einer schweren Darmentzündung. Und 20 % aller Patienten mit Reizdarmsyndrom leiden auch an Schizophrenie.[45]

Wegen der veränderten Darmfunktion und Darmflora können schizophrene Patienten eine schlechte Immunität haben. Das bedeutet unter anderem, dass Menschen mit Schizophrenie anfälliger für bakterielle Infektionen sind und daher häufiger Antibiotika verschrieben bekommen, die möglicherweise normale Darmbakterien abtöten.[46]

Nicht nur die Darmbakterien sind bei Schizophrenie verändert. Es gibt auch Unterschiede bei den Bakterien im Mund und im Hals – anders als bei den bereits besprochenen Erkrankungen.[47] Wenn man sich das Verdauungssystem als lange, kurvenreiche Reisestrecke vom Mund bis zum Anus vorstellt, kann man sagen, dass die gesamte Verdauungsautobahn betroffen ist.

Auch bei Schizophrenie spielt die Ernährung also eine Rolle. Beginnen wir mit den Nahrungsmitteln, die man meiden sollte.

Schizophrenie verschlechternde Ernährung

Die westliche Ernährung

Im Jahr 2015 haben Koji Tsuruga und sein Team 237 Patienten, bei denen eine Schizophrenie oder eine schizoaffektive Störung (ähnlich wie Schizophrenie, jedoch sind zusätzlich Symptome von Depression oder bipolarer Störung vorhanden) vorlag, mit einer gesunden Kontrollgruppe verglichen, um festzustellen, ob bestimmte Essgewohnheiten das Risiko psychischer Erkrankungen bergen.[48] Um herauszufinden, ob Ernährung mit Krankheit korreliert, teilten sie die Gruppen nach zwei Ernährungsmustern auf. Eine Gruppe befolgte einen gemüsebasierten Ernährungsplan, die andere einen getreidebasierten. Die Gemüsegruppe aß viel grünes Blattgemüse, Algen, Kartoffeln und Sojabohnenprodukte wie Tofu und Natto. Diejenigen, die sich an den getreidebasierten Speiseplan hielten, aßen viel Reis, Brot und Süßwaren.

In den Ergebnissen fiel den Forschern ein interessantes Muster auf. Die getreidebasierte Ernährung war mit Schizophrenie assoziiert, und innerhalb dieser Gruppe korrelierte Schizophrenie mit einem höheren Anteil von ungesundem Fett an den Gesamtkalorien.

Eine andere Studie hat ergeben, dass Patienten mit Schizophrenie Speisen zugeneigt sind, die deutlich mehr ungesunde Öle und Fette enthalten. Auch wenn das viele mögliche Gründe haben kann, ist eine der plausibelsten Erklärungen, dass bei schizophrenen Patienten das Gehirn unzureichend mit Energie versorgt wird und dass darum Fette schneller abgebaut werden.[49]

Kommt Ihnen das bekannt vor? Die Mixtur aus reichlich schlechten Fetten, Kohlenhydraten mit hohem GI und Zucker ist die Visitenkarte unserer alten Freundin, der westlichen Ernährung. Wieder einmal erweist sie sich als ungesund für das Gehirn. Schizophrene Patienten sind gut beraten, wenn sie auf eine Ernährungsweise mit viel Gemüse und guten Fetten umsteigen, z. B. auf die bereits erwähnte mediterrane Ernährung.

Gluten

Die Idee, dass Schizophrenie mit Gluten in Verbindung stehen könnte, geht auf das Jahr 1966 zurück, als der Arzt und Endokrinologe Francis Dohan eine Korrelation zwischen Weizenverbrauch und Schizophrenie-Vorkommen während des Zweiten Weltkriegs entdeckte.[50] Spätere Forschungen haben den Zusammenhang weiter ergründet.

Zöliakie kommt bei schizophrenen Patienten fast doppelt so häufig vor wie in der Allgemeinbevölkerung. Ungefähr ein Drittel aller Patienten mit Schizophrenie – also etwa das Dreifache des erwartbaren Werts – hat Anti-Gliadin-Antikörper, was zu Zöliakie oder Glutenunverträglichkeit führen kann.[51] Im Jahr 2018 haben Anastasia Levinta und ihr Team bestehende Studien daraufhin überprüft, ob eine glutenfreie Ernährung schizophrenen Patienten einen Nutzen bringt.[52] Sechs von neun Studien berichteten von verbessertem Befinden und verringerter Symptomschwere. 2019 führten Deanna Kelly und ihr Team eine Studie mit 16 Patienten mit Schizophrenie oder schizoaffektiver Störung durch. Alle von ihnen hatten mehr Anti-Gliadin-Antikörper, aber keine Zöliakie.[53] Über fünf Wochen erhielten sie standardisierte glutenfreie Mahlzeiten und dazu täglich einen Shake, der entweder 10 g glutenhaltiges Mehl oder 10 g Reismehl enthielt.

Im Vergleich zu den Gluten essenden Teilnehmern zeigte sich bei den Teilnehmern ohne Glutenverzehr eine allgemeine klinische Besserung, erhöhte Aufmerksamkeit, weniger Magen-Darm-Nebenwirkungen und ein Rückgang bei negativen Symptomen wie Zurückgezogenheit oder Apathie. Es gab keine Verbesserungen bei positiven Symptomen wie Halluzinationen und auch die kognitiven Symptome waren nicht besser – aber insgesamt war die Wirkung beeindruckend.

Auf jeden Fall sollten alle von Schizophrenie Betroffenen eine glutenfreie Diät zumindest versuchen. Da bereits im 3. und im 5. Kapitel über den Verzicht von Gluten gesprochen wurde, werde ich hier nicht ins Detail gehen. Aber was offensichtlich vermieden werden sollte, sind normale Backwaren, Nudeln, Pizza und Müsli. Gluten kann auch dort enthalten sein, wo man es nicht vermutet, beispielsweise in Sojasoße, Dosensuppen, Lakritz, Krabbenfleischimitat, Fleischbrühe und Bier sowie in Produkten mit Malzessig, Malzaroma oder Malzextrakt.

Zucker

Der Verzehr von raffiniertem Zucker ist ein Risikofaktor für Schizophrenie. Bei schizophrenen Patienten hat Zucker über einen Zeitraum von zwei Jahren nachweislich schlechte Wirkungen. Außerdem neigen schizophrene Patienten eher zu Diabetes als die Allgemeinbevölkerung.[54]

Zehn von zehn Studien zur Wirkung von raffiniertem Zucker, Frühstückszerealien und Süßgetränken haben ergeben, dass das Risiko einer Psychose umso größer ist, je mehr die Patienten von diesen quasi giftigen Substanzen aßen.[55] Da es sich bei den Studien größtenteils um Beobachtungsstudien handelt, sind die Ergebnisse nicht endgültig. Dennoch sollten schizophrene Patienten ihre Zuckeraufnahme ruhig so weit wie möglich reduzieren.

Alkohol

Alkoholkonsum verschlimmert das Krankheitsbild von Schizophrenie. Bei mehr als 6 % aller schizophrenen Patienten liegt in der Vergangenheit ein gefährliches Trinkverhalten vor. Da der Alkoholmissbrauch normalerweise nach Einsetzen der ersten Symptome beginnt, gilt er selbst nicht als Ursache der Schizophrenie, sondern entsteht vermutlich als Reaktion auf negative Symptome.[56]

Man hat untersucht, wie Alkoholmissbrauch auf Patienten wirkt, denen regelmäßig ein Antipsychotikum namens Fluphenazin injiziert wird.[57] Dabei kam heraus, dass diejenigen, die mehr als 20 Getränke pro Woche trinken, mehr schizophrene Rückfälle haben als die, die gelegentlich oder überhaupt nicht trinken. Die Trinker haben auch häufigere positive Symptome wie Halluzinationen und Wahnvorstellungen. Andere Studien haben bestätigt, dass Alkoholkonsum den Argwohn steigern kann, und schizophrene Patienten berichten, dass sie nach Alkoholgenuss generell mehr Halluzinationen und Paranoia haben.[58]

Alkohol verschlimmert die Symptome einer Schizophrenie, da er die negativen Auswirkungen von Anomalien verstärkt, die in schizophrenen Gehirnen bereits vorhanden sind. Zum Beispiel ist bei Menschen mit Schizophrenie das Volumen der weißen Substanz verringert und die Anatomie des Hippocampus verändert, was beides durch Alkohol verschlechtert werden kann.[59] Ich rate schizophrenen Patienten, wenig bis gar keinen Alkohol zu trinken. Wenn ich auf völliger Abstinenz bestehe, empfinden sie das oft als unfaire Einschränkung. Da komme ich ihnen lieber mit der Empfehlung entgegen, höchstens ein Getränk pro Woche zu trinken, vielleicht am Samstagabend zum Essen.

Ernährung, die den Realitätssinn stärkt

Omega-3-Fettsäuren

Im Jahr 2009 haben Paul Amminger und sein Team 81 Menschen mit hohem Risiko einer psychotischen Störung untersucht.[60] Die Probanden wurden nicht mit Antipsychotika behandelt. Über zwölf Wochen erhielten sie entweder ein Nahrungsergänzungsmittel mit mehrfach ungesättigten Omega-3-Fettsäuren oder ein Placebo. Darauf folgte eine Überwachungsphase. Am Ende der zwölfmonatigen Studie hatten in der Omega-3-Gruppe zwei von 40 Personen (4,9 %) und in der Placebogruppe elf von 40 (27,5 %) eine psychotische Störung entwickelt. Mehrfach ungesättigte Omega-3-Fettsäuren reduzierten auch signifikant die positiven und negativen Symptome im Vergleich zum Placebo. Die Studie ist eine eindrucksvolle Demonstration der schützenden Wirkung von Omega-3-Fettsäuren bei Psychosen wie Schizophrenie.

Dieses dramatische Ergebnis ist nicht in jeder Nachfolgestudie wiederholt worden, aber eine kürzlich durchgeführte Überprüfung hat bestätigt, dass Omega-3-Fettsäuren für Menschen mit Schizophrenie von Nutzen sein können.[61] Ich lege meinen schizophrenen Patienten auf jeden Fall nahe, den Omega-3-Anteil in ihrer Ernährung zu erhöhen.

N-Acetylcystein

Schizophrene Patienten haben einen abnormalen Hirnstoffwechsel, der zu oxidativem Stress führt.[62] Die Freisetzung freier Radikale schädigt das Gehirngewebe und sabotiert das Abwehrsystem des Gehirns, wodurch die Gehirnphysiologie in Schieflage gerät. Antioxidantien sind deshalb für schizophrene Patienten besonders wichtig, um die negativen Auswirkungen von oxidativem Stress zu bekämpfen.

Glutathion ist ein wichtiges Antioxidans, an dem es Patienten mit Schizophrenie mangelt. Aber ihnen Glutathion zu verabreichen, ist nicht hilfreich, da der Stoff schlecht resorbiert wird und nicht so leicht ins Gehirn gelangt. Allerdings erhöht N-Acetylcystein (NAC) erwiesenermaßen den Glutathionspiegel im Plasma und schützt somit das Gehirn.[63]

Im Fall einer 24-jährigen Frau mit chronischer und sich verschlechternder paranoider Schizophrenie, die nicht auf eine antipsychotische Behandlung ansprach, führte die NAC-Supplementierung in sieben Tagen zu einer Besserung bei den für Schizophrenie spezifischen Symptomen, aber auch bei Spontaneität, sozialen Fähigkeiten und familiären Beziehungen.[64]

Diese Ergebnisse werden durch eine andere Studie gestützt, in der 42 schizophrene Patienten mit akuten Symptomen, die mit einem Antipsychotikum behandelt wurden, acht Wochen lang entweder NAC oder ein Placebo erhielten.[65] Die Forscher stellten bei der NAC-Behandlungsgruppe signifikante Verbesserungen der negativen Symptome im Vergleich zur Kontrollgruppe fest, auch wenn nicht alle Symptome weniger stark wurden oder weniger häufig auftraten.

In einer anderen Studie wurde 140 schizophrenen Patienten nach dem Zufallsprinzip zusätzlich zu Antipsychotika entweder eine Placebo- oder eine NAC-Supplementierung über 24 Wochen zugeteilt.[66] Diejenigen, die NAC erhielten, zeigten bei allen Symptomen Besserung.

Zusammengenommen ergeben diese Studien eine solide Beweislage dafür, dass eine NAC-Supplementierung bei der Behandlung von Schizophrenie helfen kann. Wie bereits besprochen, kann man NAC selbst nicht aus der Nahrung beziehen, aber ich empfehle schizophrenen Patienten Speisen, welche die Aminosäure Cystein enthalten und die weiter vorn in diesem Kapitel im Abschnitt über bipolare Störungen aufgeführt sind.

Alpha-Liponsäure

Alpha-Liponsäure ist ein häufiger Bestandteil von Multivitamin- und Anti-Aging-Präparaten.[67] Sie spielt eine Schlüsselrolle bei chemischen Reaktionen in den Mitochondrien, den Energiequellen im Zellinnern. Wie NAC handelt es sich um ein Antioxidans und schützt das Gehirn vor schädlichen Entzündungen.

Eine 2017 durchgeführte Forschungsstudie an schizophrenen Patienten hat ergeben, dass Alpha-Liponsäure die Schizophrenie-Symptome allgemein verringern und auch die Denkleistung verbessern kann.[68] Zudem wirkt sie Gewichtsproblemen und Bewegungsstörungen entgegen, die durch Antipsychotika verursacht werden.[69]

Alpha-Liponsäure findet sich häufig in Gemüse (Spinat, Brokkoli, Tomate) und Fleisch, vor allem in Innereien wie Herz, Niere oder Leber. Das Wort »Innereien« mag unappetitlich klingen, aber Speisen wie Leberpastete oder saure Nieren sind köstlich, und Leberwurst sowieso.

Vitamine

Vitamin C: In einer Studie wurden bei 40 Patienten mit Schizophrenie nach einer Behandlung mit Vitamin C niedrigere Spiegel eines Schizophrenie-Markers gemessen.[70] Auch die schizophrenen Symptome verbesserten sich in der Experimentalgruppe im Vergleich zur Kontrollgruppe signifikant. Andere Studien haben bestätigt, dass Vitamin C bei schizophrenen Patienten von Nutzen sein kann.[71]

B-Vitamine: Die B-Vitamine spielen eine wichtige Rolle im Zellstoffwechsel. Ein geringer Gehalt von B-Vitaminen im Blut ist ein relativ häufiger Befund bei Patienten mit Schizophrenie. Folsäure ist von besonderem Interesse, da Folsäuremangel nicht nur die DNA-Synthese und -Reparatur, sondern auch die gesamte Zellfunktion im Gehirn beeinträchtigen kann.[72]

In einer niederländischen Studie mit schizophrenen Patienten hat man festgestellt, dass im Vergleich zu Gesunden bei schizophrenen Patienten ein niedrigerer B_{12}-Serumspiegel vorliegt.[73] Bei Folsäure und Vitamin B_6 gab es keine Unterschiede zwischen den Gruppen, obwohl in einer früheren Studie Unterschiede beim Folsäurespiegel festgestellt worden waren, die mit einem erhöhten Schizophrenie-Risiko korrelierten.[74]

Donald Goff, ein ehemaliger Kollege aus dem Massachusetts General Hospital, und seine Forschungsgruppe haben bei 91 ambulanten schizophrenen Patienten ebenfalls niedrige Folsäurespiegel gemessen.[75] Sie fanden heraus, dass ein höherer Folsäurespiegel bei nicht rauchenden Patienten mit weniger schweren negativen Symptomen korreliert.

Mehrere Studien haben ergeben, dass eine Supplementierung mit B-Vitaminen bei Schizophrenie wirksam sein kann. In einer Studie erhielten 17 schizophrene Patienten mit niedrigem Folsäurespiegel zusätzlich zu ihrer medikamentösen Behandlung sechs Monate lang eine tägliche Methylfolat-Gabe von 15 mg.[76] Sie erlebten eine Besserung ihrer Symptome und ihrer sozialen Fähigkeiten, sodass sie sich wieder in die Gesellschaft eingliedern konnten.

In einer der größten randomisierten kontrollierten Studien zur Vitamin-Supplementierung verabreichten der Psychiater Josh Roffman vom Massachusetts General Hospital und sein Team 140 Patienten mit Schizophrenie zusätzlich zum Antipsychotikum entweder eine Kombination aus Folsäure (täglich 2 mg) und Vitamin B_{12} (täglich 400 µg) oder ein Placebo. Die Folsäure-B_{12}-Gruppe zeigte eine signifikante Besserung bei der Schwere der negativen Symptome, aber der Behandlungseffekt war stark von der Genetik der einzelnen Patienten beeinflusst, denn diese bestimmte, wie gut sie Folsäure absorbierten.[77]

Im Jahr 2017 haben Roffman und sein Team festgestellt, dass eine Supplementierung mit Folsäure bei Patienten mit Schizophrenie tatsächlich die Symptome verbessert.[78] Dabei spielten zwar genetische Varianten eine Rolle, aber unabhängig von den Genen besserten sich die negativen Symptome.

Wie bereits erwähnt, ist Folsäure in Gemüse und angereicherten Vollkornfrühstücksflocken mit niedrigem Zuckergehalt enthalten, während Vitamin B_{12} reichlich in Fleisch und Milchprodukten vorkommt. Grünes

Blattgemüse, dunkelgrüne Gemüsesorten wie Brokkoli oder Rosenkohl sowie Bohnen und andere Hülsenfrüchte enthalten ebenfalls Folsäure.

L-Theanin

L-Theanin ist eine einzigartige Aminosäure, die fast ausschließlich in der Teepflanze enthalten ist, aus der die meisten Teesorten hergestellt werden. Es verstärkt die Alpha-Gehirnwellen (»Entspannungswellen«), verringert die Ausschüttung erregender Stoffe im Gehirn und fördert beruhigende Gehirnchemikalien wie GABA.

Eine solide Studie hat ergeben, dass eine mit L-Theanin gestützte antipsychotische Therapie bei Patienten mit Schizophrenie oder schizoaffektiver Störung mehrere Symptome lindert. Einer anderen Studie zufolge lindert L-Theanin positive Symptome und Schlaflosigkeit bei schizophrenen Patienten.[79] Auch wenn weitere Forschungen erforderlich sind, um diese Ergebnisse zu erhärten, spricht bereits einiges für das Teetrinken.

Da gewöhnliche Teesorten wie Grüntee, Schwarztee und Oolong-Tee neben Theanin jedoch auch Koffein enthalten, putscht zu viel davon eher auf. Schizophrene Patienten sollten also lieber eine entkoffeinierte Alternative wählen. Kräutertees werden nicht aus Teeblättern hergestellt und enthalten daher kein Theanin. Glücklicherweise ist es in koffeinfreiem Grün-, Schwarz- und Oolong-Tee enthalten.

Melatonin

Melatonin, das im 8. Kapitel besprochene »Schlafhormon«, hat sich bei Schizophrenie-Patienten als wirksam gegen Schlaflosigkeit erwiesen. Durch seine entzündungshemmenden und antioxidativen Eigenschaften kann es auch die Wirkung von Antipsychotika verstärken.[80] Eier und Fisch sind gute Melatoninlieferanten, ebenso wie Nüsse, Spargel, Tomaten, Oliven, Trauben, Gerste, Hafer, Walnüsse und Leinsamen.

Schwere psychische Erkrankungen erfordern medizinisches Eingreifen

Arzneimittel wie Lithium und Antipsychotika sind mächtige Waffen im Kampf gegen bipolare Störung und Schizophrenie. Genauso wirksam helfen den Betroffenen dieser belastenden Krankheiten allerdings zusätzlich zur medikamentösen Behandlung durchgeführte Ernährungsumstellungen.

Meine bipolare Patientin Nancy wechselte von der westlichen Ernährung zu einer ketogenen Diät und ließ Kohlenhydrate weg. Sie senkte ihren Kaffeekonsum allmählich auf eine Tasse am Morgen. Zum Frühstück gab es nun wieder einen Proteinshake, diesmal mit extra Erdnussbutter.

Zum Mittagessen mied sie Gluten und aß einen Salat mit vielen Zwiebeln wegen des Cysteins sowie Avocados, Blattsalat, Spinat und rote Kidneybohnen wegen der Folsäure. Zum Abendessen kam fortan mehr fetter Fisch auf den Tisch. Zum Beispiel mochte sie gebackenen Lachs sehr, deshalb gab es regelmäßig Lachs mit verschiedenen Gewürzen. Am liebsten aß sie ihn mit Olivenöl, schwarzem Pfeffer, Oregano und Thymian, gekrönt von sautierten Zwiebeln. An den Wochentagen trank sie keinen Wein mehr. Nach ungefähr sechs Wochen verschwanden ihre Symptome und sie kehrte zu ihrem Normalzustand zurück.

Meine schizophrene Patientin Alice ließ Brot und Alkohol weg. Innerhalb von sieben Wochen verschwanden ihre Symptome und sie kam wieder im Alltag zurecht. Ihr Verlobter, den ihre Zurückgezogenheit und ihre Halluzinationen verschreckt hatten, bemerkte erleichtert, dass sie wieder sie selbst war. Sie konnte mit ihm über ihre Probleme sprechen, und da er verstand, welche Wirkung Alkohol und Brot hatten, half er ihr mit großem Eifer beides vom Speiseplan zu streichen. Inzwischen, einige Jahre später, stehen sie kurz vor der Heirat.

Sowohl Nancy als auch Alice sind inspirierende Beispiele dafür, dass die Erhaltung der psychischen Gesundheit nicht immer einfach ist. Es kann viel Einsatz erfordern, um mit den neuesten Behandlungsempfehlungen Schritt zu halten. Beide Frauen waren medikamentös stabil eingestellt, aber dann sabotierte eine Veränderung im Leben ihre Gewohnheiten und trieb sie in einen Teufelskreis aus Problemen, die sie für gelöst gehalten hatten.

Aber mit Geduld und Entschlossenheit und kundiger Unterstützung konnten sie durch Ernährungsumstellung die Lücken schließen, welche die Medikamente offen gelassen hatten.

Spickzettel: Bipolare Störung

Insgesamt eignet sich die ketogene Ernährung nachweislich als Ernährungsansatz für Patienten mit bipolarer Störung.

Genießen:

- Omega-3-Fettsäuren: Fisch, vor allem fetten Fisch wie Lachs, Makrele, Thunfisch, Hering und Sardine
- N-Acetylcystein: NAC selbst muss als Nahrungsergänzung eingenommen werden, aber auch cysteinhaltige Nahrungsmittel können wirksam sein. Probieren Sie Fleisch, Getreide, Eier, Ricotta, Hüttenkäse, Joghurt, Brokkoli, Paprika und Zwiebeln.
- Vitamin B_9 (Folsäure)
- Mineralien: Magnesium, Zink

Meiden:

- westliche Ernährung: Lebensmittel mit einem hohen Gehalt an schlechten Fetten (rotes Fleisch, Frittiertes) und Kohlenhydrate mit hohem GI (Weißbrot, weißer Reis, Kartoffeln, Nudeln und alles andere aus Weißmehl)
- Koffein: nicht mehr als 400 mg pro Tag aufnehmen
- Natrium: Bei Behandlung mit Lithium ist es wichtig, den Natriumspiegel konstant zu halten.
- Gluten: Wer an Zöliakie oder Glutenunverträglichkeit leidet, sollte sämtliche Weizenprodukte wie Brot, Pizza oder Nudeln und viele alkoholische Getränke meiden.
- Alkohol: Bipolare Patienten sollten ganz auf Alkohol verzichten oder ihren Konsum stark einschränken.
- Wechselwirkungen mit Medikamenten: Grapefruitsaft und Nahrungsmittel, die Tyramin enthalten (reifer Käse, abgehangenes oder gepökeltes Fleisch, Favabohnen, Hefeextrakt, Sauerkraut, Sojasoße und gezapftes Bier), vertragen sich nicht mit einigen Medikamenten gegen bipolare Störung.

Spickzettel: Schizophrenie

Genießen:

- Omega-3-Fettsäuren: Fisch, vor allem fetten Fisch wie Lachs, Makrele, Thunfisch, Hering und Sardine.
- N-Acetylcystein: NAC selbst muss als Nahrungsergänzung eingenommen werden, aber auch cysteinhaltige Nahrungsmittel können wirksam sein. Probieren Sie Fleisch, Getreide, Eier, Ricotta, Hüttenkäse, Joghurt, Brokkoli, Paprika und Zwiebeln.
- Alpha-Liponsäure: Spinat, Brokkoli, Tomaten und Fleisch, vor allem Innereien wie Herz, Niere und Leber
- L-Theanin: Grün-, Schwarz- und Oolong-Tee
- Melatonin: Eier, Fisch, Milch, Reis, Gerste und Haferflocken, Trauben, Granatäpfel, Walnüsse, Sonnenblumenkerne, Senfkörner, Leinsamen, Spargel, Brokkoli und Gurken
- Vitamine B_9, B_{12} und C

Meiden:

- westliche Ernährung: Lebensmittel mit einem hohen Gehalt an schlechten Fetten (rotes Fleisch, Frittiertes) und Kohlenhydrate mit hohem GI (Weißbrot, weißer Reis, Kartoffeln, Nudeln und alles andere aus Weißmehl)
- Gluten: bei Zöliakie oder Glutenunverträglichkeit sämtliche Weizenprodukte wie Brot, Pizza oder Nudeln und viele alkoholische Getränke
- Zucker: Gebäck, Süßigkeiten, Limonade und alles, was mit Zucker oder Glukosesirup gesüßt ist
- Alkohol: Schizophrene Patienten sollten möglichst auf Alkohol verzichten oder ihren Konsum stark einschränken.

10. KAPITEL:

Libidoverlust – Oxytocin, Bockshornklee und andere Aphrodisiaka

Heutzutage kann man Produkten, welche die Libido steigern sollen, kaum aus dem Weg gehen. Zeitschriften, Ratgeberregale und Mail-Postfächer sind voll mit Tipps, wie man in Stimmung kommt und den Partner befriedigt. Zwar werden echte, praktische Ratschläge zu diesem Thema mit Betrug und Sensationalismus vermengt, aber es besteht kein Zweifel, dass viele Menschen nach Wegen suchen, ihr Sexualleben zu bereichern und ihre Libido zu verbessern.

Was ist das überhaupt, die Libido? Im Allgemeinen wird das Wort zwar mit sexuellem Verlangen gleichgesetzt, aber in der psychologischen Theorie hat es breitere Implikationen. Sigmund Freud, der Begründer der Psychoanalyse, beschrieb die Libido als die treibende Kraft der sexuellen Instinkte und als grundlegendes Streben des Menschen nach Vergnügen. Der Psychiater und Psychoanalytiker Carl Jung glaubte dagegen, dass die Libido von sexuellen Instinkten getrennt werden könne und eher der Lebenskraft ähnele, die der Philosoph Henri Bergson *élan vital* nannte.[1] Und der Psychoanalytiker Ronald Fairbairn beschrieb die Libido als »in erster Linie objektsuchend«, womit er sich von der lustzentrierten Freud'schen Sichtweise entfernte und die Libido eher als Möglichkeit zwischenmenschlicher Bindung und Verbindung sah.[2]

Eine allgemein anerkannte Definition von Libido gibt es also nicht, aber durch all diesen Interpretationen zieht sich als roter Faden, dass es sich um einen wesentlichen Trieb des Menschen handelt.[3] Tatsächlich hat die Libido viele Gemeinsamkeiten mit einem anderen menschlichen Trieb: dem Hunger.

Sexuelles Begehren ist wie Hunger ein instinktiver Zustand. Beides kann sich auf das Verhalten auswirken und alle anderen Ziele verdrängen. In beiden Fällen ist nicht viel Denken im Spiel, aber wir sind so programmiert, dass die Befriedigung sowohl von Hunger als auch von sexuellem Verlangen ein Belohnungsgefühl mit sich bringt und überlappende, lustzentrierte Gehirnschaltungen aktiviert.

Bei Hunger und Libido werden auch ähnliche Chemikalien eingesetzt. Dopamin spielt eine wichtige Rolle und Sexualhormone wie Östrogen, Testosteron und Progesteron regeln die Nahrungsaufnahme und den Appetit.[4] Beide Triebe haben sogar eine evolutionäre Ähnlichkeit, denn die Fähigkeit, mehr zu essen als nötig und die überschüssige Energie in Form von Glykogen und Fett zu speichern, ergab einen Fortpflanzungsvorteil, da Tiere so Zeit für die Partnersuche hatten und sich nicht ständig um Nahrung bemühen mussten.[5]

Angesichts all dieser Zusammenhänge ist es keine Überraschung, dass das Essen den Sexualtrieb beeinflussen kann. In diesem Kapitel werden wir untersuchen, wie bestimmte Nahrungsmittel die Libido beeinflussen und wie bewusstes Essen zu einem optimalen Sexualleben beiträgt.

Natürlich ist zu beachten, dass psychische Probleme immer in einem bestimmten Kontext auftreten. Manchmal können Depressionen, Stress oder Angstzustände die Libido verringern. In anderen Fällen liegt die Ursache bei den antidepressiven Medikamenten, mit denen man die Probleme behandelt. Viele psychiatrische Medikamente, von SSRI-Antidepressiva bis zu Antipsychotika, verringern die Libido. Gewiss ist es verlockend, zu glauben, dass man sexuelle Probleme durch den Verzehr bestimmter Nahrungsmittel beheben kann, aber meiner Erfahrung nach ist es nicht so einfach. Beim Lesen meiner Ratschläge sollten Sie daher bedenken, dass sie nur ein Teil der Lösung sind. Sie sind keine Wundermittel, sondern Lebens- und Liebeshilfe.

Erregung und Darm

Die beiden wichtigsten Geschlechtshormone sind Östrogen und Testosteron. Man kennt sie als »weibliches« und »männliches« Geschlechtshormon, und tatsächlich wird Östrogen hauptsächlich von den Eierstöcken und Testosteron von den Hoden produziert. Trotzdem haben Männer und Frauen sowohl Östrogen als auch Testosteron, und beide sind wichtig für das Sexualleben jedes Geschlechts. Zwar spielt Testosteron sicherlich eine herausragende Rolle bei der männlichen Libido, aber es hat sich gezeigt, dass auch *Östradiol* (die Hauptform von Östrogen) einen starken Einfluss auf die Lust, auf Erektion und Spermienbildung hat.[6] Und auch wenn es über die Rolle des Testosterons in der weiblichen Libido einige Meinungsverschiedenheiten gibt, besteht zweifellos ein Zusammenhang.[7] Neben ihrer sexuellen Funktion sind Östrogen und Testosteron auch wichtig für die Gesundheit der Knochen, des Gehirns und der Blutgefäße.

Da die Darmbakterien an der Produktion dieser beiden Sexualhormone beteiligt sind, spielen sie auch eine Rolle bei der Modulation der Libido. 2014 haben der Tierarzt Theofilos Poutahidis und sein Team erforscht, ob Darmbakterien die Sexualhormone bei Mäusen beeinflussen.[8] Sie gaben Mäusen ein Probiotikum mit dem Darmbakterium Lactobacillus reuteri (L. reuteri), das entzündungshemmende Eigenschaften besitzt. Mäuse, die L. reuteri mit dem Trinkwasser aufnahmen, brachten mehr Sperma hervor und hatten mehr Testosteron produzierende Zellen in ihren Hoden als Mäuse, die diesem Bakterium nicht ausgesetzt waren. Besonders deutlich war das bei älteren Mäusen. Tatsächlich wurden die Mäuse durch die Behandlung im Wesentlichen jugendlicher und sie ließ ihre Hoden wieder auf die Größe von denen jüngerer Mäuse anwachsen. Eine probiotische Supplementierung kann also die sexuelle Funktion bei Mäusen steigern, und die Studie kam zu dem Schluss, dass dies auch beim Menschen mit großer Wahrscheinlichkeit der Fall ist.

Zudem ist belegt, dass Mäuse, die in jungen Jahren antibiotisch behandelt werden, unter einem gestörten Mikrobiom leiden, das zu einem niedrigen Testosteronspiegel und einer verminderten Spermienqualität führt.[9]

Der Östrogenspiegel dagegen wird bei Frauen nach der Menopause in erheblichem Maße von Mikroben reguliert.[10]

Neben Östrogen und Testosteron steuern Darmbakterien auch noch andere Neurochemikalien, die die Libido verändern. Beispielsweise können einige Darmbakterienstämme Gamma-Aminobuttersäure (GABA) produzieren. Einerseits ist GABA für die Hirngesundheit unerlässlich, andererseits können bei Überstimulation der GABA-Rezeptoren Erektionsstörungen, Libidoverlust oder Orgasmusschwierigkeiten auftreten.[11]

Wenn der Darm nicht richtig funktioniert, kann das den Zugang zum Lustempfinden erschweren, auch wenn die Symptome gar nicht direkt mit sexuellen Funktionen zusammenhängen. Beispielsweise ist es erwiesen, dass die entzündliche Darmerkrankung mit Depressionen, Arthritis und einem ungünstigen Körperbild einhergeht, was alles die Libido senkt.[12]

Lusthemmende Ernährung

In gewissem Sinn kann schlechte Ernährung eine Art Kastration sein, unabhängig von Alter oder Geschlecht. Werfen wir einen Blick auf die Speisen und Essgewohnheiten, welche die Libido schwächen, damit wir gesündere Alternativen finden können.

Die westliche Ernährung

Es dürfte kaum überraschen, dass die westliche Ernährung erneut eine Bedrohung für unser Wohlbefinden darstellt. Erwiesenermaßen beeinträchtigt eine fettreiche Ernährung die Funktion der Hoden und sorgt für eine verringerte Zahl und Leistungsfähigkeit der Spermien.[13] Dies wird als GELDING-Theorie bezeichnet (die etwas weit hergeholte Abkürzung für *Gut Endotoxin Leading to a Decline in Gonadal function* spielt auf das englische Wort *gelding* – »Kastrat« – an). Dieser Theorie zufolge verursacht eine fett- und kalorienreiche Ernährungsweise eben jenen »undichten« Darm, den wir schon von allerlei anderen Beschwerden kennen. So gelangen Darmbakterien in den Kreislauf, woraufhin Endotoxine, starke Immunstimulanzien, die in Bakterien vorhanden sind, eine leichte Entzündung im ganzen Körper verursachen können. Dies schwächt die Hodenfunktion und die Fortpflanzungsfähigkeit und gibt uns ein weiteres Beispiel dafür, wie wichtig die Darmgesundheit für die sexuelle Gesundheit ist.

2017 haben Justin La und sein Team alle wissenschaftlichen Studien überprüft, die seit 1977 den Zusammenhang zwischen Ernährung und sexueller Gesundheit bei Männern untersucht haben.[14] Sie fanden heraus, dass die westliche Ernährung mit einer geringeren Samenqualität und einer höheren Inzidenz von Erektionsstörungen einhergeht. Übergewichtige und fettleibige Männer, die eine fettarme, kalorienarme Diät machten, konnten ihre Erektion verbessern und ihren Testosteronspiegel steigern.

Eine andere Studie hat ergeben, dass eine Ernährung mit viel Protein und wenig Kohlenhydraten und Fett die sexuelle Leistung verbesserte. Sowohl die erektile Funktion als auch das sexuelle Verlangen waren noch bis zu einem Jahr nach der Ernährungsumstellung besser.[15]

Eine höhere Prävalenz der westlichen Ernährung korreliert mit niedrigeren Spermienzahlen in der männlichen Allgemeinbevölkerung. In Nordamerika, Europa, Australien und Neuseeland sind die Spermienzahlen steil um 59 % gesunken.[16] Bei einem Treffen der European Society of Human Reproduction and Embryology wurde 2019 eine neue Harvard-Studie vorgestellt, der zufolge Männer, die für gewöhnlich fett essen, 25,6 Millionen Spermien weniger aufweisen als Männer, die sich gesünder ernähren.

Ich habe mehrere Patienten beiderlei Geschlechts in meiner Klinik behandelt, die von der westlichen Ernährung abgelassen haben und dadurch ihre sexuelle Leistung verbessern konnten. Ein Beispiel wäre Joey, ein 38-jähriger Programmierer und Footballfan, der an der Nordküste von Massachusetts lebte. Er suchte mich wegen einer Depression auf, die, wie ich erfuhr, dadurch ausgelöst worden war, dass er und seine Frau kein Kind zeugen konnten. Sie hatten einen Reproduktionsspezialisten aufgesucht, und dort hatte Joey zu seiner großer Enttäuschung erfahren, dass seine Spermienzahl niedrig war und dass er eine schlechte Spermienmotilität hatte (seine Spermien bewegten sich nicht auf gesunde Weise). Die Ärzte konnten keine medizinische Ursache für seine Probleme feststellen, und er und seine Frau waren am Boden zerstört. Obwohl sie es weiterhin versuchten, waren sie weit weniger hoffnungsvoll als je zuvor.

Joey war so deprimiert, dass ich ihm ein Antidepressivum verschreiben musste. Das Problem war, dass viele gängige Antidepressiva wie Fluoxetin das Lustempfinden stören können. Ich wählte daher Bupropion wegen der geringeren sexuellen Nebenwirkungen, sagte ihm aber auch, dass er seine Ernährung umstellen müsse. Keine Hotdogs, Nachos, Pizzen, Chickenwings oder sonstigen Fan-Snacks mehr.

Außerdem wies ich ihn an, mehr Nüsse zu essen. Denn 2012 haben Wendie Robbins und ihr Team festgestellt, dass Walnüsse als Zusatz zur westlichen Standardkost die Qualität, Vitalität und Form von Spermien verbessern.[17] Eine Studie aus dem Jahr 2018 hat bestätigt, dass man der westlichen Ernährung nur 60 g (ungefähr eine Handvoll) Nussmischung pro Tag zusetzen muss, um einen Unterschied in der Spermienzahl und der Spermienqualität zu bewirken.[18]

Ich ermutigte Joey, auf eine gesündere Ernährung umzusteigen, bestehend aus Tagesrationen an Obst, Gemüse, Avocado, Olivenöl und gesunden Nüssen. Er sollte sich auch ernsthaft darum bemühen, ungesunde Fette und verarbeitete Kohlenhydrate zu vermeiden. Joey gab alles. Seine neue Ernährungsweise war nicht gerade nach seinem Geschmack, aber um ein Kind zu bekommen, war er zu allem bereit. Sechs Monate nach Beginn der Umstellung wurde seine Frau schwanger. Inzwischen, fünf Jahre später, haben sie zwei wunderbare Kinder. Zwar gestattet sich Joey am Wochenende wieder seine rituellen Football-Snacks, aber ansonsten meidet er beflissentlich ungesundes Essen.

Offensichtlich drehen sich diese Studien nur um Männer, aber auch für Frauen kann der Verzicht auf Schnellimbisskost reproduktive Vorteile haben. Eine kürzlich an mehr als 5000 Frauen durchgeführte Studie hat ergeben, dass diejenigen, die mehr als viermal pro Woche Fastfood aßen (und weniger als dreimal pro Monat Obst), später schwanger wurden und ein höheres Risiko für Unfruchtbarkeit hatten.[19]

Genau das ist meiner Patientin Inka passiert. Sie kam zu mir, weil sie und ihr Mann erfolglos versucht hatten, ein Kind zu zeugen. Darüber hinaus war sie es leid, es zu versuchen. Begehren oder Lust auf Sex mit ihrem Ehemann kam gar nicht mehr auf. Als ich ihre Ernährungsweise zu Protokoll nahm, erfuhr ich, dass Inka nach einer Beförderung in ihrer Anwaltskanzlei Überstunden gemacht hatte. Sie mochte zwar ihre Arbeit, blieb aber oft nach Feierabend noch im Büro, wo sie ungesundes Essen im Übermaß zu sich nahm. Sie gestand, dass sie sich nicht erinnern konnte, wann sie das letzte Mal zu Hause gegessen oder überhaupt ein frisches Stück Obst zu sich genommen hatte. Selbst wenn sie Salat aß, gab es dazu Speck und massenhaft reichhaltige, ungesunde Sahnesoße.

Sie begann damit, sich den Sonntagnachmittag für die Planung und Zubereitung der Mahlzeiten für die ganze Woche frei zu halten. Zum Frühstück gab es nun nahrhafte, ballaststoffreiche Gerichte wie Overnight Oats, Chia-Pudding (Seite 275) und Rührei to go (Seite 292). Dann nahm sie sich ein einfaches, aber gesundes Mittagessen mit zur Arbeit (gemischten Salat mit Rohkost und Brathähnchen oder gebackenem Lachs als Beilage). Sie stattete ihr Büro mit gesunden Snacks wie Obst und Nüssen aus. Dank dieser einfach zuzubereitenden Mahlzeiten hatte sie schon bald ein besseres Gefühl, was ihre Ernährung anging. Sie merkte auch, dass sie zu Hause entspannter war und die Beziehung zu ihrem Mann wieder intimer wurde. Zuvor hatte sich ihr Sexleben streng nach ihrem Zyklus gerichtet, aber nun freute sie sich auf ihre Freitag- und Samstagabende.

Ungefähr 18 Monate nach dieser Ernährungsumstellung gaben sie und ihr Mann bekannt, dass sie in guter Hoffnung waren. Nach der Geburt ihres gesunden Mädchens erzählte sie mir, dass ihr während der Schwangerschaft und als Mutter die gesunden Essgewohnheiten geholfen hatten, ihr Energielevel aufrechtzuerhalten.

Sojaprotein

Im Jahr 2011 haben der klinische Neurowissenschaftler Timo Siepmann und sein Team über den Fall eines 19-jährigen Mannes berichtet, der plötzlich seine Libido verloren und Erektionsstörungen entwickelt hatte.[20] Er hatte zwar Typ-1-Diabetes, war aber ansonsten gesund. Beim Protokollieren seiner Ernährung stellte Siepmanns Team fest, dass er als Veganer große Mengen von Lebensmitteln auf Sojabasis konsumierte.

Beim ersten Termin war sein Testosteronspiegel im Blut niedrig, während der Wert für den Testosteronvorläufer Dehydroepiandrostendion erhöht war – der Vorläufer wurde also nicht richtig in Testosteron umgewandelt. Nachdem der Mann seine vegane Ernährungsweise ein Jahr lang aussetzte, normalisierten sich alle diese Parameter. Mit ansteigendem Testosteron verschwanden seine sexuellen Probleme und ein Jahr später erlangte er wieder die volle sexuelle Leistungsfähigkeit.

Auch wenn Siepmanns Forschung nur aus einer einzigen Fallstudie besteht, deutet sie darauf hin, dass der Verzehr von Sojaprotein die normale Sexualhormonproduktion und Libido stören kann. Andere Studien bestätigen diesen Befund und belegen, dass eine gesteigerte Aufnahme von Soja-Nahrungsmitteln und Soja-Isoflavonen mit einer niedrigeren Spermienkonzentration verbunden ist.[21]

Wie wir aus dem 6. Kapitel wissen, sind Isoflavone östrogenähnliche Substanzen, die in der Sojabohne vorkommen. Es handelt sich um Polyphenole, die aufgrund ihrer entzündungshemmenden Eigenschaften tatsächlich gut fürs Gehirn sind. Viele Forscher glauben jedoch, dass das durch Isoflavone hervorgerufene Östrogen die Sexualhormone derartig beeinflussen kann, dass Männer Brüste entwickeln und ihre Libido verlieren.[22] Die spannende Frage, ob die östrogenfördernden Eigenschaften von Soja die weibliche Libido befeuern können, ist nicht schlüssig beantwortet – einer Studie zufolge kann Sojaprotein bei Frauen nach der Menopause die Libido steigern, jedoch nicht besser als ein Placebo.[23]

Zu bedenken wäre, dass China und Indien die Nummer eins und vier der weltweit größten Sojaverbraucher sind. Angesichts ihrer Bevölkerungszahl wäre es merkwürdig, wenn Soja wirklich einen starken Einfluss auf Sexualhormonproduktion und Libido hätte. Sollten Sie jedoch als Mann viel Sojaprotein (wie Tofu, Edamame und sojahaltiges Fleischimitat) zu sich nehmen und an einer verminderten Libido leiden, kann es sich lohnen, weniger Soja zu essen und zu prüfen, ob sich Ihr Sexualtrieb verbessert.

Alkohol

Ich verbringe viel Zeit auf dem College-Campus, wo die Beziehung zwischen Sex und Alkohol viel diskutiert wird, ein Thema, das von der Popkultur bis zurück zu Shakespeare reicht. In *Macbeth* heißt es bekanntlich vom Alkohol: »Er befördert das Verlangen und dämpft das Tun.«[24] Wie sich herausstellt, hat der Dichter recht.

Einer Studie zufolge treten bei alkoholabhängigen Männern Erektionsstörungen, unbefriedigende Orgasmen und vorzeitige Ejakulation auf.[25] Eine andere Studie hat ergeben, dass betrunkene Männer länger bis zum Orgasmus brauchen als nüchterne, fand aber keine anderen sexuellen Nebenwirkungen.[26] Im Jahr 2018 haben Deepak Prabhakaran und sein Team alkoholabhängige Männer nach ihrem Sexualleben befragt.[27] 37 % der Probanden berichteten von sexuellen Funktionsstörungen. 25 % der Befragten gaben Erektionsstörungen zu Protokoll, 20 % »Funktionsstörung bei der Befriedigung durch Orgasmus« und 15,5 % vorzeitige Ejakulation. Ein kleiner Prozentsatz berichtete von übermäßiger Libido. Die Ergebnisse haben die Forscher davon überzeugt, dass Alkohol bei sexuellen Funktionsstörungen eine Rolle spielt. Aber sie weisen auch auf eine der Schwierigkeiten bei dieser Art von Datenerfassung hin: Da Alkohol die Art und Weise verzerrt, wie man sich an Geschehenes erinnert, können Erlebnisberichte inkonsistent und unzuverlässig sein.

Auch im Liebesleben von Frauen spielt Alkohol eine komplexe Rolle. Untersuchungen zufolge steigert ein moderater Alkoholkonsum das Verlangen und macht sexuelle Aktivität wahrscheinlicher, allerdings hat Alkohol in hoher Dosis den gegenteiligen Effekt.[28] Eine andere Studie hat ergeben, dass Alkohol den Orgasmus bei jungen Frauen unterdrückt, jedoch nur bei höherer Dosis.[29] Zudem ist es bei Opfern von sexueller Gewalt – z. B. solchen, die als Kind sexuell missbraucht wurden oder eine Vergewaltigung oder versuchte Vergewaltigung erlitten haben – Alkoholmissbrauch wahrscheinlicher, was wiederum das Risiko erneuter Gewalterfahrung erhöht.[30]

Ganz offensichtlich führt starkes Trinken bei Männern wie Frauen zu einer Herabsetzung der sexuellen Leistung und erhöht womöglich das Risiko, in gefährliche sexuelle Situationen zu geraten. Mäßiges Trinken – nicht mehr als 14 Getränke pro Woche für Männer und nicht mehr als sieben für Frauen – dürfte dagegen das Sexualleben nicht beeinträchtigen.

Zucker

Sex wird lange schon und besonders am Valentinstag mit Süßigkeiten verbunden, beispielsweise mit Erdbeeren in Schokolade. Allerdings hat die Wissenschaft festgestellt, dass Zucker nicht gut für das Sexualleben derer ist, die zu viel davon essen.

So ist ein übermäßiger Genuss von gezuckerten Getränken mit einem niedrigeren Testosteronspiegel verbunden, vor allem bei Personen mit einem hohen Body-Mass-Index.[31] Einer anderen Studie zufolge verringern zuckerhaltige Getränke auch die Beweglichkeit der Spermien.[32]

Zuckerhaltiges Essen führt darüber hinaus zu einem höheren Leptinspiegel. Leptin ist ein Hormon, das von den Fettzellen des Körpers gebildet wird und bei der Regulierung des Energiehaushalts mitwirkt. Je höher der Leptinspiegel, desto niedriger ist Testosteron, besonders wenn man bereits übergewichtig ist.[33] Bei Übergewichtigen produziert das Fettgewebe so viel Leptin, dass es die HHN-Achse ausbremst, die wiederum die Testosteronausschüttung stoppt – eine weitere mögliche Verbindung zwischen Zuckerverzehr und niedrigerem Testosteronspiegel.[34]

Wie allen meinen Patienten empfehle ich auch Patienten mit Libidoproblemen, ihren Zuckerverbrauch so weit wie möglich zu senken, Das gilt vor allem für Süßgetränke und Snacks, die mit Glukosesirup gesüßt sind. Wählen Sie zum Dessert lieber frisches Obst, Honig und ähnliche natürliche Süßstoffe mit mittlerem GI oder zuckerarme Leckereien wie Zartbitterschokolade. (Wie wir sehen werden, hat Bitterschokolade noch andere nützliche Eigenschaften. Am besten ist natürliche, nicht alkalisierte Schokolade, da sie mehr Antioxidantien enthält.)

Lakritz

Eine Süßigkeit, die sich erwiesenermaßen negativ auf die Libido auswirkt, ist Lakritz. Lakritz verdankt sein Aroma den Wurzeln der Süßholzpflanze und enthält den Wirkstoff Glycyrrhizin, den mehrere Studien mit niedrigeren Testosteronspiegeln verbinden.[35]

Abgesehen von den Süßigkeiten findet sich Lakritz oder Süßholz auch in manchen Tees und Kaugummi. Zu beachten ist, dass nur schwarzer Lakritz die schädliche Chemikalie enthält (achten Sie auf »Lakritzextrakt« oder »Starklakritz« auf dem Etikett). Roter Lakritz ist nur dem Namen nach Lakritz. Aber wie bereits gesagt, ist es das Beste, weniger Süßigkeiten jeder Art zu essen.

Perfluoroctansäure

Perfluoroctansäure (englische Abkürzung: PFOA) ist ein Stoff mit vielen Anwendungen; häufig verwendet für Antihaftbeschichtungen und Nahrungsmittelverpackungen. Studien zufolge stören PFOA und ähnliche Chemikalien das Hormonsystem und bergen gesundheitliche Risiken.

PFOA schaltet nachweislich die Hormonrezeptoren aus (z. B. Androgen), was zu einer Senkung des Testosteronspiegels führt.[36] Je mehr PFOA man zu sich nimmt, desto größer ist dieser Effekt. Es gibt auch Hinweise auf eine Verbindung zwischen PFOA und Unfruchtbarkeit, und im Tierversuch betrifft PFOA auch die Eierstöcke.[37] Zudem kann PFOA die Darmflora verändern und Entzündungen verursachen.[38]

Zum Glück reagieren die Hersteller inzwischen angesichts der immer deutlicher bewiesenen Schädlichkeit solcher Chemikalien. Zwischen 2005 und 2018 war bei der Verwendung von PFOA ein Abwärtstrend zu verzeichnen.[39] In der EU ist die Herstellung und das Inverkehrbringen von PFOA seit 2020 verboten. Meiden Sie Teflon und andere Antihaftbeschichtungen, vor allem bei älterem Kochgeschirr. Verwenden Sie lieber Töpfe und Pfannen aus Edelstahl oder Gusseisen.

Aphrodisiaka und luststeigernde Nahrungsmittel

Die Vorstellung, dass bestimmte Speisen das sexuelle Verlangen steigern, ist so alt wie die menschliche Zivilisation. Das Wort »Aphrodisiakum« leitet sich von der griechischen Liebesgöttin Aphrodite ab; aber die alten Griechen glaubten nicht als Einzige, dass die richtige Nahrung das Begehren, die Manneskraft oder die Wollust zu steigern vermag.[40] Beinahe jede Kultur hat Nahrungs- und Genussmittel pflanzlichen, tierischen oder mineralischen Ursprungs zur Luststeigerung eingesetzt. Und auch wenn die moderne Wissenschaft die behauptete Wirkung jedes einzelnen dieser Mittelchen nicht vollständig geprüft hat, können wir davon ausgehen, dass es tatsächlich Zusammenhänge zwischen bestimmten Nahrungsmitteln und der Libido gibt.

Interessanterweise sind die bekanntesten Aphrodisiaka oft ausgerechnet diejenigen, die am gründlichsten entlarvt wurden. Nehmen wir z. B. die Sache mit der Auster. Sie haben wahrscheinlich gehört, dass das Schlürfen von rohen Austern das sexuelle Verlangen steigern kann. Der legendäre Casanova schwor auf Austern, um seinen erotischen Appetit anzuregen. Die Legende, dass Austern aphrodisisch wirken, ist nicht neu, bekam aber neues Futter, als Nachrichtenagenturen in den 2000er-Jahren von eine Studie berichteten, welche die Wirkung der Auster auf eine Aminosäure namens D-Asparagin zurückführte. Die Ergebnisse erwiesen sich als Hype, als Nachwirkung eines Missverständnisses auf einem Forscherkongress.[41]

Gleiches gilt für Erdbeeren, denen ebenfalls aphrodisierende Eigenschaften nachgesagt werden. Auch wenn Erdbeeren Phytoöstrogene enthalten, die möglicherweise bei Frauen die Wechseljahresbeschwerden lindern, weist sonst nichts auf eine Verbesserung der sexuellen Leistungsfähigkeit hin.

In dem folgenden Abschnitt werden einige Lebensmittel und Nahrungsergänzungen und die ihnen zugeschriebene Wirkung auf die Libido vorgestellt.

Oxytocin fördernde Nahrungsmittel

Oxytocin ist als »Bindungshormon« bekannt, da es allerlei Funktionen in Bezug auf Sex, Liebe und Eltern-Kind-Beziehung erfüllt.[42] Es ist auf verschiedene Weise mit der Libido verbunden, löst sexuelle Erregung aus und trägt zum Höhepunkt der Lust bei, da es von Männern wie von Frauen während des Orgasmus freigesetzt wird.

Man hat festgestellt, dass die zusätzliche Gabe von Oxytocin bei Männern und Frauen die Erregung beim Betrachten von erotischen Filmen erhöht.[43]

Die Auswirkungen von Oxytocin auf das Gehirn sind komplex. Viele von ihnen geschehen über die »Belohnungsbahn« des Gehirns. [44] Oxytocinrezeptoren finden sich reichlich im mesolimbischen System, das die Belohnungsbahn mit dem limbischen System verbindet und eine wichtige Rolle bei der Wahrnehmung und dem Ausdruck von Emotionen spielt.[45] Bei Entwicklung und Betrieb dieser Signalbahn wirkt das Darmmikrobiom mit. Darmbakterien können also die Funktion von Neuronen beeinflussen, die auf Oxytocin angewiesen sind.[46]

Zwar lässt sich Oxytocin nicht direkt aus der Nahrung beziehen, aber es gibt Nahrungsmittel, die dem Oxytocinspiegel auf die Sprünge helfen. Schokolade ist allgemein als Aphrodisiakum bekannt, und dunkle Schokolade regt im Gehirn die Dopaminausschüttung an, was wiederum die Oxytocinproduktion steigert.[47] Eine genauere Untersuchung der luststeigernden Eigenschaften von Schokolade ist jedoch ernüchternd. Zwar hat eine Studie ergeben, dass Schokolade die sexuelle Funktion bei Frauen verbessern kann, aber sobald man den Faktor Alter hinzuzieht, ist der Effekt nicht mehr signifikant.[48]

Magnesium fördert nachweislich die biologische Aktivität von Oxytocin.[49] Auch wenn dieser Zusammenhang nicht robust oder gut repliziert ist, kann eine Ernährung mit hohem Magnesiumgehalt nicht schaden. Wie bereits erwähnt, sollte man viel grünes Gemüse, Nüsse, Samen und Vollkorngetreide essen – alles reich an Magnesium.

Oxytocin ist ein Peptid aus neun Aminosäuren. Zwei davon, Isoleucin und Leucin, sind essenzielle Aminosäuren, die aus der Nahrung gewonnen werden müssen, da sie nicht im Körper hergestellt werden können. Man muss also auf jeden Fall Nahrungsmittel mit viel Isoleucin und Leucin essen, damit der Körper Oxytocin produzieren kann. Die beiden Aminosäuren finden sich in Fleisch und Fleischprodukten, Getreide, Milch und Milchprodukten sowie in geringerem Maße in Gemüse und Eiern.

Kaffee

Im Jahr 2015 haben David Lopez und sein Team anhand der Daten von 3724 Männern herauszufinden versucht, ob Kaffee Erektionsstörungen verhindert.[50] Sie fanden heraus, dass Koffeinkonsum die Wahrscheinlichkeit einer Erektionsstörung verringert, besonders bei einer Tagesdosis von zwei bis drei Tassen Kaffee pro Tag (170 bis 375 mg Koffein). Eine andere Studie hat ergeben, dass 100 mg Koffein vor dem Geschlechtsverkehr die sexuelle Zufriedenheit verbessern.[51]

Wie bereits besprochen, ist es wichtig, das Kaffeetrinken nicht zu übertreiben. Aber solange Sie nicht mehr als 400 mg Koffein pro Tag konsumieren, kann es sich positiv auf Ihr Sexualleben auswirken.

Rotwein

Wir bereits dargelegt, kann starkes Trinken die Libido beeinträchtigen, aber ein mäßiger Genuss von Rotwein kann sie tatsächlich verbessern. 2009 haben Nicola Mondaini und sein Team untersucht, ob Rotweingenuss die sexuelle Funktion bei Frauen beeinflusst.[52] Sie teilten eine Gruppe von 798 Frauen in drei Gruppen ein: Abstinenzlerinnen, mäßige Trinkerinnen (ein, zwei Gläser Rotwein pro Tag) und starke Trinkerinnen (mehr als zwei Gläser Rotwein und/oder andere alkoholische Getränke, einschließlich Weißwein).

Es zeigte sich, dass die Frauen, die mäßig Rotwein tranken, ein stärkeres sexuelles Verlangen, mehr vaginale Feuchtigkeit und insgesamt eine deutlich bessere sexuelle Funktion hatten als Teilnehmerinnen, die viel oder gar nichts tranken. In Bezug auf sexuelle Erregung, Befriedigung, Schmerz und Orgasmus wurden keine signifikanten Unterschiede zwischen den Gruppen beobachtet.

Anderen Studien zufolge kann Rotwein den Testosteronspiegel bei Männern erhöhen.[53] Wieder andere haben ergeben, dass die in Rotwein enthaltenen Polyphenole Erektionsstörungen verringern können.[54]

Natürlich kann Rotwein vorteilhaft wirken, aber ich möchte betonen, dass Sie ihn immer in Maßen trinken sollten. Ich rate meine Patienten, bei einem Glas pro Tag zu bleiben, damit die Libido nicht durch zu viel Alkohol beeinträchtigt wird.

Pistazien und andere Nüsse

Im Jahr 2011 haben Mustafa Aldemir und sein Team 17 verheiratete Männer untersucht.[55] Sie gaben ihnen drei Wochen lang täglich 100 g Pistazien und protokollierten ihre Erektionen. Die Erektionsfähigkeit verbesserte sich, und es zeigten sich ein Anstieg des guten Cholesterins (HDL) und ein Rückgang des schlechten Cholesterins (LDL).

Eine iranische Studie hat ergeben, dass eine Mischung aus Pistazien und Mandeln in einem traditionellen persischen Gericht (mit wilden Möhren und Safran) bei Frauen das sexuelle Verlangen, die Erregbarkeit, die Scheidenfeuchtigkeit, die Orgasmusqualität und die Befriedigung steigert.[56]

Da wir die positiven Wirkungen von Walnüssen bereits bei meinem Patienten Joey gesehen haben, empfehle ich Ihnen, mehr Pistazien, Walnüsse und Mandeln auf den Speiseplan zu setzen. Auch mit Nüssen darf man es nicht übertreiben, belassen Sie es also bei einer Handvoll pro Tag.

Safran

Safran wurde bereits als wirksames Antidepressivum vorgestellt, aber er wirkt sich auch positiv auf die Libido aus. Studien zufolge kann Safran die Libido steigern und die erektile Funktion und die Samenqualität verbessern. Eine Übersichtsstudie zu den Wirkungen von Safran auf die sexuelle Funktion hat ebenfalls eine Verbesserung von Erektionsstörungen ergeben.[57]

Ich kann den Einsatz von Safran in der Küche nur empfehlen, rate aber zu sparsamer Verwendung – er ist sehr teuer und sein Geschmack kann andere Aromen in Gerichten übertönen. Im Rezept Cioppino-Fischsuppe (Seite 305) erfahren Sie, wie Sie Safran in die Zubereitung Ihrer Mahlzeiten einbeziehen können.

Bockshornklee

Bockshornklee ist ein köstliches, aber starkes Kraut. Wenn ich ihn frisch oder getrocknet in einen Teig für indisches Brot einknete, kann es eine Woche dauern, bis das Aroma von meinen Händen verschwindet! Die Mühe kann sich jedoch lohnen.

In einer Studie hat man nachgewiesen, dass Bockshornklee bei Männern den Testosteronspiegel erhöht.[58] Eine doppelblinde, placebokontrollierte Studie hat bestätigt, dass Bockshornklee bei Männern die Libido stärkt und die Erregbarkeit und den Orgasmus verbessert.[59]

Eine Studie an Männern hat ergeben, dass die Einnahme von 600 mg Bockshornkleeextrakt pro Tag zu einer signifikanten Verbesserung des sexuellen Verlangens und der Erregung führt.[60]

Bockshornklee hat einen intensiven Geschmack, den Sie vielleicht kennen, wenn Sie schon einmal in einem indischen Restaurant Butterhühnchen (*Murgh Makhani*) bestellt haben. Bockshornkleesamen können zerstoßen, gekocht oder als duftender Tee mit einem Tropfen Honig genossen werden. Bockshornkleeextrakt ist auch als Nahrungsergänzungsmittel erhältlich, aber wie immer empfehle ich die Aufnahme mit der Nahrung.

Mit frischen oder getrockneten Bockshornkleeblättern wird ein köstliches indisches Brot namens *Methi Tepla* gebacken, das man auch in indischen Läden kaufen kann.

Äpfel

Im Jahr 2014 hat ein urologisches Forschungsteam 731 Frauen für eine Studie rekrutiert und erforscht, ob der tägliche Verzehr eines Apfels das Sexualleben gesunder, junger, sexuell aktiver italienischer Frauen beeinflusst.[61] Rund die Hälfte der Frauen gab an, regelmäßig Äpfel zu essen, die andere Hälfte nicht. Die Studie stellte bei den Frauen der Apfel-Gruppe eine bessere Scheidenfeuchtigkeit und deutlich bessere sexuelle Funktionen fest als bei denjenigen, die keine Äpfel aßen.

Äpfel lassen sich leicht in den Speiseplan aufnehmen. Neben ihrer libidosteigernden Wirkung enthalten sie reichlich Vitamin C und Kalium und haben antioxidative und entzündungshemmende Eigenschaften.

Granatapfelsaft

In einer Studie hat Granatapfelsaft bei Ratten die Spermienqualität erhöht.[62] In anderen Studien steigerte Granatapfelsaft bei Männern und Frauen den Testosteronspiegel um 24 %.[63] Da Granatapfelsaft reich an Polyphenolen und ein wirksames Antioxidans ist, ist er eine großartige Ergänzung für die Ernährung. Ich empfehle immer, den Saft selbst aus Granatapfelkernen zu pressen, da handelsübliche Säfte oft einen extrem hohen Zuckergehalt haben.

Chilischoten

Wie bereits gezeigt, können Chilischoten mit ihrem Capsaicin für Energie sorgen. Aber auch der Glaube an Capsaicin als Lustverstärker hat eine lange Geschichte.[64]

Im Jahr 2015 haben Laurent Bègue und sein Team an 114 Männern zwischen 18 und 40 Jahren erforscht, ob ein Zusammenhang zwischen dem Verzehr von scharfem Essen und dem Testosteronspiegel besteht.[65] Die Forscher maßen im Speichel umso mehr Testosteron, je mehr scharfe Soße der Proband verwendete. Diese Studie legt also eine Korrelation zwischen einer Vorliebe für Scharfes und dem Testosteronspiegel nahe.

Beachten Sie, dass Capsaicin nur in Chilischoten enthalten ist, nicht in anderen scharfen Würzmitteln wie Pfeffer oder Meerrettich. Würzen Sie also mit roten Chiliflocken, Cayennepfeffer oder frischen Jalapeño- oder Serrano-Schoten.

Zwiebeln

Es gibt vielversprechende Anzeichen dafür, dass Zwiebeln eine positive Wirkung auf das Testosteron haben können. Sie fördern bestimmte Hormone und können die Bildung freier Radikale verringern. Zwiebeln erhöhen auch die zellinterne Stickoxidproduktion im Hoden, wodurch die Blutgefäße erweitert und Erektionsstörungen gelindert werden. Außerdem senken Zwiebeln den Blutzucker, was sich positiv auf die Testosteronproduktion auswirkt.

Im Jahr 2019 hat Saleem Ali Banihani sämtliche Studien zu Zwiebeln und ihren Auswirkungen auf Testosteron ausgewertet.[66] Seine Überprüfung bestätigte die erwähnten Wirkungen, aber die meisten Studien waren Tierversuche. Nur eine Humanstudie belegt, dass Zwiebeln den Testosteronspiegel erhöhen, und keine untersucht die Libido im Detail.[67] Dennoch weist einiges darauf hin, dass Zwiebeln gut für die Libido sind, und wie Sie aus früheren Kapiteln wissen, sind sie auch ein großartiges Präbiotikum.

Avocados

Bei den Azteken hieß der Avocadobaum *ahuacatl*, »Hodenbaum«, weil seine Früchte paarweise hängen wie männliche Hoden. Dieser Vergleich birgt mehr, als man denkt.[68] Avocados sind eine der reichsten Quellen des Elements Bor, das für die Bildung von Sexualhormonen von entscheidender Bedeutung ist. Bor erhöht nachweislich sowohl den Testosteron- als auch den Östradiolspiegel bei Frauen nach der Menopause. Bei gesunden Männern scheint Bor das Testosteron für den Körper besser verfügbar und verwendbar zu machen, was besonders bei älteren Männern von Vorteil sein kann.[69]

Studien zur Supplementation mit Bor haben als wirksame Dosis für einen Testosteronschub 10 mg pro Tag ergeben. Da 100 g Avocado aber nur gut 1 mg Bor enthalten, müsste man ein ganzes Kilo essen, um den Schwellenwert zu erreichen – das wäre ein bisschen viel. Manche Studien legen auch nahe, dass schon 3 mg Bor pro Tag den Testosteronspiegel steigern könnten; das wären ungefähr 300 g Avocado. Selbst für ein gesundes Fett ist das zu viel für einen Tag, aber es lohnt sich auf jeden Fall, Avocados in kleineren Mengen zu essen.[70]

Ayurvedische Libidosteigerung

Nicht nur überall erhältlichen Nahrungsmitteln wird eine libidinöse Wirkung zugeschrieben, sondern auch vielen traditionellen Heilkräutern und Nahrungsergänzungsmitteln. Jede Kultur hat ihre eigene Heilkunst, aber ich beschränke mich hier auf die ayurvedische Tradition.

Das Ayurveda ist ein aus Indien stammendes Medizinsystem, das Pflanzen auf komplexe Weise einsetzt.[71] Es ist eine der ältesten Heiltraditionen und wird auch heute noch von vielen praktiziert. Ayurveda kennt zahlreiche Behandlungsansätze bei sexuellen Funktionsstörungen. Mehr als 82 Kräuter sind in wissenschaftlichen Journalen erwähnt. Unter der Aufsicht von Ayurveda-Experten werden sie zur Verbesserung von allerlei sexuellen Funktionsstörungen eingesetzt.[72]

Wenn Sie Probleme mit Ihrer Libido haben und mit den Ergebnissen von westlichen Heilmethoden oder Ernährungsumstellungen unzufrieden sind, sollten Sie sich über Ayurveda erkundigen. Wenn Sie an weiteren Informationen und Quellen interessiert sind, finden Sie einen qualifizierten Ayurveda-Arzt über die Website der Deutschen Gesellschaft für Ayurveda oder des Verbands Europäischer Ayurveda-Mediziner und -Therapeuten.[73]

Jacks Tag der Libido

Um Ihnen eine Vorstellung davon zu geben, wie ich Patienten mit Libido-Problemen helfe, nehmen wir uns jetzt Jack vor, einen schwulen, verheirateten 35-Jährigen, der seinen Sexualtrieb verloren zu haben meinte. Da er in seinem Alltag unmöglich ein ganzes Kilo Avocado mit Bockshornklee unterbringen konnte, stellte ich mit ihm einen Speiseplan auf, der ihm sexuell wieder auf die Sprünge helfen sollte.

An Werktagen stand er unter Stress und verzichtete daher meistens auf Sex. Am Wochenende dagegen wollten er und sein Mann sexuell intimer werden, also fingen wir dort an. Ich schlug halb scherzhaft einen Speiseplan für »sinnliche Samstage« vor, und die Idee gefiel ihm. Wir planten ein Menü für den Tag, das die beiden bis zum Abend in Stimmung bringen sollte. Fürs Frühstück fiel die Wahl auf Avocado-Vollkorntoast, Kaffee und ein Glas frisch gepressten Granatapfelsaft – frische Granatäpfel zu putzen und auszupressen ist eine freudebringende und sinnliche Tätigkeit. Zum Mittagessen bereitete Jack einen köstlichen Romanasalat mit Hühnerbrust zu. Das Huhn grillte er mit einer cayennepfefferbetonten Würzmischung, die eine Dosis Capsaicin auf den Tisch brachte. Der Salat enthielt Äpfel und Walnüsse.

Zum Abendessen liebäugelte er mit einer Cioppino-Fischsuppe (Seite 305), der die Chiliflocken ihre köstliche Schärfe verliehen. Dazu machte er ein Risotto mit Blumenkohlreis. Zum Essen kam ein fachmännisch ausgewählter Rotwein auf den Tisch. Als Dessert verzichtete man auf Kuchen oder Eis und machte sich über schokolierte Erdbeeren her (Seite 306). Die dunkle Schokolade sorgte für den Oxytocin-Schub, und auch wenn Erdbeeren nicht wirklich Aphrodisiaka sind, schadet es nicht, sich an die Klassiker zu halten.

Sie müssen gewiss nicht jedes Mal, wenn Sie Sex haben möchten, einen ganzen Tag mit libidosteigernden Speisen verplanen. Das Beispiel soll nur zeigen, dass die Einbeziehung von hirnfreundlicher Nahrung in den Speiseplan gleichzeitig Spaß machen und physiologisch wirksam sein kann. Jack hat mir berichtet, dass er und sein Mann nach dem Abendessen zu allem bereit waren. In den Wochen und Monaten danach fand er, dass seine Libido mit der richtigen Mischung aus guter Laune und gutem Essen neue Höhen erreichte.

Spickzettel: Libido

Genießen:

- alles, was Oxytocin fördert: dunkle Schokolade, Magnesium und essenzielle Aminosäuren (enthalten in Fleisch, Getreide, Milch, Milchprodukten und in geringerem Maße in Gemüse und Eiern)
- Kaffee: nicht mehr als 400 mg Koffein pro Tag
- Rotwein: nicht mehr als ein Glas pro Tag
- Nüsse: Pistazien, Mandeln und Walnüsse
- Äpfel
- Granatapfelsaft
- Zwiebeln
- Avocados
- Kräuter und Gewürze: Safran, Bockshornklee

Meiden:

- westliche Ernährung: Lebensmittel mit einem hohen Gehalt an schlechten Fetten (rotes Fleisch, Frittiertes) und Kohlenhydrate mit hohem GI (Weißbrot, weißen Reis, Kartoffeln, Nudeln und alles andere aus Weißmehl)
- Sojaprotein: Für Männer mit geringer Libido lohnt es sich, weniger Tofu und Sojaprotein zu essen, wie es in vegetarischem und veganem Fleischimitat enthalten ist.
- Alkohol: Als Mann sollten Sie weniger als 14 alkoholische Getränke pro Woche zu sich nehmen und pro Tag nicht mehr als vier. Frauen bleiben lieber unter sieben pro Woche und trinken nicht mehr als drei Gläser an einem Tag.
- Zucker: Gebäck, Süßigkeiten, Limonade und alles, was mit Zucker oder Glukosesirup gesüßt ist
- Lakritz: Süßigkeiten und andere Produkte, die Lakritzextrakt enthalten
- PFOA: Vorsicht vor Antihaft-Kochgeschirr und Nahrungsmittelverpackungen, die PFOA enthalten. Kochen Sie lieber mit Töpfen und Pfannen aus Edelstahl oder Gusseisen.

11. KAPITEL:

Kochen und Essen fürs Gehirn

Heutzutage erwarten die meisten Patienten, die zu mir kommen, eine Ernährungsberatung. Entweder haben sie irgendwo von meiner Klinik und meiner ernährungspsychiatrischen Praxis gehört oder sie wurden von einem Kollegen, der meine Arbeit kennt, speziell an mich verwiesen. Das war jedoch nicht immer der Fall. Obwohl mich, wie Sie wissen, die Schnittstelle zwischen Ernährung und seelischer Gesundheit schon immer fasziniert hat, ist die Ernährungspsychiatrie noch ein recht neues Gebiet, und es ist noch gar nicht so lange her, dass mich Patienten wegen psychischer Probleme aufsuchten und dann verwirrt waren, wenn ich ständig von ihrem Magen redete. Bei der Arbeit mit solchen Patienten wurde mir schnell klar, wie wenig Erfahrung die meisten Menschen mit der Zubereitung von Nahrungsmitteln haben. Ich verurteile das nicht – schließlich habe ich, wie Sie sich erinnern werden, erst zu kochen begonnen, als ich erwachsen war und allein lebte. Und meine Lehrer in der Kochschule waren gewiss ähnlich verwundert, als ich auftauchte und *Mise en Place* nicht von Misopaste unterscheiden konnte.

Tatsächlich fand ich Spaß daran, diesen Patienten beizubringen, wie man an bestimmte Zutaten herangeht, sich in der Küche zurechtfindet und einen Zeh in das gar nicht so kalte Wasser der Selbstbeköstigung taucht. Auch wenn sich viele Patienten inzwischen ein wenig besser auskennen – eine Auswirkung des vom Internet angetriebenen Kochbooms unserer Zeit –, können die meisten doch ein paar Anfängerlektionen über die Auswahl und Zubereitung von Lebensmitteln gebrauchen.

In diesem Kapitel möchte ich Ihnen solche Anfängerlektionen zum Einkaufen und Einrichten der Küche erteilen. Dazu gibt es Rezepte, die ein guter Ausgangspunkt auf dem Weg zu gehirngerechtem Essen sind.

Ein Vorratsschrank voller »Brain Foods«

Wenn es ums Einkaufen geht, gilt mindestens eine alte Hausfrauenregel: Kaufen Sie nicht ein, wenn Sie Hunger haben. Denn dann sinkt die Chance für bewusste Kaufentscheidungen, und es wird wahrscheinlicher, dass man ungesunde Leckereien kauft und keine vollwertige, nahrhafte und sättigende Nahrung.

Nachdem Sie nun schon so viel über Nahrungsmittel wissen, haben Sie gewiss auch eine ziemlich genaue Vorstellung davon, was Sie kaufen sollen.

Als kleine Auffrischung habe ich meine wichtigsten Empfehlungen zu dem Slogan »BRAIN FOODS« zusammengefasst:

B: Beeren, Bohnen und Ballaststoffe
R: regenbogenfarbenes Obst und Gemüse
A: Antioxidantien
I: Integration von mageren Proteinen tierischen oder pflanzlichen Ursprungs
N: Nüsse (Mandeln, Walnüsse, Paranüsse, Cashewnüsse)
F: Fisch und Fermentiertes
O: Öle
O: Omega-3-Fettsäuren
D: Dickmilch, Joghurt, Kefir, bestimmte Käsesorten und andere Milchprodukte
S: Safran und andere Gewürze

Beeren, Bohnen und Ballaststoffe

- Blaubeeren, Brombeeren, Himbeeren und Erdbeeren runden jeden Tag hervorragend ab und ergeben gleichzeitig ein Dessert.
- Essen Sie am besten die Beeren der Saison. Wenn Sie frische Beeren kaufen, müssen Sie sie zeitig essen, denn gute, reife Beeren halten sich nicht lange, auch nicht im Kühlschrank. Zu den Jahreszeiten, in denen keine frischen, reifen Beeren verfügbar sind, können tiefgekühlte Beeren verwendet werden, solange sie keinen Zucker oder andere Zusatzstoffe enthalten.
- Bohnen, Hülsenfrüchte und Linsen sind wichtige Grundnahrungsmittel fürs Gehirn.
- Bohnen und Linsen liefern Nährstoffe, Vitamine und Ballaststoffe, sind einfach zuzubereiten und kommen als Hauptgericht oder als Vorspeise auf den Tisch. Sie können aber auch Salate verfeinern oder sogar zu einem Dessert verarbeitet werden.
- Hülsenfrüchte, Obst und Gemüse sind großartige Ballaststoffquellen. Ballaststoffe sind als Präbiotikum wichtig, können das Gewicht niedrig halten und Entzündungen im gesamten Körper verringern.

Regenbogenfarbenes Obst und Gemüse

- Ich rate meinen Patienten immer, so viele verschiedenfarbige Gemüsesorten wie möglich zu essen. Erweitern Sie Ihren kulinarischen Horizont von Rotkohl über Radicchio bis hin zu grünem und gelbem Paprika. Damit verbessern Sie die Nährstoffzufuhr des Gehirns, vor allem im Hinblick auf Mikronährstoffe wie Vitamine, Polyphenole, Phytonährstoffe und Flavonoide.
- Gleiches gilt für Früchte! Beeren, Äpfel und Zitrusfrüchte sind in einer Vielzahl von Farben erhältlich. Übertreiben Sie es nur nicht mit süßen Früchten wie Trauben und Kirschen.
- Bei all der pflanzlichen Farbenvielfalt dürfen Sie nicht die wichtigste Farbe vergessen: Grün. Zwar ist es wunderbar, eine breite Farbpalette zu essen, aber genug dunkles Blattgrün sollte schon dabei sein. Zu meinem Lieblingsgrün gehören Rucola, Romanasalat, Kopfsalat, Endivie und Pak Choi. Sehr gern nehme ich auch Sprossen, wenn ich welche finden kann, denn sie geben meinen Gerichten einen nährstoffhaltigen Kick.

Antioxidantien

- In diesem Buch kommen viele Arten von Antioxidantien vor, darunter die Polyphenole in Beeren und buntem Gemüse.
- Bitterschokolade ist eine großartige Quelle von Antioxidantien, solange Sie sich an die dunklen Sorten halten und sicherstellen, dass nicht zu viel Zucker enthalten ist. Als Köchin ist mir beigebracht worden, wegen des Geschmacks alkalisierte Kakao- und Schokoladensorten zu verwenden, aber als Ernährungspsychiaterin weiß ich, dass naturbelassener, nichtalkalisierter Kakao die höchsten Antioxidantienwerte aufweist, und danach sind die Rezepte in diesem Buch ausgerichtet.
- Viele Vitamine sind wichtige Antioxidantien. Vitamine sind in vielen Nahrungsmitteln enthalten. Der Reichtum an Antioxidantien ist einer der wichtigsten Gründe für eine abwechslungsreiche Ernährung. Dennoch können Sie sich von Ihrem Arzt ein Multivitaminpräparat empfehlen lassen. So stellen Sie sicher, dass Sie nichts auslassen.

Integration von mageren Proteinen tierischen oder pflanzlichen Ursprungs

- Mageres Geflügel aus artgerechter Haltung, Fisch, Meeresfrüchte und gelegentlich Fleisch vom Weiderind – eine breite Auswahl, die garantiert, dass Sie reichlich Protein und die essenziellen Aminosäuren erhalten, die das Gehirn braucht, um zu funktionieren.
- Pflanzliche Proteinquellen wie Bio-Tofu und Tempeh bekommen erst durch Gewürze richtig Geschmack.

Nüsse

- Nüsse enthalten gesunde Fette und Öle, die das Gehirn benötigt, um richtig zu funktionieren. Außerdem liefern sie Vitamine und Mineralien, wie z. B. das Selen aus Paranüssen.
- Essen Sie eine Handvoll pro Tag (mehr nicht – mit Nüssen übertreibt man es schnell!) als Snack oder als Topping auf dem Salat oder der Gemüsebeilage. Mit Nüssen kann man sich auch hausgemachtes Müsli oder Studentenfutter mischen, das viel weniger Zucker und Salz enthält als die gekauften Mixturen.

Fisch und Fermentiertes

- Wie im 2. Kapitel erwähnt, bringt Fisch wie Lachs gesunde Omega-3-Fettsäuren auf den Tisch.
- Fermentierte Lebensmittel wie Kefir, Miso und Kimchi sind ideal für Gehirn und Darm, da sie eine natürliche Quelle von lebendigen Bakterienkulturen sind.

Öle

- Einerseits sollten Sie ein Übermaß an gesättigten Fetten und anderen ungesunden Ölen wie die zum Braten verwendeten Omega-6-Öle ver-

meiden, andererseits sollten Sie unbedingt genügend gesunde Fette aus Quellen wie Olivenöl, Avocados und fettem Fisch aufnehmen.
- Achten Sie auch bei gesunden Fetten auf die Portionierung und essen Sie nicht zu viel davon. Alle Fette sind kalorienreich.

Omega-3-Fettsäuren

- Die Omega-3-Fettsäuren wurden in diesem Buch so ausführlich besprochen, dass Sie sich gut genug auskennen dürften, um sich damit zu versorgen. Die wichtigste Quelle von Omega-3-Fettsäuren (vor allem von Docosahexaensäure und Eicosapentaensäure) sind fette Fischsorten wie Lachs, Makrele und Thunfisch.
- Omega-3-Fettsäuren (vor allem Alpha-Linolensäure) sind auch in pflanzlichen Quellen enthalten: in Chiasamen, Rosenkohl, Walnüssen und Leinsamen, um nur einige zu nennen.

Dickmilch, Joghurt, Kefir, bestimmte Käsesorten und andere Milchprodukte

- Joghurt und Kefir mit probiotischen Kulturen sind wunderbar für den Darm und liefern nützliche Bakterien und Proteine, ebenso die durch Milchsäuregärung entstandene Dickmilch.
- Milch aus Weidehaltung ist die bessere Wahl für Sie und Ihr Gehirn.
- Beachten Sie, dass bestimmte Erkrankungen wie ADHS durch Milchprodukte verschlimmert werden können. Also: Vorsicht vor Nebenwirkungen!

Safran und andere Gewürze

- Gewürze sind ein kalorien- und fettfreies Mittel, um den Geschmack sämtlicher Speisen zu verstärken und gleichzeitig positive Gehirneffekte zu erzielen.

- Safran, Kurkuma, schwarzer Pfeffer, rote Chiliflocken, Oregano und Rosmarin sollten zum Würzrepertoire gehören.
- Solange Sie sich an die empfohlenen Nahrungsmittel halten, müssen Sie keine allzu starren Regeln befolgen, aber es gibt ein paar nützliche Richtlinien. Das Wichtigste ist, dass Sie keine Angst vor der eigenen Courage haben sollten. Ich habe viele Patienten gehabt, deren Speiseplan ziemlich beschränkt war, entweder aus Vorliebe für Bekanntes oder aus Bequemlichkeit. Diesen Patienten verschrieb ich Neugier, und sie mussten feststellen, dass ihnen vielerlei Nährstoffe und viel Essvergnügen entgangen waren. Wenn Sie im Supermarkt neues und interessantes Gemüse und Obst sehen, das Sie noch nicht probiert haben, sollten Sie ohne Furcht zugreifen. Passen Sie auf, dass es nicht im Gemüsefach vergessen wird und verschimmelt. Suchen Sie in Kochbüchern oder im Internet nach Rezepten, mit denen Sie den Neuzugang in ihre Ernährung integrieren können, auch wenn es nur ein einziges Mal ist. Solange Sie sich an die Prinzipien der gesunden Ernährung halten, wie sie in diesem Buch erklärt werden, können Sie wirklich nichts falsch machen – und möglicherweise entdecken Sie ein neues Lieblingsessen!

Ihre eigene Profiküche

So wie Gehirn und Darm bestimmte Nährstoffbausteine benötigen, um mit maximaler Effizienz zu arbeiten, müssen in der Küche auch bestimmte Gerätschaften zur Hand sein, bevor man eine großartige Mahlzeit zubereiten kann. Man braucht keine ausgefallenen Gadgets – bitte keine Spezialwerkzeuge wie Avocadoschneider oder Mangoentkerner –, aber eine vernünftige Grundausrüstung. Hier ist eine kurze Liste mit den Küchenwerkzeugen, die Sie für die folgenden Rezepte benötigen.

Großes und kleines Messer

Das große Messer sollte ein sogenanntes Kochmesser sein, das gut in der Hand liegt. Das kleinere Messer ist für die feineren Arbeiten in der Küche. Wenn Sie Messer gefunden haben, mit denen Sie sich wohlfühlen, sollten

Sie sie unbedingt scharf halten. Mit scharfen Messern vermeidet man Abrutschen und Verletzungen.

Messerschärfer

Statt eines großen Wetzstahls, wie er in professionellen Küchen verwendet wird, bevorzuge ich Messerschärfer, bei denen man die Klinge einfach durch einen Schlitz führt.

Gemüseschäler

Ich benutze einen Gemüseschäler zum Entfernen der Schalen vom Gemüse, aber auch um Gemüsestreifen für Salate herzustellen. Probieren Sie dies mit Salatgurken, Zucchinis oder Karotten – es fügt Salaten oder Gemüsebeilagen ein farbenfrohes Element voller Phytonährstoffen hinzu.

Schneidebrett

Sie benötigen ein Schneidebrett, entweder aus Holz oder aus Kunststoff. Das Brett kann für alle Ihre Vorbereitungen verwendet werden. Schneiden Sie erst das Gemüse auf der einen Seite, dann das Fleisch auf der anderen. Halten Sie das Brett immer sauber und keimfrei.

Bratenthermometer

In den Rezepten verweise ich immer wieder auf die Kerntemperatur des Garguts, besonders bei Fleischgerichten. Wenn Sie die Garstufe von Fleisch nach dem Augenschein schätzen, kann dies leicht dazu führen, dass es entweder untergart und unbekömmlich oder übergart und zu trocken wird. Moderne digitale Thermometer sind so präzise und leicht zu bedienen, dass die Raterei ein Ende hat!

Zestenreißer

Mit diesem simplen und kostengünstigen Werkzeug lassen sich die intensiven, kräftigen Aromen der Schalen von Zitronen, Limetten, Orangen und Clementinen für Salate und Beilagen und sogar beim Backen verwenden.

Messbecher und Messlöffel

Mit dem Messbecher misst man trockene und flüssige Zutaten. Außerdem hilft er beim Portionieren von Mahlzeiten. Messlöffel eignen sich zum Kochen wie zum Backen.

Mittlere und große Edelstahl- oder Glasschüsseln

Mit vielen Schüsseln in verschiedenen Größen ist man flexibel und effizient bei der Zubereitung von Speisen.

Kleines Mise-en-Place-Set

Ein Set aus kleinen Schüsseln hilft beim Organisieren und Bereitstellen der Kochzutaten. Mehr zur Bedeutung von *Mise en Place* finden Sie auf Seite 263 unten.

Handtücher und Küchenpapier

Man braucht Tücher zum Trocknen von Geschirr und von Gemüse oder Obst nach dem Waschen. Feuchtigkeit lässt Bakterien entstehen. Für die Küchensauberkeit ist es daher wichtig, Arbeitsflächen und Utensilien trocken zu halten.

Desinfektionsspray

In meiner Küche kommen nur auf Umweltverträglichkeit geprüfte und bestens bewertete Reinigungs- und Pflegeprodukte zum Einsatz.

Einmachgläser

Sehr praktisch, um darin Salatsoßen zu mischen, Vorräte aufzubewahren und Salat als Mahlzeit oder Snack einzupacken.

Bräter oder Auflaufform

Ich liebe Aufläufe, weil sie einfach und lecker sind. Ein simpler Edelstahlbräter ist ein kostengünstiger Alleskönner. Antihaftbeschichtungen sind überflüssig. Für Rezepte, die ein Kochgeschirr mit höherem Rand benötigen, eignen sich Auflaufformen aus Glas.

Backpapier

Das Backen auf dem Backblech wird mit Backpapier sehr einfach, da es eine antihaftbeschichtete Oberfläche bietet und Anbrennen verhindert. Dies erleichtert auch die Reinigung erheblich, da Sie das Blech nicht schrubben müssen. Das Backpapier kann einfach weggeworfen werden.

Töpfe und Pfannen aus Edelstahl

Wenn Sie nicht bereits in einen Satz Töpfe und Pfannen investiert haben, rate ich Ihnen, sich im örtlichen Haushaltswarengeschäft mit einer guten Ausrüstung aus Edelstahl auszustatten. Wenn Ihnen ein Komplettsatz zu teuer ist, wären die wichtigsten Teile ein großer Topf für Suppen, ein mittelgroßer für Soßen und eine 25 bis 30 cm große Sautierpfanne.

Gusseiserne Bratpfanne

Gusseisen ist billiger als Edelstahl und oft die richtige Wahl beim Braten oder Backen, weil es die Hitze auf besondere Weise speichert und leitet und daher das Gargut schön bräunt. Ich empfehle eine 25 bis 30 cm große Pfanne. Eine Pfanne aus Gusseisen kann ein Leben lang halten, solange man sie richtig reinigt und ölt. Anleitungen zur Pflege von Gusseisen finden Sie online.

Schmortopf

Ein Schmortopf ist ein großer, gusseiserner Bräter mit passendem Deckel, der für Suppen und Eintöpfe verwendet wird. Schmortöpfe sind oft emailliert (wie die klassischen Modelle der französischen Marke Le Creuset).

Küchenmaschine

Eine Küchenmaschine spart Arbeit beim Rühren, Zerkleinern und Pürieren von Zutaten. Küchenmaschinen mit 2,5 l Fassungsvermögen haben die richtige Größe für die meisten Küchen. Kleinere Modelle eignen sich am besten zum Hacken von Kräutern oder zum Zerkleinern von Knoblauch oder Ingwer.

Mixer

Mixer ähneln in ihrer Funktion den Küchenmaschinen, pürieren jedoch eher flüssige als feste Speisen. Sie eignen sich perfekt zum Pürieren wässriger Zutaten und zum Zubereiten von Smoothies.

Stabmixer

Ein Stabmixer oder Pürierstab ist ein Mixer, mit dem man Speisen in dem Topf mixt, in dem man gerade kocht – viel praktischer, als alles in den Behälter eines Standmixers zu gießen. Ein Stabmixer eignet sich hervorragend, um Suppen zu glätten oder Linsen eine cremige Konsistenz zu verleihen.

Stieleis-Formen

Mit Stieleis-Formen können Sie gesunde und leckere Eisdesserts selbst machen. Ich bevorzuge spülmaschinenfeste Formen aus Edelstahl, weil sie keine Spülarbeit machen.

Salatschleuder

Wenn Sie viel Blattsalat essen (und das sollten Sie!), ist eine Salatschleuder sehr nützlich. Die Blätter können gründlich gewaschen werden und Sie müssen nicht darauf warten, dass sie trocknen. Am besten putzt man eine große Menge Salat, Spinat oder Grünkohl für mehrere Tage und bewahrt sie in einem dicht verschlossenen Behälter im Kühlschrank auf.

Mise en Place

Mise en Place ist ein Begriff aus der französischen Kochkunst und bedeutet »alles an seinem Platz«. Wer sich in der Küche gut organisiert, erledigt alle Tätigkeiten leicht und schnell. Die Grundidee besteht darin, alle Zutaten vorzubereiten, abzumessen und bereitzustellen, bevor man mit dem Kochen beginnt. Wenn Sie jemals einem Fernsehkoch zugeschaut haben, wird Ihnen aufgefallen sein, dass die Zutaten in kleinen Schalen bereitstehen und ohne Umstände dem Gericht zugefügt werden können. Das macht man nicht nur fürs Fernsehen. Ich rate Ihnen, ebenso vorzugehen!

Neben den Schälchen mit Zutaten und Gewürzen hat es sich auch bewährt, zwei größere Behälter für Abfälle bereitzustellen – einen für Fleischreste, die man am besten einfriert, um später Brühe daraus zu kochen, und einen für Gemüseabfälle, die auf den Kompost wandern.

Sorgen Sie für Lebensmittelsicherheit!

Auch wenn Ihre Küche nie vom Gesundheitsamt inspiziert, benotet und gesperrt werden wird, bedeutet das nicht, dass Lebensmittelsicherheit zu Hause weniger wichtig ist als in einem Restaurant. Befolgen Sie diese einfachen Richtlinien:

1. Hände waschen
2. Schürze tragen (oder Kochjacke!)
3. Haare zusammenbinden und Ringe und Schmuck ablegen
4. darauf achten, dass kein Nagellack ins Essen abblättert
5. einen Probierlöffel verwenden und nötigenfalls zwischen den Anwendungen spülen
6. die Gartemperatur von Fleisch mit dem Bratenthermometer prüfen
7. Arbeitsfläche sauber halten
8. Fleisch und Gemüse gehören nicht auf dasselbe Schneidebrett, also: wechseln, umdrehen oder abwaschen.
9. Fleisch nicht über Nacht auf der Arbeitsfläche auftauen, sondern immer im Kühlschrank
10. Geflügel immer im untersten Fach des Kühlschranks lagern und darauf achten, dass nichts davon auf andere Lebensmittel oder Oberflächen tropft
11. Vorsicht in der Küche, wenn Familienmitglieder oder Freunde anwesend sind. Passen Sie auf, wenn Sie den Ofen öffnen oder heißes Kochgeschirr tragen. Wenn Sie überhaupt mit einem Messer in der Hand umhergehen, richten Sie es nach unten. Unter Profiköchen warnt man jemanden durch Zuruf, bevor man hinter ihm vorbeigeht.

Achtung vor den Zutaten

Neben allen praktischen Überlegungen ist es wichtig, beim Kochen die richtige mentale Einstellung zu finden. Essen ist ein menschlicher Urtrieb und das Essen, das Sie zubereiten, wird Sie und Ihre Lieben nähren.

- Vermeiden Sie Abfall. Verwenden Sie vom Obst, Gemüse und Fleisch alles, was genießbar ist. Sollten Sie für das Rezept, das Sie gerade zubereiten, nicht alle Zutaten verwenden können, bewahren Sie sie für später auf. Legen Sie Reste einfach in den Kühlschrank oder machen Sie daraus eine Brühe, die Sie einfrieren und für andere Gerichte verwenden können.
- Achten Sie jede Zutat, sei es ein weißer Trüffel, eine Hühnerbrust oder ein einfaches Salatblatt.
- Seien Sie dankbar und aufmerksam, wenn Sie Ihre Zutaten bearbeiten und zu einer Mahlzeit zusammenfügen. Kochen und Essen sind Privilegien.

Reinigung

Ich weiß: Das Putzen ist nicht der aufregendste Aspekt des Kochens. Aber es ist äußerst wichtig, den Arbeitsbereich in der Küche ordentlich zu halten, nicht nur aus hygienischen Gründen, sondern auch, damit Sie beim Kochen produktiv und motiviert bleiben. Räumen Sie zwischen einzelnen Arbeitsschritten auf, um die Arbeitslast nach dem Essen zu verringern. Und geben Sie sich beim Aufräumen und Putzen nach dem Essen unbedingt Mühe. Wenn Sie nach dem Aufwachen in eine unordentliche Küche kommen, sinkt die Motivation für ein gesundes Frühstück.

Menüs

Nachdem Sie sich mit den Grundlagen befasst haben, mit der Auswahl der Zutaten und der Ausstattung der Küche, erkunden Sie, wie ein ganzes hirngesundes Menü aussehen könnte. Für jede Erkrankung, die wir in diesem Buch behandelt haben, stelle ich Ihnen ein Beispielmenü vor, das alle drei Hauptmahlzeiten und einige Snacks dazwischen umfasst.

Auch wenn diese Menüs auf einzelne Erkrankungen zugeschneidert sind, dürfen Sie nicht vergessen, dass es viele Überschneidungen zwischen den verschiedenen wirksamen Nahrungsmitteln gibt. Daher taugen alle Rezepte für die allgemeine Gesundheit des Gehirns. Solange man insgesamt gesund isst, muss man nicht bei jeder Mahlzeit auf einzelne Zutaten achten.

Ich hoffe, dass das Lesen dieser Beispielmenüs und das Ausprobieren einiger Rezepte dazu führt, dass Sie sich in der Küche wohler fühlen, dass Sie mehr Mahlzeiten selbst zubereiten und weniger auf gekaufte Fertigprodukte zurückgreifen. Das allein führt schon ziemlich sicher dazu, dass Sie gesünder leben. Die wichtigste Forschungsstudie zum häuslichen Kochen (die National Health and Nutrition Examination Survey) hat ergeben, dass Verbraucher, die Selbstgekochtes essen, auch weniger Kalorien zu sich nehmen.

Manchmal ist es aber auch in Ordnung, die Abkürzung zu nehmen: Wenn ein Rezept Gemüsesorten wie Artischocken oder Blumenkohl verlangt, darf man durchaus ein gesundes Tiefkühlprodukt ohne Salz und Soße verwenden. Da unsere Tiefkühlkost meistens schockgefroren wird, ist sie eine gesunde Alternative zu frischen Produkten. Achten Sie bei tiefgefrorenem Obst immer darauf, dass kein Zucker hinzugefügt wurde. Wenn Sie genug Zeit und Kochkenntnisse haben, ist die Arbeit mit frischem Gemüse natürlich noch befriedigender, also im Zweifel lieber frisch!

Ebenso ist es gewiss wunderbar, wenn Sie Ihre eigene Brühe herstellen, aber unbedingt erforderlich ist es nicht. Im Laden gekaufte Brühe funktioniert einwandfrei, aber greifen Sie am besten zu einem Bioprodukt mit wenig Salz. Denn bei Bedarf nachsalzen können Sie immer noch.

So, jetzt aber direkt zu den Rezepten!

Rezepte

1. Unterstützendes Menü bei Depressionen

- Frühstück: Mung-Tofu-Pfanne
- Snack: 1 EL extradunkle Schokochips
- Mittagessen: Herzhafte Gemüsesuppe
- Snack: Gewürzte Nüsse
- Abendessen: Gebackener Lachs mit Walnuss-Grünkohl-Pesto
- Dessert: 1 frische Orange und 1 Glas Rotwein

Mung-Tofu-Pfanne

(vegetarisch, vegan, glutenfrei, milchfrei)

Gekeimte Mungobohnen bieten die großartige Chance, die Ernährung mit Vitamin B_{12} und Folsäure anzureichern. Knoblauch, Zwiebeln und Spargel sind reich an Präbiotika. Kurkuma bringt alle wohltuenden Wirkungen von Curcumin mit und verleiht dem Tofu eine leuchtend gelbe Farbe, sodass er wie Rührei aussieht. Zitrusfrüchte fügen dem Gericht Vitamin C hinzu.

Portionen: 4 | Zubereitung: 10 Minuten | Garzeit: 10 Minuten

400 g weicher Bio-Tofu
1 EL Rapsöl
¼ mittelgroße Zwiebel, fein gewürfelt
½ Knoblauchzehe, fein gehackt
2 Stangen Spargel, gereinigt, geschält und in 2,5-cm-Stücke geschnitten
1 TL Kurkumapulver
1½ TL grobes Salz
¼ TL schwarzer Pfeffer
1 Beutel Mungobohnensprossen
Saft von ½ Zitrone

Den Tofu grob hacken und dann in der Küchenmaschine zu Klümpchen zerkleinern (nur ganz kurz, damit sich der Tofu nicht verflüssigt). Das Rapsöl in einer gusseisernen Pfanne auf mittlere Hitze bringen. Zwiebeln, Knoblauch, Spargel, Kurkuma, Salz und Pfeffer hinzufügen und 2–3 Minuten lang anbraten. Tofu und die Mungbohnensprossen zugeben und 3–5 Minuten lang anbraten, bis der Tofu wie Rührei aussieht. Vor dem Servieren 1 Spritzer Zitrone hinzufügen.

Herzhafte Gemüsesuppe

(vegetarisch, vegan, glutenfrei, milchfrei)

Diese Suppe enthält Erbsen mit Magnesium, Brokkoli mit Eisen und Süßkartoffel mit Vitamin A. Sie ist arm an gesättigten Fettsäuren und reich an Ballaststoffen und Antioxidantien.

Portionen: 4 | Zubereitung: 15 Minuten | Garzeit: 30 Minuten

2 EL Olivenöl
1 Stange Lauch, in Ringe geschnitten
1 Knoblauchzehe, fein gehackt
150 g Erbsen, frisch oder tiefgekühlt
150 g Brokkoliröschen, frisch oder tiefgekühlt
1 ungeschälte Süßkartoffel, in 1-cm-Würfel geschnitten
1 EL grobes Salz (bei Bedarf mehr)
1 TL schwarzer Pfeffer (bei Bedarf mehr)
½ TL getrockneter Thymian
½ TL getrocknete Petersilie
1–1½ l heiße Gemüsebrühe oder gefiltertes Wasser
frische Petersilie, gehackt (optional)

Das Öl im Schmortopf auf mittlere Hitze bringen. Lauch und Knoblauch hinzufügen und 3–5 Minuten lang anbraten, bis der Lauch zart und fast durchscheinend ist. Erbsen, Brokkoli, Süßkartoffeln, Salz, Pfeffer, Thymian und Petersilie zugeben und die Mischung 3–5 Minuten kochen lassen, dabei gelegentlich umrühren. Wenn das Gemüse halb gar wirkt, die Gemüsebrühe hinzufügen. Deckel lose auflegen und die Suppe ca. 20 Minuten auf mittlerer Hitze köcheln lassen.

Nach Belieben mit Salz und Pfeffer abschmecken und nach Wunsch mit Petersilie garnieren.

Gewürzte Nüsse

(vegetarisch, vegan, glutenfrei, milchfrei)

Diese mit Cayennepfeffer und Kurkuma gewürzte Nussmischung liefert Eisen aus den Kürbiskernen und Selen aus den Paranüssen.

Portionen: 8 | Zubereitung: 10 Minuten | Garzeit: 10 Minuten

1 TL Kurkumapulver
¼ TL schwarzer Pfeffer
¼ TL Knoblauchpulver
¼ TL Cayennepfeffer
2 TL grobes Salz
1 EL Olivenöl
200 g geröstete Kürbiskerne
130 g Paranüsse

Den Ofen auf 150 °C vorheizen und eine Backform mit Backpapier auslegen.

Kurkuma, schwarzen Pfeffer, Knoblauchpulver, Cayennepfeffer, Salz und Olivenöl in einer mittelgroßen Edelstahlschüssel mischen. Kürbiskerne und Nüsse dazugeben. Die Kerne und Nüsse in einer Schicht auf dem Backpapier verteilen. 10 Minuten rösten. Abkühlen lassen und servieren. Die Mischung ist in einem luftdichten Glas bei Zimmertemperatur bis zu 2 Wochen haltbar.

Gebackener Lachs mit Walnuss-Grünkohl-Pesto

(glutenfrei)

Lachs ist eine großartige Quelle von Omega-3-Fettsäuren. Dazu sorgt der Grünkohl für Folsäure und die Walnüsse für gute Laune.

Portionen: 1 (8 Portionen Pesto) | Zubereitungszeit: 5 Minuten | Garzeit: 15 Minuten

Für den Fisch

1 Lachsfilet (110–170 g ohne Haut und Gräten)
2 EL Olivenöl
½ TL grobes Salz
¼ TL schwarzer Pfeffer

Den Ofen auf 180 °C vorheizen und ein Backblech mit Backpapier auslegen. Den Lachs mit Öl bestreichen und mit Salz und Pfeffer würzen. Auf das Backblech legen und 8–12 Minuten oder so lange backen, bis der Lachs gar ist. Das Thermometer sollte eine Kerntemperatur von 63 °C anzeigen.

Für das Pesto

4 EL Olivenöl
4 EL geriebener Parmesan
1 Knoblauchzehe, geschält und 30 Sekunden lang in der Mikrowelle gegart
4 Handvoll Grünkohl, gewaschen und gehackt
4 EL Walnüsse
1 TL Zitronensaft
½ TL Salz

Pesto-Zutaten in Mixer oder Küchenmaschine bei mittlerer Stufe mixen. Bei Bedarf kaltes Wasser hinzufügen, um die Mischung aufzulockern. Abschmecken, denn möglicherweise fehlt noch Salz.

Den gebackenen Lachs mit 1–2 EL Pesto servieren.

Tipps:

- Das Pesto hält sich im Einmachglas 1 Woche lang im Kühlschrank.
- Probieren Sie Pesto auf Vollkornnudelsalat oder auf glutenfreiem Buchweizennudelsalat mit Gemüse.
- Das Pesto kann auch gebackene Hühnerbrust verfeinern.

2. Angstlösendes Menü

- Frühstück: Avocado-Hummus
- Snack: Grüner Tee
- Mittagessen: Champignon-Spinat-Frittata
- Snack: Kimchi mit Selleriestangen
- Abendessen: Puten-Gumbo mit Vollkornreis
- Dessert: Wassermelone mit Blaubeereis

Avocado-Hummus

(vegetarisch, vegan, glutenfrei, milchfrei)

Kichererbsen liefern Tryptophan und Avocados und Olivenöl sind großartige Quellen von gesunden Fetten, einschließlich Omega-3-Fettsäuren. Avocados bringen auch noch Ballaststoffe und verschiedene Vitamine mit. Hummus eignet sich als leckerer Aufstrich auf getoastetem Vollkornbrot oder als Dip für frisch geschnittenes Gemüse.

Portionen: 6 | Vorbereitung: 10 Minuten

½ große reife Avocado ohne Schale und Kern
300 g Kichererbsen, selbst gekocht oder aus der Konserve
6 EL Tahin
4 EL frischer Limettensaft
1 Knoblauchzehe
1 TL grobes Salz (bei Bedarf mehr)
¼ TL schwarzer Pfeffer
½ TL gemahlener Kreuzkümmel
¼ TL geräuchertes Paprikapulver
½ Tasse frischer Koriander
3 EL Olivenöl + mehr zum Beträufeln
1 EL geröstete Mandelsplitter
4 EL frische Petersilie, gehackt

Alle Zutaten außer Olivenöl, Mandeln und Petersilie etwa 1 Minute lang mit der Küchenmaschine pürieren.

Bei auf mittlerer Geschwindigkeit laufendem Motor das Olivenöl nach und nach zugeben und weitermixen, bis das Hummus ganz leicht und cremig ist (ca. 1 Minute).

Nach Bedarf mit Salz abschmecken.

Hummus in eine flache Schüssel geben.

Mit Mandelsplittern und gehackter Petersilie bestreuen und mit zusätzlichem Olivenöl beträufeln.

Wenn es nicht sofort gegessen wird, das Hummus mit Folie bedecken, damit die Avocado nicht braun wird. Hummus kann 1 Tag lang im Kühlschrank aufbewahrt werden.

Champignon-Spinat-Frittata

(glutenfrei, milchfrei)

Diese einfach zuzubereitende Frittata sorgt mit ihren Champignons für einen Vitamin-D-Schub und mit dem Spinat für Magnesium. Frittata-Stücke halten sich gekühlt die nächsten 2 Tage oder bis zu 1 Monat im Gefrierschrank.

Portionen: 6 | Zubereitung: 10 Minuten | Garzeit: 18 Minuten

5 Eier
240 ml Mandelmilch
½ TL grobes Salz
¼ TL schwarzer Pfeffer
1½ TL getrocknete Petersilie
1 EL Olivenöl
50 g Spinat, frisch oder tiefgekühlt und aufgetaut
90 g Champignons, gehackt

Ofen auf 150 °C vorheizen. Eine runde Auflaufform (ø 23 cm) mit Backpapier auslegen.

In einer mittelgroßen Schüssel die Eier mit Milch, Salz, Pfeffer und Petersilie verquirlen und beiseitestellen.

Das Öl in einer mittelgroßen gusseisernen Pfanne auf mittlere Hitze bringen.

Falls Sie tiefgekühlten Spinat verwenden, in ein Seihtuch (oder in ein sauberes Geschirrtuch oder Küchenpapier) einwickeln und überschüssiges Wasser herausdrücken.

Spinat und Pilze im Öl anbraten, bis die Pilze leicht braun sind (ca. 3 Minuten). Abkühlen lassen.

Die abgekühlte Pilz-Spinat-Mischung in die Auflaufform geben.

Eimischung über das Gemüse gießen, mit Alufolie bedecken und 15–18 Minuten backen, bis das Ei gestockt ist. Jeder Ofen ist anders, also achten Sie darauf, dass das Ei gestockt ist, bevor Sie die Frittata aus dem Ofen nehmen. In 6 gleichmäßige Stücke schneiden und servieren

Puten-Gumbo mit Vollkornreis

(glutenfrei, milchfrei)

Wir wissen zwar, dass Tryptophan nicht so leicht vom Körper aufgenommen wird, aber Pute ist immerhin eine gute Quelle. Statt eines Kohlenhydrats mit hohem GI wie Kartoffelpüree servieren Sie die Pute auf braunem Reis mit niedrigerem GI, damit so viel Tryptophan wie möglich das Gehirn erreicht, ohne es mit weniger nahrhaften Kalorien zu übertreiben.

Portionen: 4 | Zubereitung: 20 Minuten | Garzeit: 25 Minuten

1 EL Rapsöl
1 Stange Lauch, gehackt
4 EL Sellerie, gewürfelt
1 Karotte, gerieben
2 Knoblauchzehen, gerieben
450 g Putenhack
1½ TL grobes Salz
50 g Okraschoten, in 2,5-cm-Stücke geschnitten
700 ml salzarme Hühnerbrühe oder Wasser
1 TL scharfe Soße
300 g Vollkornreis, gekocht

Das Öl in einem gusseisernen Schmortopf auf mittlere bis hohe Hitze bringen. Lauch, Sellerie, Karotten und Knoblauch hineingeben und ca. 6 Minuten oder so lange braten, bis das Gemüse zart ist.

Putenhack und Salz zugeben und etwa 5 Minuten oder so lange schmoren lassen, bis das Fleisch leicht angebräunt ist, dabei das Fleisch mit dem Löffel zerteilen und verrühren. Okra hinzufügen und die Brühe einrühren. Aufkochen, dann die Hitze reduzieren und unbedeckt ca. 10 Minuten köcheln lassen. Eine scharfe Soße zugeben und auf Vollkornreis servieren.

Wassermelone mit Blaubeereis

(vegetarisch, glutenfrei, milchfrei)

Dieses einfache, hausgemachte Eis am Stiel wirkt allein schon durch seinen kühlen, leicht süßen Geschmack beruhigend. Wassermelonen haben viele Antioxidantien und die Vitamine A, B_6 und C. Diese Köstlichkeit bekommt mit Mandelmilch eine cremigere Textur, mit Kokosmilch dagegen noch zusätzliches Aroma.

Portionen: 6–8 | Zubereitung: 10 Minuten

300 g Wassermelone, entkernt und gehackt
240 ml Mandel- oder Kokosmilch (optional)
½ TL frischer Limettensaft
1 EL Limettenschale
¼ TL Honig
75 g Blaubeeren, frisch oder tiefgekühlt

Wassermelone im Mixer pürieren, evtl. Pflanzenmilch, Limettensaft, Limettenschale und Honig einrühren. Mischung in Stieleis-Förmchen gießen, bis jede Form zu ⅔ voll ist und noch Platz für die Blaubeeren bleibt. 2–3 Blaubeeren in jede Form geben.

Stieleis-Formen verschließen und 3 Stunden oder über Nacht einfrieren.

3. Traumata heilendes Menü

- Frühstück: Chia-Pudding mit Nüssen und Beeren
- Snack: Sardinen-Snack
- Mittagessen: Würzige Hähnchenbrust mit gedämpftem Brokkoli
- Snack: Selleriestangen mit Mandelbutter
- Abendessen: Filet Mignon in Pfefferkruste mit Spinat-Chimichurri
- Dessert: Blaubeeren mit Zitrone und gehackten Haselnüssen

Chia-Pudding mit Nüssen und Beeren

(vegetarisch, glutenfrei, milchfrei)

Mit Chia-Pudding fängt der Tag gut an, denn er macht am frühen Morgen keine Arbeit. Da er über Nacht im Kühlschrank quillt, wird er schon am Vorabend zubereitet.

Portionen: 2 | Zubereitung: 10 Minuten

120 ml Bio-Kokosmilch
½ TL Honig
½ TL Vanilleextrakt
¼ TL gemahlener Zimt
2 EL Chiasamen
Himbeeren, Blaubeeren, Walnüsse oder andere Früchte und Nüsse als Topping

Kokosmilch in ein Einmachglas gießen und Honig, Vanille und Zimt einrühren. Chiasamen darüberstreuen.

Das Glas zuschrauben und gut schütteln, damit sich die Samen mit der Milch vermischen.

Über Nacht im Kühlschrank kalt stellen.

Mit Nüssen und Beeren garnieren.

Sardinen-Snack

(glutenfrei, milchfrei)

Sardinen enthalten viele wertvolle Nährstoffe, vor allem Omega-3-Fettsäuren. Kaufen Sie immer Sardinen in Olivenöl und essen Sie als Snack nicht mehr als den Inhalt einer halben Dose (der Rest kommt in ein Einmachglas und kann am nächsten Tag verzehrt werden).

Portionen: 2 | Zubereitung: 10 Minuten

120 g Sardinen aus der Dose in Olivenöl
½ Tomate, gewürfelt
¼ TL grobes Salz
½ TL schwarzer Pfeffer
Saft von ½ Zitrone
1 großes Romanasalatblatt, halbiert

Etwas Öl von den Sardinen abseihen. In einer kleinen Schüssel die Sardinen mit Tomatenwürfel, Salz, Pfeffer und Zitronensaft vermengen. Auf dem Salat als essbare Schalen servieren.

Würzige Hähnchenbrust

(glutenfrei, milchfrei)

Hähnchenbrust mag gesundes, mageres Protein liefern, kann aber Geschmack vermissen lassen. Darum kommt hier die Zugabe von Gewürzen sowohl dem Gehirn als auch dem Gaumen zugute. Reste können als Topping für einen gesunden grünen Salat verwendet werden.

Portionen: 2 | Zubereitung: 5 Minuten | Garzeit: 40 Minuten

1 TL Cayennepfeffer
1 TL Kurkumapulver
¼ TL gemahlener schwarzer Pfeffer
½ TL gemahlener Koriander
½ TL gemahlener Kreuzkümmel
1 TL grobes Salz
½ TL Knoblauchpulver
4 EL Olivenöl
350 g Hähnchenbrustfilet (2 Stücke)

Gewürze in einer kleinen Schüssel vermengen und mit dem Olivenöl in einer großen Schüssel verrühren. Die Gewürze einige Minuten im Öl ziehen lassen. Diese Marinade auf die Hähnchenfilets auftragen. Filets mindestens 30 Minuten oder auch über Nacht im Kühlschrank marinieren lassen.

Ofen auf 200 °C vorheizen und ein Blech auf die mittlere Schiene schieben. Backblech mit Backpapier auslegen.

Hähnchenfilets auf das Backblech legen und ca. 30 Minuten lang oder so lange backen, bis die Kerntemperatur an der dicksten Stelle 75 °C beträgt.

Das Fleisch vor dem Servieren 10 Minuten ruhen lassen.

Gedämpfter Brokkoli mit Zitrone

(vegetarisch, vegan, glutenfrei, milchfrei)

Egal ob mit frischem oder tiefgekühltem Brokkoli, dies ist eine sehr einfache und unkomplizierte Gemüsebeilage, die großartig schmeckt. Mit dem Rezept können Sie genauso gut grüne Bohnen, Blumenkohl, Zuckerschoten, Karotten, Spargel oder grüne Erbsen zubereiten.

Portionen: 2 | Zubereitung: 2 Minuten | Garzeit: 5–8 Minuten

300 g Brokkoliröschen, frisch oder tiefgekühlt
Schale und Saft von 1 Bio-Zitrone
½–1 TL grobes Salz

Brokkoli in eine Glasauflaufform legen und einige EL Wasser hinzufügen. Unbedeckt bis zu 4 Minuten in der Mikrowelle dämpfen. Der Brokkoli sollte durchgegart sein, ohne kalte oder gefrorene Stücke. Überschüssiges Wasser abseihen.

Zitronenschale über den Brokkoli reiben und 1 Spritzer Zitronensaft hinzufügen. Vor dem Servieren mit Salz bestreuen.

Filet Mignon in Pfefferkruste mit Spinat-Chimichurri

(glutenfrei, milchfrei)

Da man nicht zu viel Rindfleisch essen sollte, bietet sich ein Filetsteak an, denn da bekommt man bei kleiner Menge maximale Köstlichkeit. Indem Sie es zuerst anbraten und dann im Ofen fertig garen, wird es außen schön braun und innen gleichmäßig zart. Wenn es ein besonderer Anlass sein soll, zum Steak einen einfachen grünen Salat reichen.

Portionen: 1 (6 Portionen Soße) | Zubereitung: 20 Minuten | Garzeit: 40 Minuten

Für das Steak

170 g Filet Mignon, 5 cm dick
1 TL grobes Salz
1 TL schwarzer Pfeffer
1 EL Rapsöl

Steak abgedeckt 30 Minuten lang auf Raumtemperatur bringen. Von allen Seiten mit Salz und Pfeffer bedecken. Ofen auf 220 °C vorheizen.

Das Öl in einer mittelgroßen, gusseisernen Pfanne auf mittlere Hitze bringen. Steak in die heiße Pfanne legen und von jeder Seite ca. 2 Minuten lang anbraten.

Pfanne in den Ofen stellen. Nach 7 Minuten Backzeit ist das Steak mit einer Kerntemperatur von 57 °C halb durch (*medium rare*), nach 10 Minuten ist mit 63 °C die Garstufe *medium* erreicht.

Für die Soße

2 Handvoll frische Petersilie
50 g junger Spinat
2–3 Zweige frischer Oregano
2 Knoblauchzehen
Schale von 1 Limette
1 EL frischer Limettensaft
1 EL Weißweinessig
120 ml Olivenöl
¾ TL grobes Salz (bei Bedarf mehr)
¼ TL schwarzer Pfeffer (bei Bedarf mehr)

Petersilie, Spinat, Oregano, Knoblauch, Limettenschale, Limettensaft und Essig in den Mixer geben. Auf niedriger bis mittlerer Stufe mixen, bis eine stückige Konsistenz erreicht ist. Olivenöl einträufeln und bei mittlerer Stufe verrühren. Mit Salz und Pfeffer würzen und abschmecken.

Sobald das Steak die gewünschte Kerntemperatur erreicht hat, aus dem Ofen nehmen und 10–15 Minuten ruhen lassen. Dann 2 EL Soße daraufgeben – et voilà!

Tipps:

- Die Chimichurri-Soße hält sich im Kühlschrank mindestens 1 Woche, wenn sie in einem verschlossenen Glas aufbewahrt wird.
- Chimichurri-Soße passt auch zu Grillhähnchen oder Schweinekotelett.
- Auch zu Ofengemüse schmeckt die Soße fantastisch.

4. Konzentrationsförderndes Menü

- Frühstück: Schoko-Protein-Smoothie
- Snack: 1 Stückchen extradunkle Schokolade
- Mittagessen: Artischocken-Lauch-Cremesuppe
- Snack: 4 EL Blaubeeren mit 1 EL Cashewbutter
- Abendessen: Gebackene Hähnchenschenkel; Champignonsalat

Schoko-Protein-Smoothie

(vegetarisch, glutenfrei)

Im 5. Kapitel habe ich eine Studie erwähnt, bei der ein eigens entwickelter Frühstücksriegel die Symptome von ADHS lindern sollte. Mit derselben Formel habe ich einen köstlichen Smoothie entwickelt, der ähnliche Wirkungen verspricht.

Portionen: 1 | Zubereitung: 10 Minuten

1 Tasse ungesüßte Mandelmilch
1 EL Walnüsse
1 ML Molkenproteinpulver, Vanillegeschmack
1 EL gemahlene Leinsamen
1 TL Bio-Instantkaffee
1 TL naturbelassenes (nicht alkalisiertes) Kakaopulver
1 EL Kokosflocken
½ TL Honig
¼ reife Avocado

Alle Zutaten mit 1 Handvoll Eiswürfeln in den Mixer geben und mixen. Nach Geschmack mehr Wasser oder Eis hinzufügen, falls der Smoothie zu dickflüssig ist. Schluck für Schluck genießen!

Artischocken-Lauch-Cremesuppe

(vegetarisch, vegan, glutenfrei, milchfrei)

Diese gluten- und milchfreie Suppe ist dank des Lauchs von Natur aus reich an gesunden Ballaststoffen und Präbiotika. Mit Mandelmilch wird die Suppe schön cremig, aber viel gesünder als mit fettiger Sahne.

Portionen: 4 | Zubereitung: 10 Minuten | Garzeit: 20 Minuten

1 EL Olivenöl
2 Stangen Lauch, gehackt
1½ TL grobes Salz (bei Bedarf mehr)
½ TL schwarzer Pfeffer (bei Bedarf mehr)
1 EL süßes Paprikapulver
1 TL Knoblauchpulver
½ TL frischer Thymian, gehackt
½ TL frische Petersilie, gehackt
250 g TK-Artischockenherzen
480 ml salzreduzierte Gemüsebrühe
480 ml Mandel- oder Cashewmilch
Saft von ½ Zitrone
1 EL frische großblättrige Petersilie, gehackt (zum Garnieren)
1 EL geröstete Kürbiskerne

Öl in einem großen Edelstahltopf auf mittlere Hitze bringen und den Lauch mit Salz, Pfeffer, Paprikapulver, Knoblauchpulver, Thymian und Petersilie etwa 5 Minuten oder so lange anbraten, bis der Lauch zart wird. Artischockenherzen hinzufügen und weitere 3 Minuten weich werden lassen.

Brühe zugeben, Topf abdecken und bei mittlerer Hitze aufkochen. Mandelmilch zugießen und die Hitze reduzieren. Unbedeckt ca. 10 Minuten köcheln lassen, bis die Artischocken zart sind.

Die Suppe einige Minuten abkühlen lassen, dann mit einem Stabmixer glatt pürieren (oder ein bisschen stückig, je nach Vorliebe). Nach Bedarf mit zusätzlichem Salz und Pfeffer abschmecken. Zitronensaft einrühren, mit Petersilie und gerösteten Kürbiskernen garnieren und die Suppe heiß servieren.

Gebackene Hähnchenschenkel

(glutenfrei, milchfrei)

Dies ist ein zeitsparendes Ofengericht, das sich leicht erweitern lässt, wenn Gäste kommen. Nehmen Sie einfach mehr Hähnchenkeulen und rechnen Sie die Gewürzmischung entsprechend hoch.

Portionen: 1 | Zubereitung: 10 Minuten | Garzeit: 40 Minuten

1 EL Olivenöl
1 EL süßes Paprikapulver
½ TL Kurkumapulver
¼ TL schwarzer Pfeffer
½ TL grobes Salz
2 Hähnchenkeulen ohne Haut

Ofen auf 200 °C vorheizen. Backblech mit Backpapier auslegen.

In einer mittelgroßen Schüssel Olivenöl, Paprika, Kurkuma, Pfeffer und Salz vermengen. Das Fleisch mit der Marinade bestreichen und die Marinade mit sauberen Händen in die Keulen einmassieren.

Hähnchenschenkel aufs Backblech legen und 30 Minuten oder so lange backen, bis die Kerntemperatur 75 °C erreicht. Das Fleisch darf beim Aufschneiden nicht mehr rosa sein. Falls dies der Fall ist, muss es mindestens weitere 10 Minuten in den Ofen. Die Temperatur erneut überprüfen. Die Keulen vor dem Servieren 10 Minuten auf dem Backblech ruhen lassen.

Champignonsalat

(vegetarisch, glutenfrei, milchfrei)

In allen Rezepten mit Sojasoße können Sie das Salz weglassen, wenn Sie möchten. Pilze brauchen manchmal etwas mehr Würze, falls also später etwas Salz fehlt, können Sie immer noch nachsalzen.

Portionen: 4 | Zubereitung: 15 Minuten | Garzeit: 5 Minuten

1 EL Sesam (optional)
1 EL + 1½ TL Reisweinessig
1½ TL Mandelbutter
¼ TL Ingwerpulver
1 Prise roter Pfeffer, geschrotet
¼ TL Knoblauchpulver
¼ TL Honig
¾ TL glutenfreie Sojasoße
¾ TL Sesamöl
180 g weiße Champignons, in mundgerechte Stücke geschnitten

Sesamkörner ggf. in einer mittelgroßen Sautierpfanne bei schwacher Hitze leicht anbräunen. Den gerösteten Sesam zum Abkühlen in eine Glasschüssel geben.

In der gleichen Pfanne auf mittlerer Hitze Essig, Mandelbutter, Ingwer-, Paprika- und Knoblauchpulver, Honig und Sojasoße verquirlen, bis alles erwärmt ist. Sesamöl einrühren. Das warme Dressing in einer mittelgroßen Schüssel mit den Pilzen vermengen. Gerösteten Sesam darüberstreuen. Abkühlen lassen und servieren.

5. Menü für ein starkes Gedächtnis

- Frühstück: 1 Tasse Kaffee, 1 Schale glutenfreier Haferbrei mit Zimt und 7 frischen, gehackten Erdbeeren
- Snack: 1 hart gekochtes Ei mit Salz und schwarzem Pfeffer auf 1 Scheibe Vollkornknäckebrot
- Mittagessen: Blumenkohl-Kichererbsen-Pfanne mit Sprossen
- Snack: Gedämpfte Edamame mit Meersalzflocken
- Abendessen: Jakobsmuscheln auf französische Art; Goldener Blumenkohlreis
- Dessert: Pfeffer-Zimt-Kakao

Blumenkohl-Kichererbsen-Pfanne mit Sprossen

(vegetarisch, vegan, glutenfrei, milchfrei)

Dieses simple Pfannengericht baut auf den Prinzipien der MIND-Diät auf.

Portionen: 8 | Zubereitung: 10 Minuten | Garzeit: 10 Minuten

2 EL Olivenöl
1 TL Cayennepfeffer
1 TL gemahlener Koriander
1 TL Kurkumapulver
¼ TL schwarzer Pfeffer
700 g TK-Blumenkohlröschen
300 g Kichererbsen, gekocht
1½ TL grobes Salz (bei Bedarf mehr)
1 EL frischer Zitronensaft
1 EL frischer Koriander, gehackt (optional)
1 Handvoll Sprossen (z. B. Erbsen- oder Rettichsprossen)

Öl in einer mittelgroßen Eisenpfanne auf mittlere Hitze bringen. Cayennepfeffer, Koriander, Kurkuma und schwarzen Pfeffer ins Öl geben und einige Sekunden ziehen lassen. Blumenkohl und Kichererbsen zugeben und mit den Gewürzen verrühren. Ca. 1 Minute sautieren, dann abdecken und weitere 3 Minuten dünsten.

Falls das Gemüse am Pfannenboden klebt, 4 EL Wasser zugeben.

Mit Salz abschmecken.

Mit Zitronensaft beträufeln und nach Wunsch mit Koriander garnieren. Sprossen darüberstreuen und heiß servieren.

Tipps:

- Das Gericht kann auch kalt als Salat serviert werden.
- Verwenden Sie ruhig Bio-Kichererbsen aus der Konserve, gespült und abgetropft.

Jakobsmuscheln auf französische Art

(glutenfrei, milchfrei)

Jakobsmuscheln sind köstlich und leicht zuzubereiten. So beeindrucken Sie Ihre Freunde mit Ihren Kochkünsten. Dieses glutenfreie Rezept nutzt die gedächtnisfördernden Eigenschaften von Rosmarin und Omega-3-Fettsäuren.

Portionen: 6 | Zubereitung: 10 Minuten | Garzeit: 15 Minuten

450 g Jakobsmuscheln, quer halbiert
1½ TL grobes Salz (bei Bedarf mehr)
1 TL schwarzer Pfeffer (bei Bedarf mehr)
2 EL glutenfreies Bio-Mehl
2 EL Olivenöl
2 mittelgroße Schalotten, fein gewürfelt
1 Knoblauchzehe, fein gehackt
1½ TL frischer Rosmarin oder ¾ TL getrocknet
2 EL frische großblättrige Petersilie, gehackt
5 EL Weißwein
1 Bio-Zitrone

Muschelfleisch mit Salz und Pfeffer bestreuen, dann im Mehl wälzen und abklopfen. Olivenöl in einer großen Edelstahlpfanne auf starke Hitze bringen. Muscheln nebeneinander hineinlegen. Hitze auf mittlere Stufe herunterschalten und die Muscheln auf einer Seite leicht anbräunen. Wenn sie fertig sind, lösen sie sich vom Pfannenboden, dann einmal umdrehen und von der anderen Seite leicht anbräunen. Die Muscheln sollten insgesamt ca. 4 Minuten braten. Aus der Pfanne nehmen und in eine mittelgroße Schüssel legen.

Schalotten, Knoblauch, Rosmarin und 1 EL Petersilie in die Pfanne geben und einige Minuten anbraten. Die Jakobsmuscheln wieder in die Pfanne geben, den Wein zugeben und 1 Minute köcheln lassen. Zitronenschale über die Muscheln reiben und die restliche Petersilie darüberstreuen. Mit Salz und schwarzem Pfeffer abschmecken. Mit 1 Spritzer Zitronensaft heiß servieren.

Goldener Blumenkohlreis

(vegetarisch, vegan, glutenfrei, milchfrei)

Mit Blumenkohlreis holen Sie sich die Textur von Reis ohne dessen hohe glykämische Last auf den Tisch. Dazu kommen noch die Ballast- und Nährstoffe des Blumenkohls.

Portionen: 4 | Zubereitung: 10 Minuten | Garzeit: 5–8 Minuten

1 EL Olivenöl
300 g TK-Blumenkohlreis (*siehe auch Tipps*)
1 EL grobes Salz
1 TL Kurkumapulver
½ TL schwarzer Pfeffer
1 TL Knoblauchpulver
Schale von 1 Bio-Zitrone

Öl in einer mittelgroßen gusseisernen Pfanne auf mittlere Hitze bringen. Alle Zutaten außer der Zitronenschale in die Pfanne geben und umrühren. 5–8 Minuten braten, bis der Blumenkohl leicht gebräunt ist.

Zitronenabrieb darüberstreuen und servieren.

Tipps:

Wenn Sie frischen Blumenkohl verwenden, entfernen Sie zunächst die äußeren Blätter vom Blumenkohlkopf. Waschen Sie ihn und tupfen Sie ihn trocken. Brechen Sie die Röschen vom Strunk ab und geben Sie sie portionsweise in eine Küchenmaschine mit Klingenaufsatz. Zerkleinern Sie den Blumenkohl zu reiskorngroßen Stückchen. Wenn noch Blumenkohl übrig ist, kann er für ein anderes Rezept aufbewahrt werden.

Pfeffer-Zimt-Kakao

(vegetarisch, vegan, milchfrei)

Dieser köstliche und reichhaltige Kakaogenuss braucht gar nicht viel Süße. Die komplexen Aromen dunkler (möglichst nicht alkalisierter) Schokolade kommen zum Vorschein, kontrastiert durch den Biss schwarzen Pfeffers. Zimt und schwarzer Pfeffer stärken überdies das Gedächtnis.

Portionen: 2 | Zubereitung: 5 Minuten | Garzeit: 10 Minuten

4 EL dunkle Schokochips (mindestens 65 % Kakaoanteil)
480 ml Kokos-, Mandel-, Hafer- oder Cashewmilch
1 TL Vanilleextrakt
½ TL gemahlener Zimt
1 Prise schwarzer Pfeffer

Die Schokochips in eine mittelgroße, hitzebeständige Schüssel geben. Pflanzenmilch, Vanille, Zimt und Pfeffer in einem Topf auf mittlerer Hitze erwärmen. Wenn die Milch zu blubbern beginnt, vom Herd nehmen und über die Schokochips gießen.

Die Schokolade in der warmen Milch schmelzen lassen. Nach 2 Minuten Milch und Schokolade mit einem Schneebesen vorsichtig verquirlen. Falls die Mischung zu dickflüssig wird, etwas mehr warme Milch hinzufügen.

6. Zwangsstörungen linderndes Menü

- Frühstück: Selbst gemachtes Müsli
- Snack: Hüttenkäse mit Blaubeeren
- Mittagessen: Dal mit Spinat
- Snack: 1 Kiwi
- Abendessen: Paprika-Putenbrust mit roten Zwiebeln und Kirschtomaten
- Dessert: Bananen-»Eis«

Selbst gemachtes Müsli

(vegetarisch, vegan, glutenfrei, milchfrei)

Auch die angeblich »gesunden« Frühstücksflocken aus dem Supermarkt können viel Zucker enthalten. Dabei ist es so einfach, aus Vollkorngetreide und anderen hirnfreundlichen Zutaten ein köstliches Müsli zusammenzustellen.

Portionen: 2 | Zubereitung: 10 Minuten

4 EL Haferflocken
4 EL Kleieflocken
4 EL Kokosflocken ohne Zucker
1 EL Walnüsse, gehackt
½ TL Leinsamen
1 Prise Zimt
1 Prise Muskat

Alle Zutaten in einer mittelgroßen Schüssel vermengen. In einem luftdichten Einmachglas ist das Müsli bis zu 2 Wochen lagerbar.

Das Müsli lässt sich auf verschiedene Arten servieren: mit Mandelmilch oder einer Milch Ihrer Wahl, mit frischen Beeren garniert, mit 1 EL dunklen Bio-Schokochips verfeinert – oder mit allem zusammen! Wenn es süßer sein soll, fügen Sie etwas Honig hinzu.

Dal mit Spinat

(vegetarisch, vegan, glutenfrei, milchfrei)

Dal ist schon immer eines meiner Leibgerichte. Aber auch wer nicht damit aufgewachsen ist, wird es sicherlich sättigend und wohltuend finden. Kurkuma tut zusätzlich gut. Asant-Pulver, auch Asafoetida genannt, wird in der indischen Küche als Verdauungshilfe eingesetzt, die durch Bohnen oder Linsen hervorgerufene Blähungen verringern soll. Asant hat einen stechenden Geruch, der jedoch sehr aromatisch wird, sobald es einem Gericht hinzugefügt wird.

Portionen: 8 | Zubereitung: 30 Minuten (+ Einweichen über Nacht) | Garzeit: 20 Minuten

400 g gelbe Schälerbsen
2 EL Rapsöl
1 TL schwarze Senfkörner (optional)
1 TL Kreuzkümmel
2 Knoblauchzehen, geschält und längs halbiert
1 ganze getrocknete rote Chilischote (optional)
1 mittelgroße Zwiebel, fein gehackt
1 mittelgroße Tomate, fein gehackt
1 TL Kurkumapulver
¼ TL schwarzer Pfeffer
100 g Spinat
1 EL grobes Salz
Saft von ½ Zitrone
1 TL Asant-Pulver (optional)
frischer Koriander, gehackt (zum Garnieren)

Schälerbsen abspülen und über Nacht in einer abgedeckten Glasschüssel im Kühlschrank einweichen. Das Wasser muss ca. 1 cm über den Erbsen stehen. Die Erbsen am nächsten Tag ausspülen und mit 1 l Wasser in einen großen Topf geben. Ca. 30 Minuten lang weich kochen. Die Textur sollte dann breiig sein. Alternativ können Sie die Erbsen im Schnellkochtopf kochen; folgen Sie dazu den Anweisungen des Herstellers.

Öl in einem mittelgroßen Edelstahltopf auf mittlere Hitze bringen. Nach Belieben die Senfkörner hineingeben und braten, bis sie platzen. Kreuzkümmel, Knoblauch, wenn gewünscht die Chilischote, und die Zwiebeln zufügen. 3–5 Minuten oder so lange kochen lassen, bis die Zwiebeln glasig sind. Gehackte Tomaten, Kurkuma und schwarzen Pfeffer zugeben und unterrühren. Spinat hinzufügen und nur 1 Minute lang zusammenfallen lassen.

Erbsen zugeben, Hitze herunterschalten und ca. 20 Minuten lang köcheln lassen. ½ l Wasser zugießen, damit der Erbsenbrei nicht anbrennt. Mit Salz, 1 Spritzer Zitronensaft und nach Belieben mit Asant abschmecken. Heiß und mit Koriander garniert servieren.

Paprika-Putenbrust mit roten Zwiebeln und Kirschtomaten

(glutenfrei, milchfrei)

Für die vegane Variante dieses Rezepts brauchen Sie 1 Stück festen Tofu, den Sie in Scheiben oder Würfel schneiden. Auch Hühnerbrust eignet sich für dieses Rezept. Putenfleisch ist eine reichhaltige Quelle von B-Vitaminen, und Vitamin B_{12} kann sich positiv auf Zwangsstörungen auswirken.

Portionen: 4 | Zubereitung: 10 Minuten | Garzeit: 20 Minuten

2 EL Olivenöl
2 EL Paprikapulver
1 TL Kurkumapulver
1½ TL grobes Salz
¼ TL schwarzer Pfeffer
450 g Putenbrustfilet (4 Stücke)
300 g Kirschtomaten, angeschnitten
½ rote Zwiebel, dick geschnitten

Den Ofen auf 200 °C vorheizen und ein Backblech mit Backpapier auslegen.

In einer mittelgroßen Schüssel Olivenöl, Paprika, Kurkuma, Salz und Pfeffer mischen. Putenbrust, Tomaten und Zwiebeln in die Schüssel geben und gut vermengen, sodass das Fleisch bedeckt ist.

Fleisch, Tomaten und Zwiebeln auf das Backblech legen und 15 Minuten oder so lange backen, bis die Putenbrust eine Kerntemperatur von 75 °C erreicht hat. Falls das Fleisch angebräunt sein soll, 3 Minuten den Grill einschalten, bis die Bräunung eintritt. Evtl. vorher die Tomaten und Zwiebeln entfernen, damit sie nicht verbrennen.

Bananen-»Eis«

(vegetarisch, vegan, glutenfrei, milchfrei)

Mit dieser Köstlichkeit können Sie Ihre Lust auf eine eiskalte Leckerei ohne viel Milchprodukte und Zucker befriedigen.

Portionen: 6 | Zubereitung: mindestens 3 Stunden

8 überreife Bananen, geschält und gewürfelt
1 EL Honig
120 ml ungesüßte Mandel-, Cashew-, Hafer- oder Kokosmilch (je nach gewünschter Konsistenz)

Bananenstücke in einen Behälter geben und über Nacht einfrieren.

Die gefrorenen Bananenstücke mit dem Honig in einen Mixer oder eine Küchenmaschine geben und pürieren. Dabei nach und nach Milch zugeben, um die Mischung zu verdünnen. Die Konsistenz genau im Auge behalten, denn möglicherweise sind mehr oder weniger als 120 ml Milch nötig. Ziel ist die Cremigkeit von Softeis. Sobald diese Textur erreicht ist, die Mischung in eine Schüssel geben und mindestens 3 Stunden oder über Nacht tiefkühlen.

Vor dem Servieren nach Wunsch gehackte Nüsse, dunkle Schokochips, Erdnussbutter oder frische Beeren hinzufügen.

Tipp:

Schokoladeneis gefällig? Dann fügen Sie zum Schluss vor dem Einfrieren 2 EL (nicht alkalisiertes) Kakaopulver hinzu. Achten Sie darauf, dass der Kakao beim Vermischen nicht klumpt. Möglicherweise müssen Sie das Kakaopulver zuerst sieben, damit es sich gleichmäßig untermischen lässt.

7. Menü für guten Schlaf und zur Besserung von Erschöpfung

- Frühstück: Rührei to go
- Snack: Banane und Mandelmus auf Hüttenkäse
- Mittagessen: Scharfe Garnelen; gemischter Blattsalat
- Snack: Eingelegte Okraschoten
- Abendessen: Putenbrust aus dem Ofen; Ofensüßkartoffeln mit Misoglasur
- Dessert: Goldene Milch

Rührei to go

(vegetarisch, glutenfrei, milchfrei)

Wenn man mit Erschöpfung zu kämpfen hat, ist ein nahrhafter und energiegeladener Start in den Tag umso wichtiger. Diese Variante des klassischen Rühreies macht die Aufnahme einer Omega-3-reichen Mahlzeit möglich, auch wenn die Zeit knapp ist. Eine zusätzliche Vitamindosis gibt es, wenn Sie den Eiern Spinat oder Grünkohl hinzufügen. Blattgemüse fällt rasch zusammen und fügt sich prima ins Rührei ein.

Portionen: 1 | Zubereitung: 2 Minuten| Garzeit: 3–5 Minuten

Kochspray aus Bio-Olivenöl
2 große, Omega-3-angereicherte Eier
1 EL pflanzliche Milch
¼ TL grobes Salz
1 Prise schwarzer Pfeffer
1 kleine Handvoll Spinat oder Grünkohl, gehackt

Einen Kaffeebecher mit Kochspray einsprühen. Die Eier in den Becher aufschlagen. Milch, Salz und Pfeffer hinzugeben und mit einer Gabel verschlagen. ½–1 Minute in der Mikrowelle garen. Dann die Eimischung mit der Gabel umrühren und erneut in der Mikrowelle ca. 1 Minute erhitzen, bis die Eier wie Rührei aussehen. Das Rührei mit der Gabel auflockern. Spinat oder Grünkohl unterheben und zusammenfallen lassen.

Scharfe Garnelen; gemischter Blattsalat

(glutenfrei, milchfrei)

Dieses Garnelengericht bringt gesunde Meeresfrüchte und wirksames Capsaicin auf den Tisch. Wer gern scharf isst, kann natürlich etwas mehr Cayennepfeffer nehmen.

Portionen: 1 | Zubereitung: 20 Minuten | Garzeit: 5 Minuten

8 mittelgroße Garnelen mit Schwanz, geschält und entdarmt
½ TL Kreuzkümmel
½ TL Cayennepfeffer
½ TL Kurkumapulver
¼ TL schwarzer Pfeffer
¼ TL Knoblauchpulver
1 TL grobes Salz
2 EL Olivenöl
Blattsalat nach Wahl

In einer mittelgroßen Schüssel die Garnelen mit Kreuzkümmel, Cayennepfeffer, Kurkuma, schwarzem Pfeffer, Knoblauchpulver und Salz vermengen.

Öl in der gusseisernen Pfanne auf mittlere Hitze bringen. Die Garnelen hineingeben und unter Rühren braten, bis sie durchgegart und außen rosa sind (ca. 3 Minuten).

Dazu passt ein gemischter grüner Blattsalat.

Eingelegte Okraschoten

(vegetarisch, vegan, glutenfrei, milchfrei)

Wie das meiste eingelegte Gemüse müssen diese Okraschoten im Voraus zubereitet werden. Aber sobald sie fertig sind, halten sie sich mindestens 1 Monat lang sehr gut im Kühlschrank, wenn sie in einem Einmachglas mit passendem Deckel aufbewahrt werden. Dieser großartige Snack wird mit Schwarzkümmelsamen, Capsaicin und anderen Gewürzen abgerundet.

Portionsgröße: 1 Einmachglas | Zubereitung: 15 Minuten | Garzeit: 10 Minuten

200 g frische Okraschoten
Saft von ½ Zitrone
¾ TL Zucker
480 ml Essig
480 ml gefiltertes Wasser
2 EL grobes Salz
2 EL Schwarzkümmelsamen
1 EL Koriandersamen
1 EL Chiliflocken
1 TL Selleriesamen
1 TL schwarzer Pfeffer
3 große Knoblauchzehen, geschält und in Scheiben geschnitten
4 dicke Bio-Zitronenscheiben

Okraschoten in ein sehr großes Einmachglas legen.

In einem mittelgroßen Edelstahltopf Zitronensaft, Zucker, Essig, Wasser und Salz auf mittlerer Stufe erhitzen. Wenn die Flüssigkeit erhitzt ist, die restlichen Gewürze, Knoblauch und Zitronenscheiben hinzufügen. Auf schwacher Hitze 3 Minuten köcheln lassen. Vom Herd nehmen und leicht abkühlen lassen, dann über die Okraschoten gießen. Fest verschließen und mindestens 3 Stunden oder über Nacht kühl stellen.

Putenbrust aus dem Ofen

(glutenfrei, milchfrei)

Falls Sie eine vegane Variante bevorzugen, lässt sich dieses Rezept ebenso wie die Paprika-Putenbrust (Seite 290) mit 1 Stück festem Tofu zubereiten, der in Scheiben oder Würfel geschnitten wird. Auch Hühnerbrust ist geeignet. Putenfleisch ist eine reichhaltige Quelle von B-Vitaminen, auch von Vitamin B_{12}.

Portionen: 4 | Zubereitung: 10 Minuten | Garzeit: 20 Minuten

2 EL Olivenöl
1 TL Knoblauchpulver
1½ TL getrockneter Oregano
1 TL frische Thymianblätter, fein gehackt
1½ TL grobes Salz
¼ TL schwarzer Pfeffer
450 g Putenbrustfilet (4 Stücke)
1 EL Bio-Zitronenschale

Den Ofen auf 200 °C vorheizen und ein Backblech mit Backpapier auslegen.

In einer mittelgroßen Schüssel Olivenöl, Knoblauchpulver, Oregano, Thymian, Salz und Pfeffer vermengen. Putenbrust in die Schüssel geben und unterrühren, sodass das Fleisch bedeckt ist.

Fleisch auf das Backblech legen und 15 Minuten oder so lange backen, bis die Putenbrust eine Kerntemperatur von 75 °C erreicht hat. Falls das Fleisch angebräunt sein soll, 3 Minuten den Grill einschalten, bis die Bräunung eintritt. Mit Zitronenabrieb bestreuen und servieren.

Ofensüßkartoffeln mit Misoglasur

(vegetarisch, vegan, glutenfrei, milchfrei)

Dieses Rezept empfehle und unterrichte ich besonders gern. Die fermentierte Misopaste verleiht der gehaltvollen Süßkartoffel nicht nur eine wunderbare Geschmackstiefe, sondern auch großen probiotischen Nutzen. Wer einmal das Umami-Aroma der Misopaste kennengelernt hat, wird es auch zum Verfeinern anderer Ofengemüse verwenden.

Portionen: 8 | Zubereitung: 20 Minuten | Garzeit: 25 Minuten

140 g weiße Misopaste
4 EL Olivenöl
¼ EL grobes Salz
¼ TL schwarzer Pfeffer
4 mittelgroße Süßkartoffeln, ungeschält, in Scheiben geschnitten

Ofen auf 220 °C vorheizen und Backblech mit Backpapier auslegen.

Misopaste, Olivenöl, Salz und Pfeffer in einer großen Schüssel vermengen. Süßkartoffeln dazugeben und untermischen, dann die Scheiben nebeneinander auf dem Backblech verteilen. 20–25 Minuten im Ofen backen, bis die Süßkartoffeln weich (d. h. leicht mit einem scharfen Messer durchzuschneiden) sind.

Goldene Milch

(vegetarisch, vegan, glutenfrei, milchfrei)

Dieses Kurkuma-Getränk tut nach dem Abendessen richtig gut. Es wirkt wärmend und beruhigend und hilft beim Einschlafen.

Portionen: 1 | Zubereitung: 5 Minuten | Garzeit: 5 Minuten

240 ml Mandelmilch
1 TL Kurkumapulver
¼ TL schwarzer Pfeffer
½ TL Honig
¼ TL Muskat, gemahlen

In einem mittelgroßen Topf alle Zutaten außer dem Muskat auf mittlerer Stufe etwa 5 Minuten erhitzen. In einen Becher gießen, mit Muskat bestäuben und servieren.

8. Menü zum Ausgleich von bipolaren Störungen und Schizophrenie

- Frühstück: Erdnussbutter-Matcha-Smoothie
- Snack: Gedämpfte Edamame mit Meersalzflocken
- Mittagessen: Rosmarin-Hähnchenbrust; Romanasalat mit Senf-Vinaigrette; Grüntee
- Snack: Gepfefferte Erdbeeren
- Abendessen: Lachsfilets mit Ingwer-Frühlingszwiebel-Soße
- Dessert: Clementinen und Orangen mit gehobelter Bitterschokolade

Erdnussbutter-Matcha-Smoothie

(milchfrei)

Matcha-Pulver ist pulverisierter Grüntee, der sich leicht in Smoothies oder anderen Rezepturen verarbeiten lässt. Aufbrühen muss man Matcha nicht.

Portionen: 1 | Zubereitung: 10 Minuten

120 ml Mandelmilch (oder andere pflanzliche Milch)
1 ML Bio-Proteinpulver
1 entkernte Dattel
1 TL Matcha-Pulver
1 EL Erdnussbutter
½ Banane

Alle Zutaten im Mixer mit 1 Handvoll Eiswürfeln glatt und schaumig pürieren. Sofort servieren.

Gedämpfte Edamame mit Meersalzflocken

(vegetarisch, vegan, glutenfrei, milchfrei)

Für diesen Snack nehme ich am liebsten ungeschälte Edamame, da die Mahlzeit dann ausgedehnter ist und man sich satter fühlt. Geschälte Edamame eignen sich hervorragend als Zugabe für Salate oder Suppen und ergeben gedämpft eine köstliche Gemüsebeilage.

Portionen: 2 | Zubereitung: 5 Minuten | Garzeit: 2 Minuten

120 g TK-Edamame, ungeschält
¼ TL Meersalzflocken (*Fleur de Sel*)

Edamame in eine Glasschüssel legen. In der Mikrowelle bei mittlerer Hitze ca. 2 Minuten erhitzen. Falls sie noch gefroren oder hart sind, erneut 1 Minute garen. Mit Salz bestreuen und heiß genießen.

Rosmarin-Hähnchenbrust

(glutenfrei, milchfrei)

Für dieses Rezept brauchen Sie Hähnchenbrustfilets, aber Sie können auch ein ganzes Hähnchen verwenden. Dann wird Gewürzmischung in die Haut eingerieben. Die Garzeit verlängert sich und sollte andauern, bis an der tiefsten Stelle des Oberschenkels 75 °C gemessen wird.

Portionen: 4 | Zubereitung: 10 Minuten | Garzeit: 20 Minuten

2 EL Olivenöl
1 TL Knoblauchpulver
2 EL frische Rosmarinnadeln, gehackt
1½ TL grobes Salz
¼ TL schwarzer Pfeffer
450 g Hähnchenbrustfilet (4 Stücke)

Den Ofen auf 200 °C vorheizen und ein Backblech mit Backpapier auslegen. In einer mittelgroßen Schüssel Olivenöl, Knoblauchpulver, Rosmarin, Salz und Pfeffer vermengen. Hähnchenbrust in die Schüssel geben und unterheben, bis alles gut vermischt und das Fleisch bedeckt ist.

Hähnchenfilets auf das Backblech legen und ca. 15 Minuten oder so lange backen, bis die Kerntemperatur an der dicksten Stelle 75 °C beträgt. Falls das Fleisch beim Aufschneiden noch rosa ist, muss es noch weitere 5 Minuten in den Ofen. Dann die Farbe erneut überprüfen.

Romanasalat mit Senf-Vinaigrette

(vegetarisch, vegan, glutenfrei, milchfrei)

Romanasalat ist knackig, köstlich und nahrhaft. Mit selbst gemachtem Dressing ist man viel besser dran als mit gekauftem, da die handelsüblichen Salatsoßen in der Regel zu viel Zucker, Salz und Konservierungsstoffe enthalten. Das klassische Dressing ist die Vinaigrette. Eine Vinaigrette ist eine Emulsion, also eine Verbindung zwischen Säure und Fett. Ein gutes Verhältnis ist ein Teil Säure zu drei Teilen Fett.

Portionen: 4 | Zubereitung: 10 Minuten

1 Kopf Romanasalat
2 EL Rotweinessig
½ TL grobes Salz
¼ TL schwarzer Pfeffer
1 TL körniger Senf oder Dijon-Senf
6 EL Olivenöl

Salatkopf zerteilen, dazu den Strunk abschneiden und die Blätter auseinanderrupfen. Unter kaltem Wasser abspülen und in eine Salatschleuder geben, um das überschüssige Wasser zu entfernen. Wer keine Salatschleuder hat, tupft die Blätter einfach mit sauberem Küchenpapier trocken. Die trockenen Salatblätter in mundgerechte Stücke reißen oder hacken.

Für die Vinaigrette die restlichen Zutaten in ein Einmachglas geben. Das Glas verschließen und schütteln, bis die Vinaigrette emulgiert ist. Den Salat in eine Schüssel geben und die Vinaigrette hinzufügen. Schwenken, damit sich beides vermischt.

Tipps:

- Sie können einen ganzen Salatkopf zubereiten und diesen für die nächsten 2–3 Tage für Salate verwenden, solange Sie noch kein Dressing hinzufügen, denn darin würde der Salat matschig werden. Überschüssigen Römersalat lagern Sie am besten bis zu 4 Tage in einem luftdichten Behälter im Kühlschrank.
- Bewahren Sie die Vinaigrette in dem Einmachglas auf, in dem Sie sie gemischt haben. Wenn Sie eine größere Menge davon herstellen, hält sie sich bis zu 2 Wochen im Kühlschrank. Vor Gebrauch schütteln, um sie erneut zu mischen.
- Sie können alle möglichen Essigsorten verwenden und den Geschmack mit gehackten Schalotten, Knoblauch oder frischen Kräutern variieren.

Gepfefferte Erdbeeren

(vegetarisch, glutenfrei, milchfrei)

Diese ungewöhnliche Kombination habe ich zum ersten Mal in der Kochschule kennengelernt. Die gute Wirkung von schwarzem Pfeffer und die Erdbeeren mit ihren Antioxidantien, Vitamin C und Folsäure ergeben einen perfekten Snack.

Portionen: 2 | Zubereitung: 10 Minuten

Saft von ½ Zitrone
½ TL Honig
150 g frische Erdbeeren, in Scheiben geschnitten
1 Prise schwarzer Pfeffer

In einer kleinen Schüssel Zitronensaft und Honig verrühren. Erdbeeren hinzugeben und darin schwenken. Mit Pfeffer bestreuen. Erdbeeren vor dem Servieren 10 Minuten lang ziehen lassen.

Lachsfilets mit Ingwer-Frühlingszwiebel-Soße

(glutenfrei, milchfrei)

Einmal mehr zeigt sich Lachs als großartige Quelle von Omega-3-Fettsäuren, und in dieser Zubereitung schmeckt er auch köstlich. Die Ingwer-Frühlingszwiebel-Soße hat einen wunderbaren Geschmack und liefert gleichzeitig wertvolle Nährstoffe. Mit gebratenem Lachs hat man eine einfache, proteinreiche Mahlzeit ohne zusätzliche Kohlenhydrate.

Portionen: 2 | Zubereitung: 10 Minuten | Garzeit: 10 Minuten

Für die Soße

1 TL Olivenöl
3 Frühlingszwiebeln, fein geschnitten
2 TL frischer Ingwer, gerieben
1 Knoblauchzehe, gerieben
1 EL glutenfreie Sojasoße

Das Olivenöl in einem kleinen Topf auf mittlere Hitze bringen. Frühlingszwiebeln hineingeben und 1 Minute lang brutzeln lassen. Ingwer, Knoblauch und Sojasoße zugeben und 5–10 Minuten köcheln lassen. Falls die Soße zu dickflüssig wird, bis zu 4 EL Wasser zufügen.

Für den Lachs

2 EL Olivenöl
2 frische Lachsfilets
1 TL grobes Salz
½ TL schwarzer Pfeffer
2 große Romanasalatblätter

Das Olivenöl in einer Edelstahlpfanne erhitzen. Die Lachsfilets mit Salz und Pfeffer würzen.

Den Lachs von jeder Seite 3–5 Minuten lang im Öl braten, bis sie durchgegart sind und die Kerntemperatur 63 °C beträgt.

Jedes Filet in einem Salatblatt anrichten und mit der Ingwer-Frühlingszwiebel-Soße beträufeln.

9. Libidosteigerndes Menü

- Frühstück: Graved Lachs mit roten Zwiebelringen, Kapern und Zitronensaft auf Vollkorntoast
- Snack: Frischer Granatapfelsaft
- Mittagessen: Cajun-Brathähnchen
- Snack: Avocadoscheiben mit 1 Handvoll ungesalzenen Pistazien
- Abendessen: Cioppino-Fischsuppe
- Dessert: Schokolierte Erdbeeren

Cajun-Brathähnchen

(glutenfrei, milchfrei)

Mit einer Cajun-Würzmischung ist die luststeigernde Wirkung von Capsaicin und Knoblauch abgedeckt. Und ganz nebenbei erfreuen die pikanten Aromen auch die Sinne.

Portionen: 2 | Zubereitung: 10 Minuten | Garzeit: 25 Minuten

2 EL Olivenöl
2 EL salzfreie Cajun-Würzmischung
250–350 g Hähnchenbrustfilet (2 Stücke)
1 EL grobes Salz
½ TL grober schwarzer Pfeffer

Ofen auf 220 °C vorheizen und ein Backblech mit Backpapier auslegen.

Olivenöl und Würzmischung in einer kleinen Schüssel vermengen. Das Fleisch mit Salz und Pfeffer würzen und mit der Cajun-Marinade bestreichen.

Auf das Backblech legen und 20–25 Minuten backen, bis es goldbraun und durchgegart ist oder bis die dickste Stelle eine Kerntemperatur von 75 °C erreicht.

Cioppino-Fischsuppe

(glutenfrei, milchfrei)

Ob gebacken oder gegrillt, irgendwann wird Lachs eintönig. Für diese Version eines traditionellen Eintopfgerichts aus San Francisco brauchen Sie nicht nur Lachs, sondern auch Muscheln, die nahrhaft und gesund fürs Gehirn sind.

Portionen: 8 | Zubereitung: 15 Minuten | Garzeit: 20 Minuten

10 Safranfäden
2 EL Olivenöl
1 mittelgroße Fenchelknolle, in dünne Scheiben geschnitten
1 mittelgroße Zwiebel, gehackt
½ TL italienische Kräuter
2 EL grobes Salz
2 Knoblauchzehen, gerieben
¾ TL Cayennepfeffer oder Chiliflocken
2 EL Tomatenmark
3 Tomaten, gehackt
240 ml trockener Weißwein
1 l salzreduzierter Fischfond
8 Miesmuscheln in der Schale, küchenfertig
230 g Lachsfilet, in 5-cm-Stücke geschnitten
1 Zitrone, in Viertel geschnitten

Die Safranfäden in 4 EL kochendes Wasser legen, beiseitestellen und ca. 5 Minuten ziehen lassen. Öl in einem großen gusseisernen Schmortopf auf mittlere Hitze bringen. Fenchel, Zwiebeln und italienische Kräuter hinzugeben. Salzen und ca. 10 Minuten anbraten, bis die Zwiebeln glasig sind. Knoblauch und Cayennepfeffer zugeben und 3 Minuten mitgaren. Tomatenmark vorsichtig unterrühren, dann Tomaten zugeben und Wein und Fischfond angießen. Die Muscheln hineingeben, den Topf abdecken und 3 Minuten aufkochen. Lachs zugeben, erneut abdecken, die Hitze auf niedrig stellen und ca. 3 Minuten köcheln lassen, bis die Meeresfrüchte gar sind. Der Lachs sollte nicht mehr rosa sein und die Muscheln müssen sich geöffnet haben. Alle Muscheln, die noch geschlossen sind, wegschmeißen, da sie ungenießbar sind.

Den Safran mitsamt Sud zugeben. Den Fischeintopf mindestens 10 Minuten köcheln lassen, damit sich die Aromen vereinen. Achten Sie darauf, dass Fisch und Meeresfrüchte gar sind; Garzeiten unterscheiden sich von Herd zu Herd.

Die Zitronenviertel über dem Topf ausdrücken und die Suppe in Suppenschalen servieren.

Tipps:

- Italienische Kräuter sind eine salzfreie Mischung, die Sie im Supermarkt kaufen können.
- Safran ist ein teures Gewürz und sollte sparsam eingesetzt werden.

Schokolierte Erdbeeren

(vegetarisch, vegan)

Den höchsten Antioxidantiengehalt bekommen Sie, wenn Sie naturbelassene, nicht alkalisierte, extradunkle Schokolade verwenden.

Portionen: 15 Stück | Zubereitung: 5 Minuten | Garzeit: 20 Minuten

170 g extradunkle Schokolade
2 EL Kokosöl
350 g frische Erdbeeren mitsamt Stiel

Eine flache Auflaufform mit Backpapier auslegen und ca. ½ Stunde im Gefrierfach kalt stellen. Die Schokolade zerstückeln, mit dem Kokosöl im Wasserbad schmelzen (*siehe Tipps*) und vom Herd nehmen.

Eine Erdbeere nach der anderen schnell in die geschmolzene Schokolade tauchen und dann auf der kalten Auflaufform erstarren lassen.

5–10 Minuten im Kühlschrank hart werden lassen.

Tipps:

Um Schokolade im Wasserbad (Bain-Marie) zu schmelzen, füllen Sie einen Edelstahltopf zu ⅓ mit Wasser. Geben Sie die Schokolade in eine hitzebeständige Schüssel und stellen Sie sie auf den Topf, sodass der Boden das Wasser nicht berührt. Erhitzen Sie das Wasser auf mittlerer Stufe. Sobald die Schokolade zu schmelzen beginnt, nehmen Sie den Topf vom Herd und rühren sachte, bis die Schokolade vollständig geschmolzen ist.
Sie können die Schokolade auch in der Mikrowelle auf mittlerer Stufe in 30-Sekunden-Schüben schmelzen lassen. Wie lange das dauert, hängt von der Leistung Ihrer Mikrowelle ab.

ANHANG A:

Glykämische Last von kohlenhydrathaltigen Lebensmitteln

GERINGE GLYKÄMISCHE LAST (≤ 10)

- Kleie
- Orangen
- Kidney- und Schwarzbohnen, Linsen
- Karotten
- Cashews und Erdnüsse
- Äpfel
- Magermilch

MITTLERE GLYKÄMISCHE LAST (11–19)

- Gerstengraupen (180 g gekocht)
- Bulgur (135 g gekocht)
- Vollkornreis (135 g gekocht)
- Reiswaffeln (3 Stück)
- Haferflocken (180 g gekocht)
- Vollkornnudeln (180 g gekocht)
- Vollkornbrot (1 Scheibe)

HOHE GLYKÄMISCHE LAST (≥ 20)

- Pommes frites und Ofenkartoffeln
- Limonade und andere Süßgetränke
- Süßigkeiten und Schokolade
- Cornflakes
- Couscous
- Reis und Nudeln (außer Vollkorn)

ANHANG B:

Vitamin- und Mineralstoffquellen

Vitamin/Mineral	Wirkung	Quellen
Vitamin A	Stimmung Angststörung	Fisch: Thunfisch, Makrele, Lachs, Forelle hart gekochtes Ei Käse: Blauschimmelsorten, Camembert, Cheddar, Feta, Ziegenkäse, Roquefort Kaviar Lebertran, Rinderleber, Lammleber
Vitamin B_1 (Thiamin)	Stimmung Angststörung Konzentration Schlaf	Blumenkohl Eichelkürbis Eier Gerste Grünkohl Haferflocken Lachs Linsen Nüsse Orangen Rindfleisch Schwarzbohnen Schweinefleisch Sonnenblumenkerne Spargel Thunfisch Vollkornprodukte
Vitamin B_6 (Pyridoxin)	Stimmung Angststörung Gedächtnis Schlaf	Eier Erdnüsse Fisch Geflügel: Huhn, Pute Milch Schweinefleisch Vollkorn: Haferflocken, Weizenkeime

Vitamin/Mineral	Wirkung	Quellen
Vitamin B_9 (Folsäure)	Stimmung Gedächtnis Schlaf Bipolare Störung Depression Schizophrenie	Blattgemüse Blumenkohl Bohnen Rote Bete Salat Spargel Vollkornprodukte Zitrusfrüchte
Vitamin B_{12} (Cobalamin)	Stimmung Zwangsstörung Schlaf Schizophrenie	angereichertes Müsli Fisch: Lachs, Sardinen, Forellen, Thunfisch, Muscheln Innereien Milch, Joghurt, Schweizer Käse Nährhefe Rind
Vitamin C	Stimmung Angststörung Konzentration Gedächtnis Schlaf Schizophrenie	Brokkoli Chilischoten Erdbeeren gelbe Paprikaschoten Grünkohl Guaven Kiwis Litschis Orangen Papaya Persimonen Petersilie Rosenkohl schwarze Johannisbeeren Thymian Zitronen

Vitamin/Mineral	Wirkung	Quellen
Vitamin D	Angststörung Schlaf	Austern Eigelb Garnelen Hering Lachs Lebertran Pilze Sardinen Thunfisch aus der Dose
Vitamin E (Alpha-Tocopherol)	Angststörung PTBS Gedächtnis Schlaf Schizophrenie (in Maßen)	Mandeln Avocados Rote-Bete-Blätter Butternut-Kürbis Erdnüsse Spinat Sonnenblumenkerne Mangold Forelle
Vitamin K	Gedächtnis	Avocado Brokkoli Erbsen, gekocht grüne Bohnen, gekocht Grünkohl, gekocht Hartkäse Huhn Kiwis Mangold, roh Natto Pflaumen Rinderleber Rosenkohl Schweinekoteletts Spinat, roh Weichkäse

Vitamin/Mineral	Wirkung	Quellen
Eisen	Stimmung ADHS	Brokkoli dunkle Schokolade Hülsenfrüchte Kürbiskerne mageres rotes Fleisch Schalentiere
Magnesium	Stimmung Angststörung ADHS Erschöpfung Bipolare Störung	Avocados Fisch: Lachs, Makrele Hülsenfrüchte Nüsse Vollkornprodukte
Kalium	Stimmung Angststörung ADHS	Bananen Gurken Pilze Orangen Erbsen Süßkartoffeln
Selen	Stimmung Angststörung	Paranüsse
Zink	Stimmung ADHS Erschöpfung Bipolare Störung	Bohnen Nüsse Geflügel Meeresfrüchte Vollkornprodukte

ANHANG C:

Antioxidantien und ORAC

In dieser Tabelle sind einige Gewürze aufgeführt, die aufgrund ihrer antioxidativen Eigenschaften eine gute Wirkung auf die kognitiven Fähigkeiten haben.

ORAC steht für *oxygen radical absorbance capacity*, also »Sauerstoffradikal-Absorptionskapazität«. Diese Maßeinheit drückt die antioxidative Kapazität von Lebensmitteln oder Nahrungsergänzungsmitteln aus. Die ORAC bezieht sich zwar auf einzelne Zutaten, aber der tatsächliche ORAC-Wert kann von Wechselwirkungen beeinflusst sein. Daher kann der aufgeführte ORAC-Wert niedriger sein als der tatsächliche Wert.

Achten Sie ruhig einmal auf die ORAC, wenn Sie ein Rezept auswählen.

Gewürz	ORAC pro TL
Oregano, getrocknet	3,602
Kurkuma, gemahlen	3,504
Kreuzkümmel	1,613
Currypulver	970
Chilipulver	615
Pfeffer, schwarz	580
Thymian	407
Paprikapulver	376

Danksagung

Kuthatha emzaneni. An dieses Sprichwort der Zulu, das übersetzt »Man braucht ein ganzes Dorf« bedeutet, muss ich denken, wenn ich an den langen Prozess denke, der zu diesem Buch geführt hat.

Zwar habe ich dafür viele einsame Stunden mit meinem treuen Laptop verbracht, aber auch viel mit Verwandten, Kollegen und Vertrauten, die mir beim Finden meiner Botschaft und meiner Stimme geholfen haben.

Ich bin meinen Patienten dafür dankbar, dass sie mir ihre Gesundheit anvertrauen und meine Aufgabe und Arbeit in der Klinik möglich machen. Mein aufrichtiger Dank geht an die Teilnehmer des Programms *MGH Home Base*, für die ich 2017 das Kochprogramm aufgestellt habe, und mit denen ich die ersten Rezepte für dieses Buch ausprobiert habe.

Dank gilt

… meinen Mitstreitern aus Onkologie und Chirurgie: Dr. Eric Winer, Ihre Stärke und Ihr Mitgefühl machen Sie zu einem Felsen; Drs. Tari King und Adrienne Gropper Waks, Jennifer Lowell RN, Angela Kigathi RN, Kathryn Anderson PA-C, Jennifer McKenna NP und den vielen Mitarbeitern vom Dana-Farber Cancer Institute, die mir geholfen haben.

… meinen Freundinnen: Denise, Irina und Kathy, ohne euch hätte ich das nicht durchgestanden.

… meinen Agenten: Celeste Fine, John Maas, ihrem Team (Anna Petkovich, Emily Sweet, Jaidree Braddix, Amanda Orozco) und auch den anderen Mitarbeitern von Park Fine Literary and Media. Celeste und John waren für dieses Buch ein Kompass und eine Inspirationsquelle, die ihresgleichen sucht.

… meiner Lektorin Tracy Behar für ihre Weitsicht und ihre großartige Führung, außerdem dem ganzen Team von Little Brown, Spark/Hachette, auch Jessica Chun, Juliana Horbachevsky und Ian Straus. Ihre Expertise hat mir im Laufe der Veröffentlichung sehr geholfen. Tracy, ich bin dir auch unendlich dankbar für deinen Glauben an mich.

Ein großes Dankeschön geht an William Boggess, der mir mit Aufrichtigkeit und Fachwissen bei der Weiterentwicklung meiner akademischen Schriften zu einem viel interessanteren Buch geholfen hat – danke, dass Sie ein Teil meiner Reise waren!

Ich danke meinen Mentoren und Kollegen in der Kochkunst: Chefkoch David Bouley, der verstorbenen Chefköchin Roberta Dowling, Chefkoch D beim CIA (Hyde Park), der mich dazu inspirierte, beim Kochen »abzuräumen« und mich für meinen Ehrgeiz nicht zu schämen; ich danke meinem inspirierenden Koch-Mentor Jan Isaac, der mich immer dazu anstachelt, den nächsten Level und die allerbeste Version meiner selbst anzustreben.

Dank an meine Mentoren in Wissenschaft, Medizin und Ernährungswissenschaft: Ihr alle habt mich auf meinem Weg mit viel Freundlichkeit und Geduld betreut und ermutigt. Ihr habt mich an den enormen Tiefen eures Wissens teilhaben lassen und mich mit ermutigenden Worten und Taten vorangebracht. Vielen Dank an Maurizio Fava, Walter Willett, David Eisenberg, John Matthews, Donald Goff, Isaac Schiff, Philip Muskin, Jerry Rosenbaum, Carl Salzman, Carol Nadelson, Jonathan Borus, David Mischoulon, Jonathan Alpert, David Rubin und John Herman.

Zu guter Letzt hätte ich dieses Buch nicht ohne Srini und Rajiv schreiben können, zwei Drittel der berühmten drei, die mich immer zum Lächeln bringen … Danke dafür, dass ihr Teil meines Lebens seid. Ein großes Dankeschön an meine Geschwister Dr. Vahini Naidoo, Maheshwar Naidoo und Vishal Naidoo, die mich in diesen vielen Jahren auf der Spur gehalten haben; auch an Kamil, Laura, Namitha, Nag, Sashen und Sayuri. Dank an Oisín, meine Erinnerung daran, dass auch gesundes Essen Freude bedeutet.

Dank geht an Raj und Roshnee Kaul; an Shyam Akula, die verstorbene Mrs Raz Pillay (meine wunderbare Schwiegermutter, die mir auch das Kochen beigebracht hat), Tante Vimala und Onkel Shunna; und an Mano, Babes, Jaya und Shan – für eure stetige Liebe, eure weisen Ratschläge und eure verlässliche Unterstützung.

Stichwortverzeichnis

E

F

S

Über die Autorin

Uma Naidoo, MD, ist zugelassene Psychiaterin (Harvard Medical School), professionelle Köchin (Cambridge School of Culinary Arts) und Ernährungsberaterin (Cornell University). Zurzeit leitet sie die Ernährungs- und Lifestyle-Psychiatrie am Massachusetts General Hospital (MGH), wo sie Ernährungsinterventionen für psychisch und medizinisch Kranke aufstellt. Sie lehrt Ernährungspsychiatrie an der Massachusetts General Hospital Academy und unterhält eine Privatpraxis in Newton, Massachusetts. Außerdem unterrichtet sie an der Cambridge School of Culinary Arts. Dr. Naidoo hält Vorträge auf Konferenzen in Harvard, für Goop, im New York City Jewish Community Center und bei Ivy Boston. Sie bloggt für *Harvard Health* und *Psychology Today* und hat eine einzigartige Kochvideoserie für die MGH Academy fertiggestellt, die mittels Kochkunst in die Ernährungspsychiatrie einführt. Sie wurde von der American Psychiatric Association gebeten, den ersten Text auf dem Fachgebiet der Ernährungspsychiatrie zu verfassen. Neben dem Kochen backt sie auch leidenschaftlich gerne.

Anmerkungen

1. Kapitel

1 Wer wissen möchte, wie psychische Erkrankungen vor dem Jahr 1800 gesehen wurden, sollte Michel Foucault lesen: *Wahnsinn und Gesellschaft: Eine Geschichte des Wahns im Zeitalter der Vernunft* (Frankfurt: Suhrkamp, 1973).

2 Miller, I.: »The gut-brain axis: historical reflections«, *Microbial Ecology in Health and Disease,* 2018; 29(2):1542921, doi:10.1080/16512235.2018.1542921.

3 Ebd.

4 Carabotti, M.; Scirocco A.; Maselli, M.A.; Severi, C.: »The gut-brain axis: interactions between enteric microbiota, central and enteric nervous systems«, *Annals of Gastroenterology,* 2015; 28(2): 203–9.

5 Simrén, M.; Barbara, G.; Flint, H.J.. et al.: »Intestinal microbiota in functional bowel disorders: a Rome foundation report«, *Gut.* 2012; 62(1): 159–76, doi: 10.1136/gutjnl-2012-302167.

6 Giau, V.; Wu, S.; Jamerlan, A.; An, S.; Kim, S.; Hulme, J.: »Gut microbiota and their neuroinflammatory implications in Alzheimer's disease«, *Nutrients,* 2018; 10(11): 1765, doi: 10.3390/nu10111765; Shishov. V.A.; Kirovskaia, T.A.; Kudrin, V.S.; Oleskin, A.V.: »Amine neuromediators, their precursors, and oxidation products in the culture of Escherichia coli K-12« [russisch], *Prikladnaia Biokhimiia i Mikrobiologiia,* 2009; 45(5): 550–54.

7 Galley, J.D.; Nelson, M.C.; Yu, Z. et al.: »Exposure to a social stressor disrupts the community structure of the colonic mucosa-associated microbiota«, *BMC Microbiology,* 2014; 14(1): 189, doi: 10.1186/1471-2180-14-189.

8 Valles-Colomer, M.; Falony, G.; Darzi, Y. et al.: »The neuroactive potential of the human gut microbiota in quality of life and depression«, *Nature Microbiology*, 2019; 4(4): 623–32, doi: 10.1038/s41564-018-0337-x.

9 Ercolini D.; Fogliano, V.: »Food design to feed the human gut microbiota«, *Journal of Agricultural and Food Chemistry*, 2018; 66(15): 3754–58, doi: 10.1021/acs.jafc.8b00456.

10 »New State Rankings Shines Light on Mental Health Crisis, Show Differences in Blue, Red States«, *Mental Health America*, 18. Oktober 2016, https://www.mhanational.org/new-state-rankings-shines-light-mental-health-crisis-show-differences-blue-red-states, abgerufen am 29. September 2019.

11 »Mental Health and Mental Disorders«, *HealthyPeople.gov*, https:// www.healthypeople.gov/2020/topics-objectives/topic/mental-health-and-mental-disorders, abgerufen am 29. September 2019.

12 Liang, S.; Wu, X.; Jin, F: »Gut-brain psychology: rethinking psychology from the microbiota–gut–brain axis«, *Frontiers in Integrative Neuroscience*, 2018; 12, doi: 10.3389/fnint.2018.00033.

13 Sarris, J.; Logan, A.C.; Akbaraly, T.N. et al.: »Nutritional medicine as mainstream in psychiatry«, *Lancet Psychiatry*, 2015; 2(3): 271–74, doi: 10.1016 /s2215-0366(14)00051-0.

2. Kapitel

1 Lazarevich, I.; Irigoyen Camacho, M.E.; Velázquez-Alva, M.C.; Flores, N.L.; Nájera Medina, O.; Zepeda Zepeda, M.A.: »Depression and food consumption in Mexican college students«, *Nutrición Hospitalaria*, 2018; 35(3): 620–26.

2 Rao, T.S.; Asha, M.R.; Ramesh, B.N.; Rao, K.S.: »Understanding nutrition, depression and mental illnesses«, *Indian Journal of Psychiatry*, 2008; 50(2): 77–82.

3 Cheung, S.G.; Goldenthal, A.R.; Uhlemann, A.-C.; Mann, J.J.; Miller, J.M.; Sublette, M.E.: »Systematic review of gut microbiota and major depression«, *Frontiers in Psychiatry*, 2019; 10:34, doi: 10.3389/fpsyt.2019.00034.

4 Messaoudi, M.; Lalonde, R.; Violle, N. et al.: »Assessment of psychotropic-like properties of a probiotic formulation (Lactobacillus helveticus R0052 and Bifidobacterium longum R0175) in rats and human subjects«, *British Journal of Nutrition*, 2010; 105(5): 755–64, doi: 10.1017/s0007114510004319.

5 Clapp, M.; Aurora, N.; Herrera, L.; Bhatia, M.; Wilen, E.; Wakefield S.: »Gut microbiota's effect on mental health: the gut-brain axis«, *Clinical Practice*, 2017; 7(4):987.

6 Francis, H.M.; Stevenson, R.J.; Chambers, J.R.; Gupta D., Newey B., Lim C.K.: »A brief diet intervention can reduce symptoms of depression in young adults – a randomised controlled trial«, *PLoS One*, 2019; 14(10): e0222768.

7 Westover, A.N.; Marangell, L.B.: »A cross-national relationship between sugar consumption and major depression?« *Depression and Anxiety*, 2002; 16: 118–20, doi: 10.1002/da.10054.

8 Hu, D.; Cheng, L.; Jiang, W.: »Sugar-sweetened beverages consumption and the risk of depression: a meta-analysis of observational studies«, *Journal of Affective Disorders*, 2019; 245: 348–55, doi: 10.1016/j.jad.2018.11.015.

9 Marosi, K.; Mattson, M.P.: »BDNF mediates adaptive brain and body responses to energetic challenges«, *Trends in Endocrinology and Metabolism*, 2014; 25(2): 89–98.

10 Aydemir, C.; Yalcin, E.S.; Aksaray, S. et al.: »Brain-derived neurotrophic factor (BDNF) changes in the serum of depressed women«, *Progress in Neuro-Psychopharmacology and Biological Psychiatry*, 2006; 30(7): 1256–60, doi: 10.1016/j.pnpbp.2006.03.025.

11 Arumugam, V.; John, V.; Augustine, N. et al.: »The impact of antidepressant treatment on brain-derived neurotrophic factor level: an evidence-based approach through systematic review and meta-analysis«, *Indian Journal of Pharmacology*, 2017; 49(3): 236, doi: 10.4103/ijp.ijp_700_16.

12 Sánchez-Villegas, A.; Zazpe, I.; Santiago, S.; Perez-Cornago, A.; Martinez-Gonzalez, M.A.; Lahortiga-Ramos, F.: »Added sugars and sugar-sweetened beverage consumption, dietary carbohydrate index and depression risk in the Seguimiento Universidad de Navarra (SUN) Project«, *British Journal of Nutrition*, 2017; 119(2): 211–21, doi: 10.1017/s0007114517003361.

13 Gangwisch, J.E.; Hale, L.; Garcia, L. et al.: »High glycemic index diet as a risk factor for depression: analyses from the Women's Health Initiative«, *American Journal of Clinical Nutrition*, 2015; 102(2): 454–63, doi: 10.3945 /ajcn.114.103846; Salari-Moghaddam, A.; Saneei, P.; Larijani, B.; Esmaillzadeh, A.: »Glycemic index, glycemic load, and depression: a systematic review and meta-analysis«, *European Journal of Clinical Nutrition*, 2018; 73(3): 356–65, doi: 10.1038/s41430-018-0258-z.

14 Guo, X.; Park, Y.; Freedman, N.D. et al.: »Sweetened beverages, coffee, and tea and depression

risk among older US adults«, Matsuoka, Y.; ed., *PLoS One*, 2014; 9(4): e94715, doi: 10.1371/journal.pone.0094715.

15 Whitehouse, C.R.; Boullata, J.; McCauley, L.A.: »The potential toxicity of artificial sweeteners«, *AAOHN Journal*, 2008; 56(6): 251–59; quiz, 260–61; Humphries, P.; Pretorius, E.; Naudé, H.: »Direct and indirect cellular effects of aspartame on the brain«, *European Journal of Clinical Nutrition*, 2007; 62(4): 451–62, doi: 10.1038/sj.ejcn.1602866.

16 Choudhary, A.K.; Lee, Y.Y.: »Neurophysiological symptoms and aspartame: what is the connection? Nutritional Neuroscience. 2017; 21(5): 306–16, doi: 10.1080/1028415x.2017.1288340.

17 Lobo, V.; Patil, A.; Phatak, A.; Chandra, N.: »Free radicals, antioxidants and functional foods: impact on human health«, *Pharmacognosy Reviews*, 2010; 4(8): 118, doi: 10.4103/0973-7847.70902.

18 Rodriguez-Palacios, A.; Harding, A.; Menghini, P. et al.: »The artificial sweetener Splenda promotes gut proteobacteria, dysbiosis, and myeloperoxidase reactivity in Crohn's disease-like ileitis«, *Inflammatory Bowel Diseases*, 2018; 24(5): 1005–20, doi: 10.1093/ibd/izy060; Jiang, H.; Ling, Z.; Zhang, Y. et al.: »Altered fecal microbiota composition in patients with major depressive disorder«, *Brain, Behavior, and Immunity*, 2015; 48: 186–94, doi: 10.1016/j.bbi.2015.03.016.

19 Vaccarino, V.; Brennan, M. L.; Miller, A.H. et al.: »Association of major depressive disorder with serum myeloperoxidase and other markers of inflammation: a twin study«, *Biological Psychiatry*, 2008; 64(6): 476–83, doi: 10.1016/j.biopsych.2008.04.023.

20 Yoshikawa, E.; Nishi, D.; Matsuoka, Y.J.: »Association between frequency of fried food consumption and resilience to depression in Japanese company workers: a cross-sectional study«, *Lipids in Health and Disease*, 2016; 15(1), doi: 10.1186/s12944-016-0331-3.

21 Sánchez-Villegas, A.; Verberne, L.; De Irala, J. et al.: »Dietary fat intake and the risk of depression: the SUN Project«, *PLoS One*, 2011; 6(1): e16268.

22 Ford, P.A.; Jaceldo-Siegl, K.; Lee, J.W.; Tonstad, S.: »Trans fatty acid intake is related to emotional affect in the Adventist Health Study-2«, *Nutrition Research*, 2016; 36(6): 509–517, doi: 10.1016/j.nutres.2016.01.005; Appleton, K.M.; Rogers, P.J.; Ness, A.R.: »Is there a role for n-3 long-chain polyunsatu rated fatty acids in the regulation of mood and behaviour? A review of the evidence to date from epidemiological studies, clinical studies and intervention trials«, *Nutrition Research Reviews*, 2008; 21(1): 13– 41, doi: 10.1017 /s0954422408998620.

23 Suzuki, E.; Yagi, G; Nakaki, T.; Kanba, S.; Asai, M.: »Elevated plasma nitrate levels in depressive states«, *Journal of Affective Disorders*, 2001; 63(1–3): 221, doi: 10.1016/s0165-0327(00)00164-6.

24 Khambadkone, S.G.; Cordner, Z.A.; Dickerson, F. et al.: »Nitrated meat products are associated with mania in humans and altered behavior and brain gene expression in rats«, *Molecular Psychiatry*, July 2018, doi: 10.1038/s41380-018-0105-6.

25 Park, W.; Kim, J.-H.; Ju, M.-G. et al.: »Enhancing quality characteristics of salami sausages formulated with whole buckwheat flour during storage«, *Journal of Food Science and Technology*, 2016; 54(2): 326–32, doi: 10.1007/s13197-016-2465-8.

26 Mocking, R.J.T.; Harmsen, I.; Assies, J.; Koeter, M.W.J.; Ruhé, H.G.; Schene, A.H.: »Meta-analysis and meta-regression of omega-3 polyunsaturated fatty acid supplementation for major depressive disorder«, *Translational Psychiatry*, 2016; 6(3): e756, doi: 10.1038/tp.2016.29.

27 Simopoulos, A.: »The importance of the ratio of omega-6/omega-3 essential fatty acids«, *Biomedicine and Pharmacotherapy*, 2002; 5 6(8): 365–79, doi: 10.1016/s0753-3322(02)00253-6.

28 Alpert, J.E.; Fava, M.: »Nutrition and depression: the role of folate«, *Nutrition Reviews*, 2009; 55(5): 145–49, doi: 10.1111/j.1753-4887.1997.tb06468.x.

29 Beydoun, M.A.; Shroff, M.R.; Beydoun, H.A.; Zonderman, A.B.: »Serum folate, vitamin B-12, and homocysteine and their association with depressive symptoms among U.S. adults«, *Psychosomatic Medicine*, 2010; 72(9): 862–73, doi:10.1097/psy.0b013e3181f61863.

30 Albert, P.R.; Benkelfat, C.; Descarries, L.: »The neurobiology of depression – revisiting the serotonin hypothesis«, I.: »Cellular and molecular mechanisms«, *Philosophical Transactions of the Royal Society B: Biological Sciences*, 2012; 367(1601): 2378–81, doi: 10.1098/rstb.2012.0190.

31 Olson, C.R.; Mello, C.V.: »Significance of vitamin A to brain function, behavior and learning«, *Molecular Nutrition and Food Research*, 2010; 54(4): 489–95, doi: 10.1002/mnfr.200900246.

32 Misner, D.L.; Jacobs, S.; Shimizu, Y. et al.: »Vitamin A deprivation results in reversible loss of hippocampal long-term synaptic plasticity«, *Proceedings of the National Academy of Sciences*, 2001; 98(20): 11714–19, doi: 10.1073/pnas.191369798.

33 Bitarafan, S.; Saboor-Yaraghi, A.; Sahraian, M.A. et al.: »Effect of vitamin A supplementation on fatigue and depression in multiple sclerosis patients: a double-blind placebo-controlled clinical trial«, *Iranian Journal of Allergy, Asthma, and Immunology*, 2016; 15(1): 13–19.

34 Bremner, J.D.; McCaffery, P.: »The neurobiology of retinoic acid in affective disorders«, *Progress in Neuro-Psychopharmacology and Biological Psychiatry*, 2008; 32(2): 315–31, doi: 10.1016/j.pnpbp.2007.07.001.

35 Pullar, J.; Carr, A.; Bozonet, S.; Vissers, M.: »High vitamin C status is associated with elevated mood in male tertiary students«, *Antioxidants*, 2018; 7(7): 91, doi: 10.3390/antiox7070091.

36 Gariballa, S.: »Poor vitamin C status is associated with increased depression symptoms following acute illness in older people«, *International Journal for Vitamin and Nutrition Research*, 2014; 84(1–2): 12–17, doi: 10.1024/0300-9831/a000188.

37 Kim, J.; Wessling-Resnick, M.: »Iron and mechanisms of emotional behavior«, *Journal of Nutritional Biochemistry*, 2014; 25(11): 1101–7, doi: 10.1016/j.jnutbio.2014.07.003.

38 Pillay, S.: »A quantitative magnetic resonance imaging study of caudate and lenticular nucleus gray matter volume in primary unipolar major depression: relationship to treatment response and clinical severity«, *Psychiatry Research: Neuroimaging*, 1998; 84(2–3): 61–74, doi: 10.1016/s0925-4927(98)00048-1.

39 Hidese, S.; Saito, K.; Asano, S.; Kunugi, H.: »Association between iron-deficiency anemia and depression: a web-based Japanese investigation«, *Psychiatry and Clinical Neurosciences*, 2018; 72(7): 513–21, doi: 10.1111/pcn.12656.

40 Eby, G.A.; Eby, K.L.; Murk, H.: »Magnesium and major depression« in: Vink, R.; Nechifor, M., ed..: *Magnesium in the Central Nervous System* [online]. Adelaide, Australia: University of Adelaide Press; 2011, https://www.ncbi.nlm.nih.gov/books/NBK507265/.

41 Widmer, J.; Mouthon, D.; Raffin, Y. et al.: »Weak association between blood sodium, potassium, and calcium and intensity of symptoms in major depressed patients«, *Neuropsychobiology*, 1997; 36(4): 164–71, doi: 10.1159/000119378; Torres, S.J.; Nowson, C.A.; Worsley, A.: »Dietary electrolytes are related to mood«, *British Journal of Nutrition*, 2008; 100(5): 1038–45, doi: 10.1017/s0007114508959201.

42 Wang, J.; Um, P.; Dickerman, B.; Liu, J.: »Zinc, magnesium, selenium and depression: a review of the evidence, potential mechanisms and implications«, *Nutrients*, 2018; 10(5): 584, doi: 10.3390/nu10050584.

43 Swardfager, W.; Herrmann, N.; Mazereeuw, G.; Goldberger, K.; Harimoto, T.; Lanctôt, K.L.: »Zinc in depression: a meta-analysis«, *Biological Psychiatry*, 2013; 74(12): 872–78, doi: 10.1016/j.biopsych.2013.05.008.

44 Szewczyk, B.; Kubera, M.; Nowak, G.: »The role of zinc in neurodegenerative inflammatory pathways in depression«, *Progress in Neuro-Psychopharmacology and Biological Psychiatry,* 2011; 35(3): 693–701, doi: 10.1016/j.pnpbp.2010.02.010.

45 Finley, J.W.; Penland, J.G.: »Adequacy or deprivation of dietary sele nium in healthy men: clinical and psychological findings«, *Journal of Trace Elements in Experimental Medicine,* 1998; 11(1): 11–27, doi: 10.1002 /(sici)1520-670x(1998)11:1<11::aid-jtra3>3.0.co;2-6.

46 Hausenblas, H.A.; Saha, D.; Dubyak, P.J.; Anton, S.D.: »Saffron (Crocus sativus L.) and major depressive disorder: a meta-analysis of randomized clinical trials«, *Journal of Integrative Medicine,* 2013; 11(6): 377–83, doi: 10.3736 /jintegrmed2013056.

47 »Saffron«, *Uses of Herbs,* https://usesofherbs.com/saffron«, abgerufen am 18. November 2019.

48 Khazdair, M.R.; Boskabady, M.H.; Hosseini, M.; Rezaee, R.; Tsatsakis, A.M.: »The effects of Crocus sativus (saffron) and its constituents on nervous system: a review«, *Avicenna Journal of Phytomedicine,* 2015; 5(5): 376–91.

49 Ng, Q.X.; Koh, S.S.H.; Chan, H.W.; Ho, C.Y.X.: »Clinical use of curcumin in depression: a meta-analysis«, *Journal of the American Medical Directors Association,* 2017; 18(6): 503–8, doi: 10.1016/j.jamda.2016.12.071.

50 Hewlings, S.; Kalman, D.: »Curcumin: a review of its effects on human health«, *Foods,* 2017; 6(10): 92, doi: 10.3390/foods6100092.

51 Melo, F.H.C.; Moura, B.A.; de Sousa, D.P. et al.: »Antidepressant-like effect of carvacrol (5-isopropyl-2-methylphenol) in mice: involvement of dopaminergic system«, *Fundamental and Clinical Pharmacology,* 2011; 25(3): 362–67, doi: 10.1111/j.1472-8206.2010.00850.x.

52 Yeung, K.S.; Hernandez, M.; Mao, J.J.; Haviland, I; Gubili, J.: »Herbal medicine for depression and anxiety: a systematic review with assessment of potential psycho-oncologic relevance«, *Phytotherapy Research,* 2018; 32(5): 865–91, doi: 10.1002/ptr.6033.

53 Keys, A.; Grande, F.: »Role of dietary fat in human nutrition«, III: »Diet and the epidemiology of coronary heart disease«, *American Journal of Public Health and the Nation's Health,* 1957; 4 7(12): 1520–30.

54 Boucher, J.L.: »Mediterranean eating pattern«, *Diabetes Spectrum,* 2017; 30(2): 72–76, doi: 10.2337/ds16-0074.

55 Hoffman R.; Gerber, M.: »Evaluating and adapting the Mediterranean diet for non-Mediterranean populations: a critical appraisal«, *Nutrition Reviews,* 2013; 71(9): 573–84, doi: 10.1111/nure.12040.

56 Harasym, J., Oledzki, R.: »Effect of fruit and vegetable antioxidants on total antioxidant capacity of blood plasma«, *Nutrition,* 2014; 30(5): 511–17, doi: 10.1016/j.nut.2013.08.019; Battino, M.; Ferreiro, M.S.: »Ageing and the Mediterranean diet: a review of the role of dietary fats«, *Public Health Nutrition,* 2004; 7(7): 953–58.

57 Fresán, U.; Bes-Rastrollo, M.; Segovia-Siapco, G. et al.: »Does the MIND diet decrease depression risk? A comparison with Mediterranean diet in the SUN cohort«, *European Journal of Nutrition,* 2018; 58(3): 1271–82, doi: 10.1007/s00394-018-1653-x.

58 Sánchez-Villegas, A.; Cabrera-Suárez B.; Molero, P. et al.: »Preventing the recurrence of depression with a Mediterranean diet supplemented with extra-virgin olive oil«, The PREDI-DEP trial: study protocol«, BMC Psychiatry. 2019; 19, doi: 10.1186/s12888-019-2036-4.

59 Mithril, C.; Dragsted L.O.; Meyer, C.; Blauert, E.; Holt, M.K.; Astrup, A: »Guidelines for the new Nordic diet«, *Public Health Nutrition,* 2012; 15(10): 1941–47, doi: 10.1017/s136898001100351x.

60 Quirk, S.E.; Williams, L.J.; O'Neil, A. et al.: »The association between diet quality, dietary patterns and depression in adults: a systematic review«, *BMC Psychiatry*, 2013; 13(1), doi: 10.1186/1471-244x-13-175.

3. Kapitel

1 Bandelow, B.; Michaelis, S.: »Epidemiology of anxiety disorders in the 21st century«, *Dialogues in Clinical Neuroscience*, 2015; 17(3): 327–35.

2 Lach, G.; Schellekens, H.; Dinan, T.G.; Cryan, J.F.: »Anxiety, depression, and the microbiome: a role for gut peptides«, *Neurotherapeutics*, 2017; 15(1): 36–59, doi: 10.1007/s13311-017-0585-0.

3 Dockray, G.J.: »Gastrointestinal hormones and the dialogue between gut and brain«, *Journal of Physiology*, 2014; 592(14): 2927–41, doi: 10.1113/jphysiol.2014.270850.

4 Liberzon, I.; Duval, E.; Javanbakht, A.: »Neural circuits in anxiety and stress disorders: a focused review«, *Therapeutics and Clinical Risk Management*, Januar 2015: 115, doi: 10.2147/tcrm.s48528.

5 Luczynski, P.; Whelan, S.O.; O'Sullivan, C. et al.: »Adult microbiota-deficient mice have distinct dendritic morphological changes: differential effects in the amygdala and hippocampus«, Gaspar, P., ed., *European Journal of Neuroscience*, 2016; 44(9): 2654–66, doi: 10.1111/ejn.13291.

6 Hoban, A.E.; Stilling, R.M.; Moloney, G. et al.: »The microbiome regulates amygdala-dependent fear recall«, *Molecular Psychiatry*, 2017; 23(5): 1134–44, doi: 10.1038/mp.2017.100.

7 Cowan, C.S.M.; Hoban, A.E.; Ventura-Silva, A.P.; Dinan, T.G.; Clarke, G.; Cryan, J.F.: »Gutsy moves: the amygdala as a critical node in microbiota to brain signaling«, *BioEssays*, 2017; 40(1): 170–72, doi: 10.1002/bies.201700172.

8 Sudo, N.; Chida, Y.; Aiba, Y. et al.: »Postnatal microbial colonization programs the hypothalamic-pituitary-adrenal system for stress response in mice«, *Journal of Physiology*, 2004; 558(1): 263–75, doi: 10.1113/jphysiol.2004.063388.

9 Jiang, H.; Zhang, X.; Yu, Z. et al.: »Altered gut microbiota profile in patients with generalized anxiety disorder«, *Journal of Psychiatric Research*, 2018; 104: 130–36, doi: 10.1016/j.jpsychires.2018.07.007.

10 Clapp, M.; Aurora, N.; Herrera, L.; Bhatia, M.; Wilen, E.; Wakefield, S.: »Gut microbiota's effect on mental health: the gut-brain axis«, *Clinics and Practice*, 2017; 7(4), doi: 10.4081/cp.2017.987.

11 Perna, G.; Iannone, G.; Alciati, A.; Caldirola, D.: »Are anxiety disorders associated with accelerated aging? A focus on neuroprogression«, *Neural Plasticity*, 2016; 2016: 1–19, doi: 10.1155/2016/8457612.

12 Liu, L.; Zhu, G.: »Gut–brain axis and mood disorder«, *Frontiers in Psychiatry*, 2018; 9, doi: 10.3389/fpsyt.2018.00223.

13 Sarkhel, S.; Banerjee, A.; Sarkar, R.; Dhali, G.: »Anxiety and depression in irritable bowel syndrome«, *Indian Journal of Psychological Medicine*, 2017; 39(6): 741, doi: 10.4103/ijpsym.ijpsym_46_17.

14 Fadgyas-Stanculete, M; Buga, A.-M.; Popa-Wagner, A.; Dumitrascu, D.L.: »The relationship between irritable bowel syndrome and psychiatric disorders: from molecular changes to clinical manifestations«, *Journal of Molecular Psychiatry*, 2014; 2(1): 4, doi: 10.1186/2049-9256-2-4.

15 Dutheil, S.; Ota, K.T.; Wohleb, E.S.; Rasmussen, K.; Duman, R.S.: »High-fat diet induced anxiety and anhedonia: impact on brain homeostasis and inflammation«, *Neuropsychopharmacology*, 2015; 41(7): 1874–87, doi: 10.1038 /npp.2015.357.

16 Gancheva, S.; Galunska, B.; Zhelyazkova-Savova, M.: »Diets rich in saturated fat and fructose induce anxiety and depression-like behaviours in the rat: is there a role for lipid peroxidation?«, *International Journal of Experimental Pathology*, 2017; 98(5): 296–306, doi: 10.1111/iep.12254.

17 Parikh, I.; Guo, J.; Chuang, K.H. et al.: »Caloric restriction preserves memory and reduces anxiety of aging mice with early enhancement of neurovascular functions«, *Aging*, 2016; 8(11): 2814–26.

18 Bray, G.A.; Popkin, B.M.: »Dietary sugar and body weight: have we reached a crisis in the epidemic of obesity and diabetes?«, *Diabetes Care*, 2014; 37(4): 950–56, doi: 10.2337/dc13-2085.

19 Haleem, D.J.; Mahmood, K.: »Brain serotonin in high-fat diet-induced weight gain, anxiety and spatial memory in rats«, *Nutritional Neuroscience*, Mai 2019: 1–10, doi: 10.1080/1028415x.2019.1619983.

20 Xu, L.; Xu, S.; Lin, L. et al.: »High-fat diet mediates anxiolytic-like behaviors in a time-dependent manner through the regulation of SIRT1 in the brain«, *Neuroscience*, 2018; 372: 237–45, doi: 10.1016/j.neuroscience.2018.01.001; Gainey, S.J.; Kwakwa, K.A.; Bray, J.K. et al.: »Short-term high-fat diet (HFD) induced anxiety-like behaviors and cognitive impairment are improved with treatment by glyburide«, *Frontiers in Behavioral Neuroscience*, 2016; 10, doi: 10.3389/fnbeh.2016.00156.

21 Simon, G.E.; Von Korff, M.; Saunders, K. et al.: »Association between obesity and psychiatric disorders in the US adult population«, *Archives of General Psychiatry*, 2006; 63(7): 824, doi: 10.1001/archpsyc.63.7.824.

22 Kyrou, I.; Tsigos, C.: »Stress hormones: physiological stress and regulation of metabolism«, *Current Opinion in Pharmacology*, 2009; 9(6): 787–93, doi: 10.1016/j.coph.2009.08.007.

23 Bruce-Keller, A.J.; Salbaum, J.M.; Luo, M. et al.: »Obese-type gut microbiota induce neurobehavioral changes in the absence of obesity«, *Biological Psychiatry*, 2015; 77(7): 607–15, doi: 10.1016/j.biopsych.2014.07.012.

24 Peleg-Raibstein, D.; Luca, E.; Wolfrum, C.: »Maternal high-fat diet in mice programs emotional behavior in adulthood«, *Behavioural Brain Research*, 2012, Aug. 1; 233(2): 398–404, doi: 10.1016/j.bb r.2012.05.027.

25 Smith, J.E.; Lawrence, A.D.; Diukova, A.; Wise, R.G.; Rogers, P.J.: »Storm in a coffee cup: caffeine modifies brain activation to social signals of threat«, *Social Cognitive and Affective Neuroscience*, 2011; 7(7): 831–40, doi: 10.1093/scan/nsr058.

26 Mobbs, D.; Petrovic, P.; Marchant, J.L. et al.: »When fear is near: threat imminence elicits prefrontalperiaqueductal gray shifts in humans«, *Science*, 2007; 317(5841): 1079–83, doi: 10.1126/science.1144298.

27 Wikoff, D.; Welsh, B.T.; Henderson, R. et al.: »Systematic review of the potential adverse effects of caffeine consumption in healthy adults, pregnant women, adolescents, and children«, *Food and Chemical Toxicology*, 2017; 109: 585–648, doi: 10.1016/j.fct.2017.04.002.

28 Eine Tabelle mit dem Koffeingehalt verschiedener Getränke finden Sie hier: »Caffeine Chart«, *Center for Science in the Public Interest*, https:// cspinet.org/eating-healthy/ingredients-of-concern/caffeine-chart«, abgerufen am 25. Februar 2016.

29 Becker, H.C.: »Effects of alcohol dependence and withdrawal on stress responsiveness and alcohol consumption«, *Alcohol Research*, 2012; 34(4): 448–58; Chueh, K.-H.; Guilleminault,

C.; Lin, C.-M.: »Alcohol consumption as a moderator of anxiety and sleep quality«, *Journal of Nursing Research*, 2019; 27(3): e23, doi: 10.1097/jnr.0000000000000300.

30 Danaei, G.; Ding, E.L.; Mozaffarian, D. et al.: »The preventable causes of death in the United States: comparative risk assessment of dietary, lifestyle, and metabolic risk factors«, Hales S., ed., *PLoS Medicine*, 2009; 6(4):e1000058, doi: 10.1371/journal.pmed.1000058; Chikritzhs, T.N.; Jonas, H.A.; Stockwell, T.R.; Heale, P.F.; Dietze, P.M.: »Mortality and life-years lost due to alcohol: a comparison of acute and chronic causes«, *Medical Journal of Australia*, 2001; 174(6): 281–84.

31 Terlecki, M.A.; Ecker, A.H.; Buckner, J.D.: »College drinking problems and social anxiety: the importance of drinking context«, *Psychology of Addictive Behaviors*, 2014; 28(2): 545–52, doi: 10.1037/a0035770.

32 Dawson, D.A.: »Defining risk drinking«, *Alcohol Research and Health*, 2011; 34(2): 144–56.

33 Smith, D.F.; Gerdes, L.U.: »Meta-analysis on anxiety and depression in adult celiac disease«, *Acta Psychiatrica Scandinavica*, 2011; 125(3): 189–93, doi: 10.1111/j.1600-0447.2011.01795.

34 Addolorato, G.: »Anxiety but not depression decreases in coeliac patients after one-year gluten-free diet: a longitudinal study«, *Scandinavian Journal of Gastroenterology*, 2001; 36(5): 502–6, doi: 10.1080/00365520119754.

35 Häuser, W.: »Anxiety and depression in adult patients with celiac disease on a gluten-free diet«, *World Journal of Gastroenterology*, 2010; 16(22): 2780, doi: 10.3748/wjg.v16.i22.2780.

36 Pennisi, M.; Bramanti, A.; Cantone, M.; Pennisi, G.; Bella, R.; Lanza, G.: »Neuro physiology of the celiac brain: disentangling gut-brain connections«, *Frontiers in Neuroscience*, 2017; 11, doi: 10.3389/fnins.2017.00498.

37 Choudhary, A.K.; Lee, Y.Y.: »Neurophysiological symptoms and aspartame: what is the connection?«, *Nutritional Neuroscience*, 2017; 21(5): 306–16, doi: 10.1080/1028415x.2017.1288340.

38 Taylor, A.M.; Holscher, H.D.: »A review of dietary and microbial connections to depression, anxiety, and stress«, *Nutritional Neuroscience*, Juli 2018: 1–14. doi: 10.1080/1028415x.2018.1493808.

39 Foster, J.A.; McVey Neufeld, K.-A.: »Gut–brain axis: how the microbiome influences anxiety and depression«, *Trends in Neurosciences*, 2013; 36(5): 305–12, doi: 10.1016/j.tins.2013.01.005.

40 Howarth, N.C.; Saltzman, E.; Roberts, S.B.: »Dietary fiber and weight regulation«, *Nutrition Reviews*, 2009; 59(5): 129–39, doi: 10.1111/j.1753-4887.2001 .tb07001.x.

41 Salim, S.; Chugh, G.; Asghar, M.: »Inflammation in anxiety« in: *Advances in Protein Chemistry and Structural Biology*, Bd. 88. Oxford: Elsevier; 2012: 1–25, doi: 10.1016/b978-0-12-398314-5.00001-5.

42 Michopoulos, V.; Powers, A.; Gillespie, C.F.; Ressler, K.J.; Jovanovic, T.: »Inflammation in fear- and anxiety-based disorders: PTSD, GAD, and beyond«, *Neuropsychopharmacology*, 2016; 42(1): 254–70, doi: 10.1038/npp.2016.146.

43 Felger, J.C.: »Imaging the role of inflammation in mood and anxiety-related disorders«, *Current Neuropharmacology*, 2018; 16(5): 533–58, doi: 10.2174/157 0159x15666171123201142.

44 Kiecolt-Glaser, J.K.; Belury, M.A.; Andridge, R.; Malarkey, W.B.; Glaser, R.: »Omega-3 supplementation lowers inflammation and anxiety in medical students: a randomized controlled trial«, *Brain, Behavior, and Immunity*, 2011; 25(8): 1725–34, doi: 10.1016/j.bbi.2011.07.229.

45 Su, K.-P.; Tseng, P.-T.; Lin, P.-Y. et al.: »Association of use of omega-3 polyunsaturated fatty acids with changes in severity of anxiety symptoms«, *JAMA Network Open*, 2018; 1(5): e182327, doi: 10.1001/jamanetworkopen.2018.2327.

46 Su, K.-P.; Matsuoka, Y.; Pae, C.-U.: »Omega-3 polyunsaturated fatty acids in prevention of mood and anxiety disorders«, *Clinical Psychopharmacology and Neuroscience*, 2015; 13(2): 129–37, doi: 10.9758/cpn.2015.13.2.129.

47 Song, C.; Li, X.; Kang, Z.; Kadotomi, Y.: »Omega-3 fatty acid ethyl-eicosapentaenoate attenuates IL-1β-induced changes in dopamine and metabolites in the shell of the nucleus accumbens: involved with PLA2 activity and corticosterone secretion«, *Neuropsychopharmacology*, 2006; 32(3): 736–44, doi: 10.1038 /sj.npp.1301117; Healy-Stoffel, M.; Levant, B.: »N-3 (omega-3) fatty acids: effects on brain dopamine systems and potential role in the etiology and treatment of neuropsychiatric disorders«, *CNS and Neurological Disorders – Drug Targets*, 2018; 17(3): 216–32, doi: 10.2174/1871527317666180412153612.

48 Selhub, E.M.; Logan, A.C.; Bested, A.C.: »Fermented foods, microbiota, and mental health: ancient practice meets nutritional psychiatry«, *Journal of Physiological Anthropology*, 2014; 33(1), doi: 10.1186/1880-6805-33-2.

49 Sivamaruthi, B.; Kesika, P.; Chaiyasut, C.: »Impact of fermented foods on human cognitive function – a review of outcome of clinical trials«, *Scientia Pharmaceutica*, 2018; 86(2): 22, doi: 10.3390/scipharm86020022.

50 Kim, B.; Hong, V.M.; Yang, J. et al.: »A review of fermented foods with beneficial effects on brain and cognitive function«, *Preventive Nutrition and Food Science*, 2016; 21(4): 297–309, doi: 10.3746/pnf.2016.21.4.297.

51 Hilimire, M.R.; DeVylder, J.E.; Forestell, C.A.: »Fermented foods, neuroticism, and social anxiety: an interaction model«, *Psychiatry Research*, 2015; 228(2): 203–8, doi: 10.1016/j.psychres.2015.04.023.

52 Widiger, T.A.; Oltmanns, J.R.: »Neuroticism is a fundamental domain of personality with enormous public health implications«, *World Psychiatry*, 2017; 16(2): 144–45, doi: 10.1002/wps.20411.

53 Silva, L.C.A.; Viana, M.B.; Andrade, J.S.; Souza, M.A.; Céspedes, I.C.; D'Almeida, V.: »Tryptophan overloading activates brain regions involved with cognition, mood and anxiety«, *Anais da Academia Brasileira de Ciências*, 2017; 89(1): 273–83, doi: 10.1590/0001-3765201720160177.

54 Young, S.N.: »How to increase serotonin in the human brain without drugs«, *Journal of Psychiatry and Neuroscience*, 2007; 32(6): 394–99.

55 Lindseth, G.; Helland, B.; Caspers, J.: »The effects of dietary tryptophan on affective disorders«, *Archives of Psychiatric Nursing*, 2015; 29(2): 102–7, doi: 10.1016/j.apnu.2014.11.008.

56 Wurtman, R.J.; Hefti, F.; Melamed, E.: »Precursor control of neurotransmitter synthesis«, *Pharmacological Reviews*, 1980; 32(4): 315–35.

57 Spring, B.: »Recent research on the behavioral effects of tryptophan and carbohydrate«, *Nutrition and Health*, 1984; 3(1–2): 55–67, doi: 10.1177/026010 608400300204.

58 Aan het Rot, M.; Moskowitz, D.S.; Pinard, G.; Young, S.N.: »Social behaviour and mood in everyday life: the effects of tryptophan in quarrelsome individuals«, *Journal of Psychiatry and Neuroscience*, 2006; 31(4): 253–62.

59 Fazelian, S.; Amani, R.; Paknahad, Z.; Kheiri S.; Khajehali, L.: »Effect of vitamin D supplement on mood status and inflammation in vitamin D deficient type 2 diabetic women with anxiety: a randomized clinical trial«, *International Journal of Preventive Medicine*, 2019; 10:17.

60 Anjum, I.; Jaffery, S.S.; Fayyaz, M.; Samoo. Z.; Anjum, S.: »The role of vitamin D in brain health: a mini literature review«, *Cureus*, Juli 2018, doi: 10.7759/ cureus.2960.

61 Martin, E.I.; Ressler, K.J.; Binder, E.; Nemeroff, C.B.: »The neurobiology of anxiety disorders: brain imaging, genetics, and psychoneuroendocrinology«, *Psychiatric Clinics of North America*, 2009; 32(3): 549–75, doi: 10.1016/j .psc.2009.05.004; Shin, L.M.; Liberzon, I.: »The neurocircuitry of fear, stress, and anxiety disorders«, *Neuropsychopharmacology*, 2009; 35(1): 169–91, doi: 10.1038/npp.2009.83.

62 Naeem, Z.: »Vitamin D deficiency – an ignored epidemic«, *International Journal of Health Sciences*, 2010; 4(1): v–vi.

63 Kennedy, D.: »B vitamins and the brain: mechanisms, dose and efficacy – a review«, *Nutrients*, 2016; 8(2): 68, doi: 10.3390/nu8020068.

64 Cornish, S.; Mehl-Madrona, L.: »The role of vitamins and minerals in psychiatry«, *Integrative Medicine Insights*, 2008; 3: 33–42.

65 Markova, N.; Bazhenova, N.; Anthony, D.C. et al.: »Thiamine and benfotiamine improve cognition and ameliorate GSK-3β-associated stress-induced behaviours in mice«, *Progress in Neuro-Psychopharmacology and Biological Psychiatry*, 2017; 75: 148–56, doi: 10.1016/j. pnpbp.2016.11.001; Vignisse, J.; Sambon, M.; Gorlova, A. et al.: »Thiamine and benfotiamine prevent stress-induced suppression of hippocampal neurogenesis in mice exposed to predation without affecting brain thiamine diphosphate levels«, *Molecular and Cellular Neuroscience*, 2017; 82: 126–36, doi: 10.1016/j.mcn.2017.05.005.

66 McCabe, D.; Lisy, K.; Lockwood, C.; Colbeck, M.: »The impact of essential fatty acid, B vitamins, vitamin C, magnesium and zinc supplementation on stress levels in women: a systematic review«, *JBI Database of Systematic Reviews and Implementation Reports*, 2017; 15(2): 402–53.

67 Lewis, J.E.; Tiozzo, E.; Melillo, A.B. et al.: »The effect of methylated vitamin B complex on depressive and anxiety symptoms and quality of life in adults with depression«, *ISRN Psychiatry*, 2013; 2013: 1–7, doi: 10.1155/2013/621453.

68 Gautam, M.; Agrawal, M.; Gautam, M.; Sharma, P.; Gautam, A.; Gautam, S.: »Role of antioxidants in generalised anxiety disorder and depression«, *Indian Journal of Psychiatry*, 2012; 54(3): 244, doi: 10.4103/0019-5545.102424.

69 Carroll, D.; Ring, C.; Suter, M.; Willemsen, G.: »The effects of an oral multi vitamin combination with calcium, magnesium, and zinc on psychological well-being in healthy young male volunteers: a double-blind placebo-controlled trial«, *Psychopharmacology*, 2000; 150(2): 220–25, doi: 10.1007 /s002130000406; Schlebusch, L.; Bosch, B.A.; Polglase, G.; Kleinschmidt, I.; Pillay, B. J.; Cassimjee, M.H.: »A double-blind, placebo-controlled, double-centre study of the effects of an oral multivitamin-mineral combination on stress«, *South African Medical Journal*, 2000; 90(12): 1216–23.

70 Long, S.-J.; Benton, D.: »Effects of vitamin and mineral supplementation on stress, mild psychiatric symptoms, and mood in nonclinical samples«, *Psychosomatic Medicine*, 2013; 75(2): 144–53, doi: 10.1097/psy.0b013e31827d5fbd.

71 Grases, G.; Pérez-Castelló, J.A.; Sanchis, P. et al.: »Anxiety and stress among science students, Study of calcium and magnesium alterations«, *Magnesium Research*, 2006; 19(2): 102–6.

72 Boyle, N.B.; Lawton, C.; Dye, L.: »The effects of magnesium supplementation on subjective anxiety and stress – a systematic review«, *Nutrients*, 2017; 9(5):429, doi: 10.3390/nu9050429.

73 Murck, H.; Steiger, A.: »Mg 2+ reduces ACTH secretion and enhances spindle power without changing delta power during sleep in men – possible therapeutic implications«, *Psychopharmacology*, 1998; 137(3): 247–52, doi: 10.1007 /s002130050617.

74 Boyle, N.B.; Lawton, C.; Dye, L.: »The effects of magnesium supplementation on subjective anxiety and stress – a systematic review«, *Nutrients*, 2017; 9(5): 429, doi: 10.3390/nu9050429.

75 Lakhan, S.E.; Vieira, K.F.: »Nutritional and herbal supplements for anxiety and a nxiety-related disorders: systematic review«, *Nutrition Journal*, 2010; 9(1), doi: 10.1186/1475-2891-9-42.

76 Crichton-Stuart, C.: »What are some foods to ease your anxiety?« *Medical News Today*, 1. August 2018, abgerufen von https://www.medicalnewstoday.com/articles/322652.php.

77 Noorafshan, A.; Vafabin, M.; Karbalay-Doust, S.; Asadi-Golshan, R.: »Efficacy of curcumin in the modulation of anxiety provoked by sulfite, a food preservative, in rats«, *Preventive Nutrition and Food Science*, 2017; 22(2): 144–48; Ng, Q.X.; Koh, S.S.H.; Chan, H.W.; Ho, C.Y.X.: »Clinical use of curcumin in depression: a meta-analysis«, *Journal of the American Medical Directors Association*, 2017; 18(6): 503–8, doi: 10.1016/j.jamda.2016.12.071.

78 Mao, J.J.; Xie, S.X.; Keefe, J.R.; Soeller, I.; Li, Q.S.; Amsterdam, J.D.: »Long-term chamomile (Matricaria chamomilla L.) treatment for generalized anxiety disorder: a randomized clinical trial«, *Phytomedicine*, 2016; 23(14): 1735–42, doi: 10.1016/j.phymed.2016.10.012.

79 Koulivand, P.H.; Khaleghi Ghadiri, M.; Gorji, A.: »Lavender and the nervous system. Evidence-Based Complementary and Alternative Medicine. 2013; 1–10, doi: 10.1155/2013/681304.

4. Kapitel

1 Bisson, J.I.; Cosgrove, S.; Lewis, C.; Roberts, N.P.: »Post-traumatic stress disorder«, *BMJ*, November 2015: h6161, doi: 10.1136/bmj.h6161.

2 Lancaster, C.; Teeters, J.; Gros, D.; Back, S.: »Posttraumatic stress disorder: overview of evidence-based assessment and treatment«, *Journal of Clinical Medicine*, 2016; 5(11): 105, doi: 10.3390/jcm5110105.

3 Chapman, C.; Mills, K.; Slade, T. et al.: »Remission from post-traumatic stress disorder in the general population«, *Psychological Medicine*, 2011; 42(8): 1695–1703, doi: 10.1017/s0033291711002856.

4 Rauch, S.L.; Shin, L.M.; Phelps, E.A.: »Neurocircuitry models of posttraumatic stress disorder and extinction: human neuroimaging research – past, present, and future«, *Biological Psychiatry*, 2006; 60(4): 376–82, doi: 10.1016/j. biopsych.2006.06.004.

5 Sherin, J.E.; Nemeroff, C.B.: »Post-traumatic stress disorder: the neurobiological impact of psychological trauma«, *Dialogues in Clinical Neuroscience*, 2011; 13(3): 263–78.

6 Andreski, P.; Chilcoat, H.; Breslau, N.: »Post-traumatic stress disorder and somatization symptoms: a prospective study«, *Psychiatry Research*, 1998; 79(2): 131–138, doi:10.1016/s0165-1781(98)00026-2.

7 Ng, Q.X.; Soh, A.Y.S.; Loke, W.; Venkatanarayanan, N.; Lim, D.Y.; Yeo, W.-S.: »Systematic review with meta-analysis: the association between post-traumatic stress disorder and irritable bowel syndrome«, *Journal of Gastroenterology and Hepatology*, 2018; 34(1): 68–73, doi: 10.1111/jgh.14446.

8 Bravo, J.A.; Forsythe, P.; Chew, M.V. et al.: »Ingestion of Lactobacillus strain regulates emotional behavior and central GABA receptor expression in a mouse via the vagus nerve«, *Proceedings of the National Academy of Sciences*, 2011; 108(38): 16050–55, doi: 10.1073/pnas.1102999108; Bercik, P.; Park, A.J.; Sinclair, D. et al.: »The anxiolytic effect of Bifidobacterium longum NCC3001 involves vagal pathways for gut-brain communication«, *Neurogastroenterology and Motility*, 2011; 23(12): 1132–39, doi: 10.1111/j.1365-2982.2011.01796.x.

9 Hemmings, S.M.J.; Malan-Müller, S.; van den Heuvel L.L. et al.: »The microbiome in posttraumatic stress disorder and trauma-exposed controls«, *Psychosomatic Medicine*, 2017; 79(8): 936–46, doi: 10.1097/psy.0000000000000512.

10 Lowry, C.A.; Smith, D.G.; Siebler, P.H. et al.: »The microbiota, immunoregulation, and mental health: implications for public health«, *Current Environmental Health Reports*, 2016; 3(3): 270–86, doi: 10.1007/s40572-016-0100-5.

11 Stiemsma, L.; Reynolds, L.; Turvey, S.; Finlay, B.: »The hygiene hypothesis: current perspectives and future therapies«, *ImmunoTargets and Therapy*, Juli 2015: 143, doi: 10.2147/itt.s61528.

12 Eraly, S.A.; Nievergelt, C.M.; Maihofer, A.X. et al.: »Assessment of plasma C-reactive protein as a biomarker of posttraumatic stress disorder risk«, *JAMA Psychiatry*, 2014; 71(4): 423, doi: 10.1001/jamapsychiatry.2013.4374.

13 Karl, J.P.; Margolis, L.M.; Madslien, E.H. et al.: »Changes in intestinal microbiota composition and metabolism coincide with increased intestinal permeability in young adults under prolonged physiological stress«, *American Journal of Physiology-Gastrointestinal and Liver Physiology*, 2017; 312(6): G559–G571, doi: 10.1152/ajpgi.00066.2017.

14 Kalyan-Masih, P.; Vega-Torres, J.D.; Miles, C. et al.: »Western high-fat diet consumption during adolescence increases susceptibility to traumatic stress while selectively disrupting hippocampal and ventricular volumes«, *eNeuro*, 2016; 3(5): ENEURO.0125-16.2016, doi: 10.1523/eneuro.0125-16.2016.

15 Logue, M.W.; van Rooij, S.J.H.; Dennis, E.L. et al.: »Smaller hippocampal volume in posttraumatic stress disorder: a multisite ENIGMA-PGC study: subcortical volumetry results from posttraumatic stress disorder consortia«, *Biological Psychiatry*, 2018; 83(3): 244–53, doi: 10.1016/j.biopsych.2017.09.006.

16 Masodkar, K.; Johnson, J.; Peterson, M.J.: »A review of posttraumatic stress disorder and obesity«, *Primary Care Companion for CNS Disorders*«, Januar 2016, doi: 10.4088/pcc.15r01848.

17 Michopoulos, V.; Vester, A.; Neigh, G.: »Posttraumatic stress disorder: a metabolic disorder in disguise? *Experimental Neurology*, 2016; 284: 220–29, doi: 10.1016/j.expneurol.2016.05.038.

18 Vieweg, W.V.; Fernandez, A.; Julius, D.A. et al.: »Body mass index relates to males with posttraumatic stress disorder«, *Journal of the National Medical Association*, 2006; 98(4): 580–86.

19 Violanti, J.M.; Fekedulegn, D.; Hartley, T.A. et al.: »Police trauma and cardiovascular disease: association between PTSD symptoms and metabolic syndrome«, *International Journal of Emergency Mental Health*, 2006; 8(4): 227–37.

20 Vieweg, W.V.R.; Julius, D.A.; Bates, J.; Quinn III, J.F.; Fernandez, A.; Hasnain, M.; Pandurangi, A.K.: »Posttraumatic stress disorder as a risk factor for obesity among male military veterans«, *Acta Psychiatrica Scandinavica*, 2007; 116(6): 483–87, doi: 10.1111/j.1600-0447.2007.01071.x.

21 Wolf, E.J.; Sadeh, N.; Leritz, E.C. et al.: »Posttraumatic stress disorder as a catalyst for the association between metabolic syndrome and reduced cortical thickness«, *Biological Psychiatry*, 2016; 80(5): 363–71, doi: 10.1016/j, Biopsych.2015.11.023.

22 Nowotny, B.; Cavka, M.; Herder, C. et al.: »Effects of acute psychological stress on glucose metabolism and subclinical inflammation in patients with post-traumatic stress disorder«, *Hormone and Metabolic Research*, 2010; 42(10): 746–53, doi: 10.1055/s-0030-1261924.

23 Roberts, A.L.; Agnew-Blais, J.C.; Spiegelman, D. et al.: »Posttraumatic stress disorder and incidence of type 2 diabetes mellitus in a sample of women«, *JAMA Psychiatry*, 2015; 72(3): 203, doi: 10.1001/jamapsychiatry.2014.2632.

24 Vaccarino, V.; Goldberg, J.; Magruder, K.M. et al.: »Posttraumatic stress disorder and incidence of type-2 diabetes: a prospective twin study«, *Journal of Psychiatric Research*, 2014; 56: 158–64, doi: 10.1016/j.jpsychires.2014.05.019.

25 Hirth, J.M.; Rahman, M.; Berenson, A.B.: »The association of posttraumatic stress disorder with fast food and soda consumption and unhealthy weight loss behaviors among young women«, *Journal of Women's Health*, 2011; 20(8): 1141–49, doi: 10.1089/jwh.2010.2675.

26 Ho, N.; Sommers, M.S.; Lucki, I.: »Effects of diabetes on hippocampal neurogenesis: links to cognition and depression«, *Neuroscience and Biobehavioral Reviews*, 2013; 37(8): 1346–62, doi: 10.1016/j.neubiorev.2013.03.010.

27 Hettiaratchi, U.P.; Ekanayake, S.; Welihinda, J.: »Sri Lankan rice mixed meals: effect on glycaemic index and contribution to daily dietary fibre requirement«, *Malaysian Journal of Nutrition*, 2011; 17(1): 97–104.

28 Sugiyama, M.; Tang, A.C.; Wakaki, Y.; Koyama, W.: »Glycemic index of single and mixed meal foods among common Japanese foods with white rice as a reference food«, *European Journal of Clinical Nutrition*, 2003; 57(6):74 3–52, doi: 10.1038/sj.ejcn.1601606.

29 Mallick, H.N.: »Understanding safety of glutamate in food and brain«, *Indian Journal of Physiology and Pharmacology*, 2007; 51(3): 216–34.

30 Uneyama, H.; Niijima, A.; San Gabriel, A.; Torii, K.: »Luminal amino acid sensing in the rat gastric mucosa«, *American Journal of Physiology-Gastrointestinal and Liver Physiology*, 2006; 291(6): G1163–G1170, doi:10.1152/ajpgi.00587.2005; Kondoh, T.; Mallick, H.N.; Torii, K.: »Activation of the gut-brain axis by dietary glutamate and physiologic significance in energy homeostasis«, *American Journal of Clinical Nutrition*, 2009; 90(3): 832S–837S, doi: 10.3945/ajcn.2009.27462v.

31 Lee, M.: »MSG: can an amino acid really be harmful? Clinical Correlations«, 30. April 2014, https://www.clinicalcorrelations.org/2014/04/30/msg-can-an-amino-acid-really-be-harmful/, abgerufen am 30. September 2019.

32 Averill, L.A.; Purohit, P.; Averill, C.L.; Boesl, M.A.; Krystal, J.H.; Abdallah, C.G.: »Glutamate dysregulation and glutamatergic therapeutics for PTSD: evidence from human studies«, *Neuroscience Letters*, 2017; 649: 147–55, doi: 10.1016/j«, Neulet.2016.11.064.

33 Brandley, E.; Kirkland, A.; Sarlo, G.; VanMeter, J.; Baraniuk, J.; Holton, K.: »The effects of a low glutamate dietary intervention on anxiety and PTSD in veterans with Gulf War illness (FS15-08-19). *Current Developments in Nutrition*, 2019; 3(suppl 1), doi: 10.1093/cdn/nzz031.fs15-08-19.

34 Ebenezer, P.J.; Wilson, C.B.; Wilson, L.D.; Nair, A.R.; J. F.: »The anti-inflammatory effects of blueberries in an animal model of post-traumatic stress disorder (PTSD)«. Scavone C, ed., *PLoS One*, 2016; 11(9): e0160923, doi: 10.1371/journal .pone.0160923.

35 Alquraan, L.; Alzoubi, K.H.; Hammad, H.; Rababa'h, S.Y.; Mayyas, F.: »Omega-3 fatty acids prevent post-traumatic stress disorder-induced memory impairment«, *Biomolecules*, 2019; 9(3): 100, doi :10.3390/biom9030100.

36 Nishi, D.; Koido, Y.; Nakaya, N. et al.: »Fish oil for attenuating posttraumatic stress symptoms among rescue workers after the Great East Japan Earthquake: a randomized controlled trial«, *Psychotherapy and Psychosomatics*, 2012; 81(5): 315–17, doi: 10.1159/000336811.

37 Matsuoka, Y.; Nishi, D.; Hamazaki, K.: »Serum levels of polyunsaturated fatty acids and the risk of posttraumatic stress disorder«, *Psychotherapy and Psychosomatics*, 2013; 82(6): 408–10, doi: 10.1159/000351993.

38 Barth, J.; Bermetz, L.; Heim, E.; Trelle, S.; Tonia, T.: »The current prevalence of child sexual abuse worldwide: a systematic review and meta-analysis«, *International Journal of Public Health*, 2012; 58(3): 469–83, doi: 10.1007/s 00038-012-0426-1.

39 Miller, M.W.; Sadeh, N.: »Traumatic stress, oxidative stress and post-traumatic stress disorder: neurodegeneration and the accelerated-aging hypothesis«, *Molecular Psychiatry*, 2014; 19(11): 1156–62, doi: 10.1038/mp.2014.111.

40 De Souza, C.P.; Gambeta, E.; Stern, C.A.J.; Zanoveli, J.M.: »Posttraumatic stress disorder-type behaviors in streptozotocin-induced diabetic rats can be prevented by prolonged treatment with vitamin E«, *Behavioural Brain Research*, 2019; 359: 749–54, doi :10.1016/j.bbr.2018.09.008.

41 Parker, R.; Rice, M.J.: »Benefits of antioxidant supplementation in multi-trauma patients«, *Romanian Journal of Anaesthesia and Intensive Care*, 2015; 22(2): 77–78; Dobrovolny, J.; Smrcka, M.; Bienertova-Vasku, J.: »Therapeutic potential of vitamin E and its derivatives in traumatic brain injury-associated dementia«, *Neurological Sciences*, 2018; 39(6): 989–98, doi: 10.1007/s10072-018-3398-y.

42 Henderson, T.A.; Morries, L.; Cassano, P.: »Treatments for traumatic brain injury with emphasis on transcranial near-infrared laser phototherapy«, *Neuropsychiatric Disease and Treatment*, August 2015: 2159, doi: 10.2147/ndt.s65809.

43 Habibi, L; Ghorbani, B; Norouzi, A.R.; Gudarzi, S.S.; Shams, J.; Yasami, M.: »The efficacy and safety of add-on ginko TD (ginkgo biloba) treatment for PTSD: results of a 12-week double-blind placebo-controlled study«, *Iranian Journal of Psychiatry*, 2007; 2(2): 58–64.

44 Lee, B.; Lee, H.: »Systemic administration of curcumin affect anxiety-related behaviors in a rat model of posttraumatic stress disorder via activation of serotonergic systems«, *Evidence-Based Complementary and Alternative Medicine*, 2018; 1–12, doi: 10.1155/2018/9041309; Monsey, M.S.; Gerhard, D.M.; Boyle, L.M.; Briones, M.A.; Seligsohn, M.; Schafe, G.E.: »A diet enriched with curcumin impairs newly acquired and reactivated fear memories«, *Neuropsychopharmacology*, 2014; 40(5): 1278–88, doi: 10.1038/npp.2014.315.

5. Kapitel

1 Luo, Y.; Weibman, D.; Halperin, J.M.; Li, X.: »A review of heterogeneity in attention deficit/hyperactivity disorder (ADHD). *Frontiers in Human Neuroscience*, 2019; 13: 42, doi: 10.3390/jcm5110105.

2 Reale, L.; Bartoli, B.; Cartabia, M. et al.: »Comorbidity prevalence and treatment outcome in children and adolescents with ADHD«, *European Child and Adolescent Psychiatry*, 2017; 26(12): 1443–57, doi: 10.1007/s00787-017-1005-z.

3 Geffen, J.; Forster, K.: »Treatment of adult ADHD: a clinical perspective«, *Therapeutic Advances in Psychopharmacology*, 2018; 8(1): 25–32, doi: 10.1177/2045125317734977; Culpepper, L.; Mattingly, G.: »Challenges in identifying and managing attention-deficit/hyperactivity disorder in adults in the primary care setting: a review of the literature«, *Primary Care Companion to the Journal of Clinical Psychiatry*, 2010; 12(6), doi: 10.4088/PCC.10r00951pur.

4 Mehr über die negativen Auswirkungen von ADHS bei Fredriksen, M.; Dahl, A.A.; Martinsen, E.W.; Klungsoyr, O.; Faraone, S.V.; Peleikis, D.E.: »Childhood and persistent ADHD symptoms associated with educational failure and long-term occupational disability in adult ADHD«, *Attention Deficit and Hyperactivity Disorders*, 2014; 6(2): 87–99, doi: 10.1007/s12402-014-0126-1; Agarwal, R.; Goldenberg, M.; Perry, R.; Ishak, W.W.: »The quality of life of adults with attention deficit hyperactivity disorder: a systematic review«, *Innovations in Clinical Neuroscience*, 2012; 9(5–6): 10–21; Minde, K.; Eakin, L.; Hechtman, L. et al.: »The psychosocial functioning of children and spouses of adults with ADHD«, *Journal of Child Psychology and Psychiatry, and Allied Disciplines*, 2003; 44(4): 637–46.

5 Epstein, J.N.; Weiss, M.D.: »Assessing treatment outcomes in attention-deficit/ hyperactivity disorder: a narrative review«, *Primary Care Companion for CNS Disorders*, 2012; 14(6) doi: 10.4088/PCC.11r01336.

6 Curatolo, P.; D'Agati, E.; Moavero, R.: »The neurobiological basis of ADHD«, *Italian Journal of Pediatrics*, 2010; 36(1): 79, doi: 10.1186/1824-7288-36-79.

7 Lyte, M.: »Microbial endocrinology in the microbiome-gut-brain axis: how bacterial production and utilization of neurochemicals influence behavior«, Miller, V.; ed., *PLoS Pathogens*, 2013; 9(11): e1003726, doi: 10.1371/journal. ppat.1003726.

8 Desbonnet, L.; Garrett, L.; Clarke, G.; Bienenstock, J.; Dinan, T.G.: »The probiotic Bifidobacteria infantis: An assessment of potential antidepressant properties in the rat«, *Journal of Psychiatric Research*, 2008; 43(2): 164–74, doi: 10.1016/j. jpsychires.2008.03.009; Clayton TA: »Metabolic differences underlying two distinct rat urinary phenotypes, a suggested role for gut microbial metabolism of phenylalanine and a possible connection to autism«, *FEBS Letters*, 2012; 586(7): 956–61, doi: 10.1016/j.febslet.2012.01.049; Gertsman, I.; Gangoiti, J.A.; Nyhan, W.L.; Barshop, B.A.: »Perturbations of tyrosine metabolism promote the indolepyruvate pathway via tryptophan in host and microbiome«, *Molecular Genetics and Metabolism*, 2015; 114(3): 431–37, doi: 10.1016/j. ymgme.2015.01.005.

9 Sandgren, A.M.; Brummer, R.J.M.: »ADHD-originating in the gut? The emergence of a new explanatory model«, *Medical Hypotheses*, 2018; 120: 135–45, doi: 10.1016/j.mehy.2018.08.022.

10 Aarts, E.; Ederveen, T.H.A.; Naaijen, J. et al.: »Gut microbiome in ADHD and its relation to neural reward anticipation«, Hashimoto, K., ed., *PLoS One*, 2017; 12(9): e0183509, doi: 10.1371/journal.pone.0183509.

11 Volkow, N.D.; Wang, G.-J.; Newcorn, J.H. et al.: »Motivation deficit in ADHD is associated with dysfunction of the dopamine reward pathway«, *Molecular Psychiatry*, 2010; 16(11): 1147–54, doi: 10.1038/mp.2010.97.

12 Ming, X.; Chen, N.; Ray, C.; Brewer, G.; Kornitzer, J.; Steer, R.A.: »A gut feeling«, *Child Neurology Open*, 2018; 5: 2329048X1878679, doi: 10.1177/2329048x18786799.

13 Niederhofer, H.; Pittschieler, K.: »A preliminary investigation of ADHD symptoms in persons with celiac disease«, *Journal of Attention Disorders*, 2006; 10(2): 200–204, doi: 10.1177/1087054706292109.

14 Cruchet, S.; Lucero, Y.; Cornejo, V.: »Truths, myths and needs of special diets: attention-deficit/hyperactivity disorder, autism, non-celiac gluten sensitivity, and vegetarianism«, *Annals of Nutrition and Metabolism*, 2016; 68(1): 43–50, doi: 10.1159/000445393.

15 Jackson, J.R.; Eaton, W.W.; Cascella, N.G.; Fasano, A.; Kelly, D.L.: »Neurologic and psychiatric manifestations of celiac disease and gluten sensitivity«, *Psychiatric Quarterly*, 2011; 83(1): 91–102, doi: 10.1007/s11126-011-9186-y.

16 Pynnönen, P.A.; Isometsä, E.T.; Verkasalo, M.A. et al.: »Gluten-free diet may alleviate depressive and behavioural symptoms in adolescents with coeliac disease: a prospective follow-up case-series study«, *BMC Psychiatry*, 2005; 5(1), doi: 10.1186/1471-244x-5-14.

17 Ly, V.; Bottelier, M.; Hoekstra, P.J.; Arias Vasquez, A.; Buitelaar, J.K.; Rommelse, N.N.: »Elimination diets' efficacy and mechanisms in attention deficit hyperactivity disorder and autism spectrum disorder«, *European Child and Adolescent Psychiatry*, 2017; 26(9): 1067–79, doi: 10.1007/s00787-017-0959-1.

18 Jianqin, S.; Leiming, X.; Lu, X.; Yelland, G.W.; Ni, J.; Clarke, A.J.: »Effects of milk containing only A2 beta casein versus milk containing both A1 and A2 beta casein proteins on gastrointestinal physiology, symptoms of discomfort, and cognitive behavior of people with self-reported intolerance to traditional cows' milk«, *Nutrition Journal*, 2015; 15(1), doi: 10.1186/s12937-016-0147-z.

19 Küllenberg de Gaudry, D.; Lohner, S.; Schmucker, C. et al.: »Milk A1 β-casein and health-related outcomes in humans: a systematic review«, *Nutrition Reviews*, 2019; 77(5): 278–306, doi: 10.1093/nutrit/nuy063.

20 Truswell, A.S.: »The A2 milk case: a critical review«, *European Journal of Clinical Nutrition*, 2005; 59(5): 623–631, doi: 10.1038/sj.ejcn.1602104; Farrell, H.M. jr.; Jimenez-Flores, R.; Bleck, G.T. et al.: »Nomenclature of the proteins of cows' milk – sixth revision«, *Journal of Dairy Science*, 2004; 87(6): 1641–74, doi: 10.3168/jds.s0022-0302(04)73319-6.

21 Dykman, K.D.; Dykman, R.A.: »Effect of nutritional supplements on attentional-deficit hyperactivity disorder«, *Integrative Physiological and Behavioral Science*, 1998; 33(1): 49–60.

22 Johnson, R.J.; Gold, M.S.; Johnson, D.R. et al.: »Attention-deficit/hyperactivity disorder: is it time to reappraise the role of sugar consumption?« *Postgraduate Medicine*, 2011; 123(5): 39–49, doi: 10.3810/pgm.2011.09.2458.

23 Del-Ponte, B.; Anselmi, L.; Assunção, M.C.F. et al.: »Sugar consumption and attention-deficit/hyperactivity disorder (ADHD): a birth cohort study«, *Journal of Affective Disorders*, 2019; 243: 290–96, doi: 10.1016/j.jad.2018.09.051.

24 Yu, C.-J.; Du, J.-C.; Chiou, H.-C. et al.: »Sugar-sweetened beverage consumption is adversely associated with childhood attention deficit/hyperactivity disorder«, *International Journal of Environmental Research and Public Health*, 2016; 13(7): 678, doi: 10.3390/ijerph13070678.

25 Feingold, B.F.: »Hyperkinesis and learning disabilities linked to artificial food flavors and colors«, *American Journal of Nursing*, 1975; 75(5): 797–803.

26 Spitler, D.K.: »Elimination diets and patient's allergies«, A handbook of allergy«, *Bulletin of the Medical Library Association*, 1944; 32(4): 534.

27 Kavale, K.A.; Forness, S.R.: »Hyperactivity and diet treatment«, *Journal of Learning Disabilities*, 1983; 16(6): 324–30, doi: 10.1177/002221948301600604.

28 Schab, D.W.; Trinh, N.H.: »Do artificial food colors promote hyperactivity in children with hyperactive syndromes? A meta-analysis of double-blind placebo-controlled trials«, *Journal of Developmental and Behavioral Pediatrics*, 2004; 25(6): 423–34.

29 Nigg, J.T.; Lewis, K.; Edinger, T.; Falk, M.: »Meta-analysis of attention-deficit/hyperactivity disorder or attention-deficit/hyperactivity disorder symptoms, restriction diet, and synthetic food color additives«, *Journal of the American Academy of Child and Adolescent Psychiatry*, 2012; 51(1): 86–97.e8, doi: 10.1016/j.jaac.2011.10.015; Nigg, J.T.; Holton, K.: »Restriction and elimination diets in ADHD treatment«, *Child and Adolescent Psychiatric Clinics of North America*, 2014; 23(4): 937–53, doi: 10.1016/j.chc.2014.05.010; Pelsser L.M.; Frankena, K.; Toorman, J.; Rodrigues Pereira, R.: »Diet and ADHD, reviewing the evidence: a systematic review of meta-analyses of double-blind placebo-controlled trials evaluating the efficacy of diet interventions on the behavior of children with ADHD«, *PLoS One*, 2017 Jan 25; 12(1): e0169277, doi: 10.1371/journal.pone.0169277.

30 Ghanizadeh, A.; Haddad, B.: »The effect of dietary education on ADHD, a randomized controlled clinical trial«, *Annals of General Psychiatry*, 2015; 14: 12.

31 Ríos-Hernández, A.; Alda, J.A.; Farran-Codina, A.; Ferreira-García, E.; Izquierdo-Pulido, M.: »The Mediterranean diet and ADHD in children and adolescents«, *Pediatrics*, 2017; 139(2): e20162027, doi: 10.1542/peds.2016–2027.

32 San Mauro Martín, I.; Blumenfeld Olivares, J.A.; Garicano Vilar, E. et al.: »Nutritional and environmental factors in attention-deficit hyperactivity disorder (ADHD): a cross-sectional study«, *Nutritional Neuroscience*, 2017; 21(9): 641–47, doi: 10.1080/1028415x.2017.1331952.

33 Durá-Travé, T.; Gallinas-Victoriano, F.: »Caloric and nutrient intake in children with attention deficit hyperactivity disorder treated with extended-release methylphenidate: analysis of a cross-sectional nutrition survey«, *JRSM Open*, 2014; 5(2): 204253331351769, doi: 10.1177/2042533313517690.

34 Kennedy, D.O.; Wightman, E.L.; Forster, J.; Khan, J.; Haskell-Ramsay, C.F.; Jackson, P.A.:

»Cognitive and mood effects of a nutrient enriched breakfast bar in healthy adults: a randomised, double-blind, placebo-controlled, parallel groups study«, *Nutrients*, 2017; 9(12): 1332, doi: 10.3390/nu9121332.

35 Bidwell, L.C.; McClernon, F.J.; Kollins, S.H.: »Cognitive enhancers for the treatment of ADHD«, *Pharmacology Biochemistry and Behavior*, 2011; 99(2): 262–74, doi: 10.1016/j.pbb.2011.05.002; Liu, K.; Liang, X.; Kuang, W.: »Tea consumption may be an effective active treatment for adult attention deficit hyperactivity disorder (ADHD). *Medical Hypothese*, 2011; 76(4): 461–63, doi: 10.1016/j. mehy.2010.08.049.

36 Ioannidis, K.; Chamberlain, S.R.; Müller, U.: »Ostracising caffeine from the pharmacological arsenal for attention-deficit hyperactivity disorder – was this a correct decision? A literature review«, *Journal of Psychopharmacology*, 2014; 28(9): 830–36, doi: 10.1177/0269881114541014.

37 Verlaet, A.; Maasakkers, C. Hermans, N.; Savelkoul, H.: »Rationale for dietary antioxidant treatment of ADHD«, *Nutrients*, 2018; 10(4): 405, doi: 10.3390/ nu10040405.

38 Joseph, N.; Zhang-James, Y.; Perl, A.; Faraone, S.V.: »Oxidative stress and ADHD«, *Journal of Attention Disorders*, 2013; 19(11): 915–24, doi: 10.1177/1087054713510354.

39 Golub, M.S.; Takeuchi, P.T.; Keen, C.L.; Hendrick, A.G.; Gershwin, M.E.: »Activity and attention in zinc-deprived adolescent monkeys«, *American Journal of Clinical Nutrition*, 1996; 64(6): 908–15, doi: 10.1093/ajcn/64.6.908.

40 Gao, Q.; Liu, L; Qian, Q.; Wang, Y.: »Advances in molecular genetic studies of attention deficit hyperactivity disorder in China«, *Shanghai Archives of Psychiatry*, 2014; 26(4): 194–206; Lepping, P.; Huber, M.: »Role of zinc in the pathogenesis of attention-deficit hyperactivity disorder: implications for research and treatment«, *CNS Drugs*, 2010; 24(9): 721–28.

41 Cortese, S.; Angriman, M.; Lecendreux, M.; Konofal, E.: »Iron and attention deficit/hyperactivity disorder: what is the empirical evidence so far? A systematic review of the literature«, *Expert Review of Neurotherapeutics*, 2012; 12(10): 1227–40; Curtis, L.T.; Patel, K: »Nutritional and environmental approaches to preventing and treating autism and attention deficit hyperactivity disorder (ADHD): a review«, *Journal of Alternative and Complementary Medicine*, 2008; 14(1): 79–85.

42 Kim, J.Y.; Kang, H.L.; Kim, D.K.; Kang, S.W.; Park, Y.K.: »Eating habits and food additive intakes are associated with emotional states based on EEG and HRV in healthy Korean children and adolescents«, *Journal of the American College of Nutrition*, 2017; 36(5): 335–41.

43 Weyandt, L.L.; Oster, D.R.; Marraccini, M.E. et al.: »Prescription stimulant medication misuse: where are we and where do we go from here?« *Experimental and Clinical Psychopharmacology*, 2016; 24(5): 400–414.

6. Kapitel

1 Farzi, A.; Fröhlich, E.E.; Holzer, P.: »Gut microbiota and the neuroendocrine system«, *Neurotherapeutics*, 2018; 15(1): 5–22, doi: 10.1007/s13311-017-0600-5.

2 Alkasir, R.; Li, J.; Li, X.; Jin, M.; Zhu, B.: »Human gut microbiota: the links with dementia development«, *Protein and Cell*, 2017; 8(2): 90–102, doi: 10.1007/s13238-016-0338-6.

3 Tully, K.; Bolshakov, V.Y.: »Emotional enhancement of memory: how norepinephrine enables synaptic plasticity«, *Molecular Brain*, 2010; 3: 15, doi: 10.1186/1756-6606-3-15.

4 Ghacibeh, G.A.; Shenker, J.I.; Shenal, B.; Uthman, B.M.; Heilman, K.M.: »The influence of vagus nerve stimulation on memory«, *Cognitive and Behavioral Neurology*, 2006; 19(3): 119–22, doi: 10.1097/01.wnn.0000213908.34278.7d.

5 Cawthon, C.R.; de La Serre, C.B.: »Gut bacteria interaction with vagal afferents«, *Brain Research*, 2018; 1693(Pt B): 134–39, doi: 10.1016/j.brainres.2018.01.012.

6 Scheperjans, F.; Aho, V.; Pereira, P.A. et al.: »Gut microbiota are related to Parkinson's disease and clinical phenotype«, *Movement Disorders*, 2015; 30(3): 350–58.

7 »Evidence suggests rosacea may be linked to Parkinson's and Alzheimer's disease«, *Nursing Standard*, 2016; 30(39): 14, doi: 10.7748/ns.30.39.14.s16.

8 Parodi, A.; Paolino, S.; Greco, A. et al.: »Small intestinal bacterial overgrowth in rosacea: clinical effectiveness of its eradication«, *Clinical Gastroenterology Hepatology*, 2008; 6(7): 759– 64, doi: 10.1016/j.cgh.2008.02.054.

9 Alkasir, R.; Li, J.; Li, X.; Jin, M.; Zhu, B.: »Human gut microbiota: the links with dementia development«, *Protein and Cell*, 2017; 8(2): 90–102, doi: 10.1007/s13238-016-0338-6.

10 Yamashita, T.; Kasahara, K.; Emoto, T. et al.: »Intestinal immunity and gut microbiota as therapeutic targets for preventing atherosclerotic cardiovascular diseases«, *Circulation Journal*, 2015; 79(9): 1882–90, doi: 10.1253/circj, CJ-15-0526.

11 Morris, M.J.; Beilharz, J.E.; Maniam, J.; Reichelt, A.C.; Westbrook, R.F.: »Why is obesity such a problem in the 21st century? The intersection of palatable food, cues and reward pathways, stress, and cognition«, *Neuroscience and Biobehavorial Reviews*, 2015; 58: 36–45, doi: 10.1016/j.neubiorev.2014.12.002.

12 Morin, J.P.; Rodríguez-Durán, L.F.; Guzmán-Ramos, K. et al.: »Palatable hyper-caloric foods impact on neuronal plasticity«, *Frontiers in Behavioral Neuroscience*, 2017; 11:19, doi: 10.3389/fnbeh.2017.00019.

13 Woollett, K.; Maguire, E.A.: »Acquiring the Knowledge of London's layout drives structural brain changes«, *Current Biology*, 2011; 21(24): 2109-14, doi: 10.1016/j.cub.2011.11.018; Noble, K.G.; Grieve, S.M.; Korgaonkar, M.S. et al.: »Hippocampal volume varies with educational attainment across the life-span«, *Frontiers in Human Neuroscience*, 2012; 6: 307, doi: 10.3389/ fnhum.2012.00307.

14 Stevenson, R.J.; Francis, H.M.: »The hippocampus and the regulation of human food intake«, *Psychological Bulletin*, 2017; 143(10): 1011–32, doi: 10.1037/bul0000109.15; Gomez-Pinilla, F.: »The combined effects of exercise and foods in preventing neurological and cognitive disorders«, *Preventive Medicine*, 2011; 52 (suppl 1): S75–80.

15 Mcnay, E.C.; Ong, C.T.; Mccrimmon, R.J.; Cresswell, J.; Bogan, J.S.; Sherwin, R.S.: »Hippocampal memory processes are modulated by insulin and high-fat-induced insulin resistance«, *Neurobiology of Learning and Memory*, 2010; 93(4): 546–53, doi: 10.1016/j. nlm.2010.02.002.

16 Wu, A.; Ying, Z.; Gomez-Pinilla, F.: »The interplay between oxidative stress and brain-derived neurotrophic factor modulates the outcome of a saturated fat diet on synaptic plasticity and cognition«, *European Journal of Neuroscience*, 2004; 19(7): 1699–707, doi: 10.1111/j.1460-9568.2004.03246.x.

17 Lowe, C.J.; Reichelt, A.C.; Hall, P.A.: »The prefrontal cortex and obesity: a health neuroscience perspective«, *Trends in Cognitive Sciences*, 2019; 23(4): 349–61, doi: 10.1016/j. tics.2019.01.005.

18 Hsu, T.M.; Kanoski, S.E.: »Blood-brain barrier disruption: mechanistic links between Western diet consumption and dementia«, *Frontiers in Aging Neuro science*, 2014; 6:88, doi: 10.3389/fnagi.2014.00088.

19 Hsu, T.M.; Kanoski, S.E.: »Blood-brain barrier disruption: mechanistic links between Western diet consumption and dementia«, *Frontiers in Aging Neuro science*, 2014; 6: 88, doi: 10.3389/fnagi.2014.00088.

20 Pistell, P.J.; Morrison, C.D.; Gupta, S. et al.: »Cognitive impairment following high fat diet consumption is associated with brain inflammation«, *Journal of Neuroimmunology*, 2010; 219(1–2): 25–32, doi: 10.1016/j.jneuroim.2009.11.010.

21 Naneix, F.; Tantot, F.; Glangetas, C. et al.: »Impact of early consumption of high-fat diet on the mesolimbic dopaminergic system«, *eNeuro*. 2017; 4(3), doi: 10.1523/ENEURO.0120-17.2017; Valladolid-Acebes, I.; Merino, B.; Principato, A. et al.: »High-fat diets induce changes in hippocampal glutamate metabolism and neurotransmission«, *American Journal of Physiology, Endocrinology and Metabolism*, 2012; 302(4): E396–402, doi: 10.1152/ajpendo.00343.2011.

22 Boitard, C.; Etchamendy, N.; Sauvant, J. et al.: »Juvenile, but not adult exposure to high-fat diet impairs relational memory and hippocampal neurogenesis in mice«, *Hippocampus*, 2012; 22(11): 2095–100, doi: 10.1002/hipo.22032.

23 Nilsson, L.G.; Nilsson, E.: »Overweight and cognition«, *Scandinavian Journal of Psychology*, 2009; 50(6): 660–67, doi: 10.1111/j.1467-9450.2009.00777.x.

24 Loprinzi, P.D.; Ponce, P.; Zou, L.; Li, H.: »The counteracting effects of exercise on high-fat diet-induced memory impairment: a systematic review«, *Brain Sciences*, 2019; 9(6).

25 Losurdo, G.; Principi, M.; Iannone, A. et al.: »Extra-intestinal manifestations of non-celiac gluten sensitivity: an expanding paradigm«, *World Journal of Gastroenterology*, 2018; 24(14): 1521–30, doi: 10.3748/wjg.v24.i14.1521.

26 Rashtak, S.; Murray, J.A.: »Celiac disease in the elderly«, *Gastroenterology Clinics of North America*, 2009; 38(3): 433–46, doi: 10.1016/j.gtc.2009.06.005.

27 Lichtwark, I.T.; Newnham, E.D.; Robinson, S.R. et al.: »Cognitive impairment in coeliac disease improves on a gluten-free diet and correlates with histological and serological indices of disease severity«, *Alimentary Pharmacology and Therapeutics*, 2014; 40(2): 160–70, doi: 10.1111/apt.12809; Casella, S.; Zanini, B.; Lanzarotto, F. et al.: »Cognitive performance is impaired in coeliac patients on gluten free diet: a case-control study in patients older than 65 years of age«, *Digestive and Liver Disease*, 2012; 44(9): 729–35, doi: 10.1016/j.dld.2012.03.008.

28 Witte, A.V.; Fobker, M.; Gellner, R.; Knecht, S.; Flöel, A.: »Caloric restriction improves memory in elderly humans«, *Proceedings of the National Academy of Sciences of the United States of America*, 2009; 106(4): 1255–60, doi: 10.1073/ pnas.0808587106.

29 Martin, B.; Mattson, M.P.; Maudsley, S.: »Caloric restriction and intermittent fasting: two potential diets for successful brain aging«, *Ageing Research Reviews*, 2006; 5(3): 332–53, doi: 10.1016/j.arr.2006.04.002; Wang, J.; Ho, L.; Qin, W. et al.: »Caloric restriction attenuates beta-amyloid neuropathology in a mouse model of Alzheimer's disease«, *FASEB Journal*, 2005; 19(6): 659–61, doi: 10.1096/fj.04-3182fje; Srivastava, S.; Haigis, M.C.: »Role of sirtuins and calorie restriction in neuroprotection: implications in Alzheimer's and Parkinson's diseases«, *Current Pharmaceutical Design*, 2011; 17(31): 3418–33, doi: 10.2174/138161211798072526.

30 Leclerc, E.; Trevizol, A.P.; Grigolon, R.B. et al.: »The effect of caloric restriction on working memory in healthy non-obese adults«, *CNS Spectrums*, 2019: 1–7, doi: 10.1017/S1092852918001566.

31 Green, M.W.; Rogers, P.J.: »Impairments in working memory associated with spontaneous dieting behaviour«, *Psychological Medicine*, 1998; 28(5): 1063–70, doi: 10.1017/s0033291798007016; Kemps, E.; Tiggemann, M.; Marshall, K.: »Relationship between dieting to lose weight and the functioning of the central executive«, *Appetite*, 2005; 45(3): 287–94, doi: 10.1016/j.appet.2005.07.002.

32 Mehr zu Isoflavonen und Soja: »Soy Isoflavones«, *Oregon State University*, https://lpi.oregonstate.edu/mic/dietary-factors /phytochemicals/soy-isoflavones«, abgerufen am 22. November 2016.

33 Cheng, P.F.; Chen, J.J.; Zhou, X.Y. et al.: »Do soy isoflavones improve cognitive function in postmenopausal women? A meta-analysis«, *Menopause*, 2015; 22(2): 198–206, doi: 10.1097/GME.0000000000000290.

34 Gleason, C.E.; Fischer, B.L.; Dowling, N.M. et al.: »Cognitive effects of soy isoflavones in patients with Alzheimer's disease«, *Journal of Alzheimer's Disease*, 2015; 47(4): 1009–19, doi: 10.3233/JAD-142958.

35 Setchell, K.D.; Clerici, C.: »Equol: pharmacokinetics and biological actions«, *Journal of Nutrition*, 2010; 140(7): 1363S–68S, doi: 10.3945/jn.109.119784.

36 Fischer, K.; Melo van Lent, D.; Wolfsgruber, S. et al.: »Prospective associations between single foods, Alzheimer's dementia and memory decline in the elderly«, *Nutrients*, 2018 Jul; 10(7): 852.

37 Rehm, J.; Hasan, O.S.M.; Black, S.E.; Shield, K.D.; Schwarzinger, M.: »Alcohol use and dementia: a systematic scoping review«, *Alzheimer's Research and Therapy*, 2019; 11(1):1, doi: 10.1186/s13195-018-0453-0.

38 Sabia, S.; Fayosse, A.; Dumurgier, J. et al.: »Alcohol consumption and risk of dementia: 23 year follow-up of Whitehall II cohort study«, *BMJ*, 2018; 362: k2927, doi: 10.1136/bmj.k2927.

39 van Gelder, B.M.; Buijsse, B.; Tijhuis, M. et al.: »Coffee consumption is inversely associated with cognitive decline in elderly European men: the FINE Study«, *European Journal of Clinical Nutrition*, 2007; 61(2): 226–32, doi: 10.1038/ sj.ejcn.1602495.

40 Eskelinen, M.H.; Ngandu, T.; Tuomilehto, J.; Soininen, H.; Kivipelto, M.: »Midlife coffee and tea drinking and the risk of late-life dementia: a population-based CAIDE study«, *Journal of Alzheimer's Disease*, 2009; 16(1): 85–91, doi: 10.3233/JAD-2009-0920.

41 Wierzejska, R.: »Can coffee consumption lower the risk of Alzheimer's disease and Parkinson's disease? A literature review«, *Archives of Medical Science*, 2017; 13(3): 507–14, doi: 10.5114/aoms.2016.63599.

42 Jee, S.H.; He, J.; Appel, L.J.; Whelton, P.K.; Suh, I.; Klag, M.J.: »Coffee consumption and serum lipids: a meta-analysis of randomized controlled clinical trials«, *American Journal of Epidemiology*, 2001; 153(4): 353–62, doi: 10.1093/aje/153.4.353.

43 Wierzejska, R.: »Can coffee consumption lower the risk of Alzheimer's disease and Parkinson's disease? A literature review«, *Archives of Medical Science*, 2017; 13(3): 507–14, doi: 10.5114/aoms.2016.63599.

44 Rinaldi de Alvarenga, J.F.; Quifer-Rada, P.; Francetto Juliano, F. et al.: »Using extra virgin olive oil to cook vegetables enhances polyphenol and carotenoid extractability: a study applying the sofrito technique«, *Molecules*, 2019 Apr.; 24(8): 1555, doi: 10.3390/molecules24081555.

45 Kang, H.; Zhao, F.; You, L. et al.: »Pseudo-dementia: a neuropsychological review«, *Annals of Indian Academy of Neurology*, 2014; 17(2): 147–54, doi: 10.4103/0972-2327.132613.

46 Da Costa, I.M.; Freire, M.A.M.; De Paiva Cavalcanti, J.R.L. et al.: »Supplementation with Curcuma longa reverses neurotoxic and behavioral damage in models of Alzheimer's disease: a systematic review«, *Current Neuropharmacology*, 2019; 17(5): 406–21, doi: 10.2174/0929867325666180117112610.

47 Seddon, N.; D'Cunha, N.M.; Mellor, D.D.; McKune, A.J.; Georgousopoulou, E.N.; Panagiotakos, D.B. et al.: »Effects of curcumin on cognitive function – a systematic review of randomized controlled trials«, *Exploratory Research and Hypothesis in Medicine*, 2019; 4(1): 1, doi: 10.14218/ERHM.2018.00024.

48 Shoba, G.; Joy, D.; Joseph, T.; Majeed, M.; Rajendran, R.; Srinivas, P.S.: »Influence of piperine on the pharmacokinetics of curcumin in animals and human volunteers«, *Planta Medica*, 1998; 64(4): 353–56, doi: 10.1055/s-2006-957450.

49 Ng, T.P.; Chiam, P.C.; Lee, T.; Chua, H.C.; Lim, L.; Kua, E.H.: »Curry consumption and cognitive function in the elderly«, *American Journal of Epidemiology*, 2006; 164(9): 898–906, doi: 10.1093/aje/kwj267.

50 Mathuranath, P.S.; George, A.; Ranjith, N. et al.: »Incidence of Alzheimer's disease in India: a 10 years follow-up study«, *Neurology India*, 2012; 60(6): 625–30, doi: 10.4103/0028-3886.105198.

51 Pandit, C:, Sai Latha, S.; Usha Rani, T.; Anilakumar, K.R.: »Pepper and cinnamon improve cold induced cognitive impairment via increasing non-shivering thermogenesis; a study«, *International Journal of Hyperthermia*, 2018; 35(1): 518–27, doi: 10.1080/02656736.2018.1511835.

52 Akhondzadeh, S.; Sabet, M.S.; Harirchian, M.H. et al.: »Saffron in the treatment of patients with mild to moderate Alzheimer's disease: a 16-week, randomized and placebo-controlled trial«, *Journal of Clinical Pharmacy and Therapeutics*, 2010; 35(5): 581–88, doi: 10.1111/j.1365-2710.2009.01133.x.

53 Diego, M.A.; Jones, N.A.; Field, T. et al.: »Aromatherapy positively affects mood, EEG patterns of alertness and math computations«, *International Journal of Neuroscience*, 1998; 96(3–4): 217–24, doi: 10.3109/00207459808986469.

54 Moss, M.; Oliver, L.: »Plasma 1,8-cineole correlates with cognitive performance following exposure to rosemary essential oil aroma«, *Therapeutic Advances in Psychopharmacology*, 2012; 2(3): 103–13, doi: 10.1177/2045125312436573.

55 Moss, M.; Cook, J.; Wesnes, K.; Duckett, P.: »Aromas of rosemary and lavender essential oils differentially affect cognition and mood in healthy adults«, *International Journal of Neuroscience*, 2003; 113(1): 15–38, doi: 10.1080/00207450390161903.

56 Saenghong, N.; Wattanathorn, J.; Muchimapura, S. et al.: »Zingiber officinale improves cognitive function of the middle-aged healthy women. Evidence-Based Complementary and Alternative Medicine«, 2012; 2012: 383062, doi: 10.1155/2012/383062.

57 Zeng, G.F.; Zhang, Z.Y.; Lu, L.; Xiao, D.Q.; Zong, S.H.; He, J.M.: »Protective effects of ginger root extract on Alzheimer disease-induced behavioral dysfunction in rats«, *Rejuvenation Research*, 2013; 16(2): 124–33, doi: 10.1089/rej.2012.1389; Azam, F.; Amer, A.M.; Abulifa, A.R.; Elzwawi, M.M.: »Ginger components as new leads for the design and development of novel multi-targeted anti-Alzheimer's drugs: a computational investigation«, *Drug Design, Development and Therapy*, 2014; 8: 2045–59, doi: 10.2147/DDDT.S67778.

58 Lopresti, A.L.: »Salvia (sage): a review of its potential cognitive-enhancing and protective effects«, *Drugs in R&D*, 2017; 17(1): 53–64, doi: 10.1007/s40268-016-0157-5.

59 Tildesley, N.T.; Kennedy, D.O.; Perry, E.K. et al.: »Salvia lavandulaefolia (Spanish sage) enhances memory in healthy young volunteers«, *Pharmacology, Biochemistry, and Behavior*, 2003; 75(3): 669–74; Tildesley, N.T.; Kennedy, D.O.; Perry, E.K.; Ballard, C.G.; Wesnes, K.A.; Scholey, A.B.: »Positive modulation of mood and cognitive performance following administration of acute doses of Salvia lavandulaefolia essential oil to healthy young volunteers«, *Physiology and Behavior*, 2005; 83(5): 699–709.

60 Kennedy, D.O.; Pace, S.; Haskell, C.; Okello, E.J.; Milne, A.; Scholey, A.B.: »Effects of cholinesterase inhibiting sage (Salvia officinalis) on mood, anxiety and performance on a psychological stressor battery«, *Neuropsychopharmacology*, 2006; 31(4): 845–52.

61 Morris, M.C.; Tangney, C.C.; Wang, Y.; Sacks, F.M.; Bennett, D.A.; Aggarwal, N.T.: »MIND diet associated with reduced incidence of Alzheimer's disease«, *Alzheimer's and Dementia*, 2015; 11(9): 1007–14, doi: 10.1016/j.jalz.2014.11.009.

62 Challa, H.J.; Tadi, P.; Uppaluri, K.R.: »DASH Diet (Dietary Approaches to Stop Hypertension)«

in *StatPearls* [online]. Treasure Island, FL: StatPearls Publishing; 2019 Jan. https://www.ncbi.nlm.nih.gov/books/NBK482514/.

63 Morris, M.C.; Tangney, C.C.; Wang, Y.; Sacks, F.M.; Bennett, D.A.; Aggarwal, N.T.: »MIND diet associated with reduced incidence of Alzheimer's disease«, *Alzheimer's and Dementia*, 2015; 11(9): 1007–14, doi: 10.1016/j.jalz.2014.11.009.

64 Hosking, D.E.; Eramudugolla, R.; Cherbuin, N.; Anstey, K.J.: »MIND not Mediterranean diet related to 12-year incidence of cognitive impairment in an Australian longitudinal cohort study«, *Alzheimer's and Dementia*, 2019; 15(4): 581–89, doi: 10.1016/j.jalz.2018.12.011.

65 Agarwal, P.; Wang, Y.; Buchman, A.S.; Holland, T.M.; Bennett, D.A.; Morris, M.C.: »MIND diet associated with reduced incidence and delayed progression of Parkinsonism in old age«, *Journal of Nutrition, Health and Aging*, 2018; 22(10): 1211–15, doi: 10.1007/s12603-018-1094-5.

66 Morris, M.C.; Tangney, C.C.; Wang, Y. et al.: »MIND diet slows cognitive decline with aging«, *Alzheimer's and Dementia*, 2015; 11(9): 1015–22, doi: 10.1016/j.jalz.2015.04.011.

67 Theoharides, T.C.; Stewart, J.M.; Hatziagelaki, E.; Kolaitis, G.: »Brain fog, inflammation and obesity: key aspects of neuropsychiatric disorders improved by luteolin«, *Frontiers in Neuroscience*, 2015; 9: 225, doi: 10.3389/ fnins.2015.00225.

68 Rao, S.S.C.; Rehman, A.; Yu, S.; Andino, N.M.: »Brain fogginess, gas and bloating: a link between SIBO, probiotics and metabolic acidosis«, *Clinical and Translational Gastroenterology*, 2018; 9(6): 162.

69 Harper, L.; Bold, J.: »An exploration into the motivation for gluten avoidance in the absence of coeliac disease«, *Gastroenterology and Hepatology from Bed to Bench*, 2018; 11(3): 259–68.

70 Kato-Kataoka, A.; Sakai, M.; Ebina, R.; Nonaka, C.; Asano, T.; Miyamori, T.: »Soybean-derived phosphatidylserine improves memory function of the elderly Japanese subjects with memory complaints«, *Journal of Clinical Biochemistry and Nutrition*, 2010; 47(3): 246–55, doi: 10.3164/jcbn.10-62.

71 Fioravanti, M.; Buckley, A.E.: »Citicoline (Cognizin) in the treatment of cognitive impairment«, *Clinical Interventions in Aging*, 2006; 1(3): 247–51, doi: 10.2147/ciia.2006.1.3.247.

7. Kapitel

1 Goodwin, G.M.: »The overlap between anxiety, depression, and obsessive-compulsive disorder«, *Dialogues in Clinical Neuroscience*, 2015; 17(3): 249–60.

2 Pallanti, S.; Grassi, G.; Sarrecchia, E.D.; Cantisani, A.; Pellegrini, M.: »Obsessive-compulsive disorder comorbidity: clinical assessment and therapeutic implications«, *Frontiers in Psychiatry*, 2011; 2, doi: 10.3389/fpsyt.2011.00070.

3 Kantak, P.A.; Bobrow, D.N.; Nyby, J.G.: »Obsessive-compulsive-like behaviors in house mice are attenuated by a probiotic (Lactobacillus rhamnosus GG). *Behavioural Pharmacology*, 2014; 25(1): 71–79, doi: 10.1097/fbp.0000000000000013.

4 Jung, T.D.; Jung, P.S.; Raveendran, L. et al.: »Changes in gut microbiota during development of compulsive checking and locomotor sensitization induced by chronic treatment with the dopamine agonist quinpirole«, *Behavioural Pharmacology*, 2018; 29(2–3; special issue): 211–24.

5 Turna, J.; Grosman Kaplan, K.; Anglin, R.; Van Ameringen, M.: »What's bugging the gut in OCD? A review of the gut microbiome in obsessive-compulsive disorder«, *Depression and Anxiety*, 2015; 33(3): 171–78, doi: 10.1002/da.22454.

6 Gustafsson, P.E.; Gustafsson, P.A.; Ivarsson, T.; Nelson, N.: »Diurnal cortisol levels and cortisol response in youths with obsessive-compulsive disorder«, *Neuropsychobiology*, 2008; 57(1–2): 14–21, doi: 10.1159/000123117.

7 Rees, J.C.: »Obsessive-compulsive disorder and gut microbiota dysregulation«, *Medical Hypotheses*, 2014; 82(2): 163–66, doi: 10.1016/j.mehy.2013.11.026.

8 Real, E.; Labad, J.; Alonso, P. et al.: »Stressful life events at onset of obsessive-compulsive disorder are associated with a distinct clinical pattern«, *Depression and Anxiety*, 2011; 28(5): 367–76, doi: 10.1002/da.20792.

9 Holton, K.F.; Cotter, E.W.: »Could dietary glutamate be contributing to the symptoms ofobsessive- compulsive disorder?« *Future Science OA*, 2018; 4(3): FSO277, doi: 10.4155/fsoa-2017-0105.

10 Vlček, P.; Polák, J.; Brunovský, M.; Horáček, J.: »Correction: role of glutamatergic system in obsessive-compulsive disorder with possible therapeutic implications«, *Pharmacopsychiatry*, 2017; 51(6): e3–e3, doi: 10.1055/s-0043-121511.

11 Pittenger, C.; Bloch, M.H.; Williams, K.: »Glutamate abnormalities in obsessive compulsive disorder: neurobiology, pathophysiology, and treatment«, *Pharmacology and Therapeutics*, 2011; 132(3): 314–32, doi: 10.1016/j. pharmthera.2011.09.006.

12 Li, Y.; Zhang, C.C.; Weidacker, K. et al.: »Investigation of anterior cingulate cortex gamma-aminobutyric acid and glutamate-glutamine levels in obsessive-compulsive disorder using magnetic resonance spectroscopy«, *BMC Psychiatry*, 2019; 19(1), doi: 10.1186/s12888-019-2160-1.

13 Rodrigo, L.; Álvarez, N.; Fernández-Bustillo, E.; Salas-Puig, J.; Huerta, M.; Hernández-Lahoz, C.: »Efficacy of a gluten-free diet in the Gilles de la Tourette syndrome: a pilot study«, *Nutrients*, 2018; 10(5): 573, doi: 10.3390/ nu10050573.

14 Pennisi, M.; Bramanti, A.; Cantone, M.; Pennisi, G.; Bella, R.; Lanza, G: »Neuro physiology of the celiac brain: disentangling gut-brain connections«, *Frontiers in Neuroscience*, 2017; 11, doi: 10.3389/fnins.2017.00498.

15 Weiss, A.P.; Jenike, M.A.: »Late-onset obsessive-compulsive disorder«, *Journal of Neuropsychiatry and Clinical Neurosciences*, 2000; 12(2): 265–68, doi: 10.1176/ jnp.12.2.265.

16 Wright, R.A.; Arnold, M.B.; Wheeler, W.J.; Ornstein, P.L.; Schoepp, D.D.: »[3H] LY341495 binding to group II metabotropic glutamate receptors in rat brain«, *Journal of Pharmacology and Experimental Therapeutics*, 2001; 298(2): 453–60.

17 Berk, M.; Ng, F.; Dean, O.; Dodd, S.; Bush, A.I.: »Glutathione: a novel treatment target in psychiatry«, *Trends in Pharmacological Sciences*, 2008; 29(7): 346–51, doi: 10.1016/j. tips.2008.05.001; Ng, F.; Berk, M.; Dean, O.; Bush, A.I.: »Oxidative stress in psychiatric disorders: evidence base and therapeutic implications«, *International Journal of Neuropsychopharmacology*, 2008; 11(6), doi: 10.1017/s1461145707008401.

18 Ghanizadeh, A.; Mohammadi, M.R.; Bahraini, S.; Keshavarzi, Z.; Firoozabadi, A.; Alavi Shoshtari, A.: »Efficacy of N-acetylcysteine augmentation on obsessive compulsive disorder: a multicenter randomized double blind placebo controlled clinical trial«, *Iranian Journal of Psychiatry*, 2017; 12(2): 134–41.

19 Lafleur, D.L.; Pittenger, C.; Kelmendi, B. et al.: »N-acetylcysteine augmentation in serotonin reuptake inhibitor refractory obsessive-compulsive disorder«, *Psychopharmacology*, 2005; 184(2): 254–56, doi: 10.1007/s00213-005-0246-6.

20 Grant, J.E.; Odlaug, B.L.; Won Kim, S.: »N-acetylcysteine, a glutamate modulator, in the treatment of trichotillomania«, *Archives of General Psychiatry*, 2009; 66(7): 756, doi: 10.1001/ archgenpsychiatry.2009.60.

21 Berk, M.; Jeavons, S.; Dean, O.M. et al.: »Nail-biting stuff? The effect of N-acetyl cysteine on nail- biting«, *CNS Spectrums*, 2009; 14(7): 357–60, doi: 10.1017/s1092852900023002; Odlaug B.L.; Grant, J.E.: »N-acetyl cysteine in the treatment of grooming disorders«, *Journal of Clinical Psychopharmacology*, 2007; 27(2): 227–29, doi: 10.1097/01.jcp.0000264976.86990.00; Braun, T.L.; Patel, V.; DeBord, L.C.; Rosen, T.: »A review of N-acetylcysteine in the treatment of grooming disorders«, *International Journal of Dermatology*, 2019; 58(4): 502–10, doi: 10.1111/ijd.14371.

22 Frey, R.; Metzler, D.; Fischer, P. et al.: »Myo-inositol in depressive and healthy subjects determined by frontal 1H-magnetic resonance spectroscopy at 1.5 tesla«, *Journal of Psychiatric Research*, 1998; 32(6): 411–20, doi: 10.1016/s0022-3956(98)00033-8.

23 Fisher, S.K.; Heacock, A.M.; Agranoff, B.W.: »Inositol lipids and signal transduction in the nervous system: an update«, *Journal of Neurochemistry*, 1992; 58(1): 18–38, doi: 10.1111/j.1471-4159.1992.tb09273.x.

24 Einat, H.; Belmaker, R.: »The effects of inositol treatment in animal models of psychiatric disorders«, *Journal of Affective Disorders*, 2001; 62(1–2): 113–21, doi: 10.1016/s0165-0327(00)00355-4.

25 Fux, M.; Levine, J.; Aviv, A.; Belmaker, R.H.: »Inositol treatment of obsessive-compulsive disorder«, *American Journal of Psychiatry*, 1996; 153(9): 1219–21, doi: 10.1176/ajp.153.9.1219.

26 Fux, M.; Benjamin, J.; Belmaker, R.H.: »Inositol versus placebo augmentation of serotonin reuptake inhibitors in the treatment of obsessive-compulsive disorder: a double-blind cross-over study«, *International Journal of Neuropsychopharmacology*, 1999; 2(3): 193–95, doi: 10.1017/s1461145799001546.

27 Albelda, N.; Bar-On, N.; Joel, D.: »The role of NMDA receptors in the signal attenuation rat model of obsessive-compulsive disorder«, *Psychopharmacology*, 2010; 210(1): 13–24, doi: 10.1007/s00213-010-1808-9; Singer, H.S.; Morris, C.; Grados, M.: »Glutamatergic modulatory therapy for Tourette syndrome«, *Medical Hypotheses*, 2010; 74(5): 862–67, doi: 10.1016/j.mehy.2009.11.028.

28 Greenberg, W.M.; Benedict, M.M.; Doerfer, J. et al.: »Adjunctive glycine in the treatment of obsessive-compulsive disorder in adults«, *Journal of Psychiatric Research*, 2009; 43(6): 664–70, doi: 10.1016/j.jpsychires.2008.10.007.

29 Cleveland, W.L.; DeLaPaz, R.L.; Fawwaz, R.A.; Challop, R.S.: »High-dose glycine treatment of refractory obsessive-compulsive disorder and body dysmorphic disorder in a 5-year period«, *Neural Plasticity*, 2009; 2009: 1–25, doi: 10.1155/2009/768398.

30 Mazzio, E.; Harris, N.; Soliman, K.: »Food constituents attenuate monoamine oxidase activity and peroxide levels in C6 astrocyte cells«, *Planta Medica*, 1998; 64(7): 603–6, doi: 10.1055/s-2006-957530.

31 Sayyah, M.; Boostani, H.; Pakseresht, S.; Malayeri, A.: »Comparison of Silybum marianum (L.) Gaertn. with fluoxetine in the treatment of obsessive-compulsive disorder«, *Progress in Neuro-Psychopharmacology and Biological Psychiatry*, 2010; 34(2): 362–65, doi: 10.1016/j.pnpbp.2009.12.016.

32 Hermesh, H.; Weizman, A.; Shahar, A.; Munitz, H.: »Vitamin B12 and folic acid serum levels in obsessive compulsive disorder«, *Acta Psychiatrica Scandinavica*, 1988; 78(1): 8–10, doi: 10.1111/j.1600-0447.1988.tb06294.x; Ozdemir, O.; Turksoy, N.; Bilici, R. et al.: »Vitamin B12, folate, and homocysteine levels in patients with obsessive-compulsive disorder«, *Neuropsychiatric Disease and Treatment*, September 2014: 1671, doi: 10.2147/ndt.s67668.

33 Sharma, V.; Biswas, D.: »Cobalamin deficiency presenting as obsessive compulsive disorder: case report«, *General Hospital Psychiatry*, 2012; 34(5): 578.e7–578.e8, doi: 10.1016/j.genhosppsych.2011.11.006.

34 Watanabe, F.; Yabuta, Y.; Bito, T.; Teng, F.: »Vitamin B12-containing plant food sources for vegetarians«, *Nutrients*, 2014; 6(5): 1861–73, doi: 10.3390/nu6051861.

35 Watanabe, F.; Katsura, H.; Takenaka, S. et al.: »Pseudovitamin B12 is the predominant cobamide of an algal health food, spirulina tablets«, *Journal of Agricultural and Food Chemistry*, 1999; 47(11): 4736–41, doi: 10.1021/ jf990541b.

36 Chimakurthy, J.; Murthy, T.E.: »Effect of curcumin on quinpirole induced compulsive checking: an approach to determine the predictive and construct validity of the model«, *North American Journal of Medical Sciences*, 2010; 2(2): 81–86.

37 Depa, J.; Barrada, J.; Roncero, M: »Are the motives for food choices different in orthorexia nervosa and healthy orthorexia? Nutrients. 2019; 11(3):697, doi: 10.3390/nu11030697.

38 Turner, P.G.; Lefevre, C.E.: »Instagram use is linked to increased symptoms of orthorexia nervosa«, Eating and Weight Disorders – Studies on Anorexia, Bulimia and Obesity. 2017; 22(2): 277–84, doi: 10.1007/s40519-017-0364-2.

39 Contesini, N.; Adami, F.; Blake, M. et al.: »Nutritional strategies of physically active subjects with muscle dysmorphia«, *International Archives of Medicine*, 2013; 6(1): 25, doi: 10.1186/1755-7682-6-25.

40 Position of the American Dietetic Association, Dietitians of Canada, and the American College of Sports Medicine: »Nutrition and athletic performance«, *Journal of the American Dietetic Association*, 2009; 109(3): 509–27, doi: 10.1016/j.jada.2009.01.005.

8. Kapitel

1 Bhaskar, S.; Hemavathy, D.; Prasad, S.: »Prevalence of chronic insomnia in adult patients and its correlation with medical comorbidities«, *Journal of Family Medicine and Primary Care*, 2016; 5(4): 780, doi: 10.4103/2249-4863.201153.

2 Dikeos, D.; Georgantopoulos, G.: »Medical comor bidity of sleep disorders«, *Current Opinion in Psychiatry*, 2011; 24(4): 346–54, doi: 10.1097/ yco.0b013e3283473375.

3 Li, Y.; Hao, Y.; Fan, F.; Zhang, B.: »The role of microbiome in insomnia, circadian disturbance and depression«, *Frontiers in Psychiatry*, 2018; 9, doi: 10.3389/ fpsyt.2018.00669.

4 Davies, S.K.; Ang, J.E.; Revell, V.L. et al.: »Effect of sleep deprivation on the human metabolome«, *Proceedings of the National Academy of Sciences of the United States of America*, 2014; 111(29): 10761–66, doi: 10.1073/pnas.1402663111.

5 Johnston, J.D.; Ordovás, J.M.; Scheer, F.A.; Turek, F.W.: »Circadian rhythms, metabolism, and chrononutrition in rodents and humans«, *Advances in Nutrition*, 2016; 7(2): 399–406, doi: 10.3945/an.115.010777.

6 Thaiss, C.A.; Zeevi, D.; Levy, M. et al.: »Transkingdom control of microbiota diurnal oscillations promotes metabolic homeostasis«, *Cell*, 2014; 159(3): 514–29, doi: 10.1016/j. cell.2014.09.048.

7 Thaiss, C.A.; Levy, M.; Korem, T. et al.: »Microbiota diurnal rhythmicity programs host transcriptome oscillations«, *Cell*, 2016; 167(6): 1495–1510.e12, doi: 10.1016/j.cell.2016.11.003.

8 Thaiss, C.A. et al.: »Transkingdom control of microbiota diurnal oscillations promotes metabolic homeostasis«, *Cell*, 2014; 159(3: 514–29, doi: 10.1016/j .cell.2014.09.048.

9 Kunze, K.N.; Hanlon, E.C.; Prachand, V.N.; Brady, M.J.: »Peripheral circadian misalignment: contributor to systemic insulin resistance and potential intervention to improve bariatric surgical outcomes«, *American Journal of Physiology. Regulatory, Integrative and Comparative Physiology*, 2016; 311(3): R558–R563, doi: 10.1152/ ajpregu.00175.2016.

10 Poroyko, V.A.; Carreras, A.; Khalyfa, A. et al.: »Chronic sleep disruption alters gut microbiota, induces systemic and adipose tissue inflammation and insulin resistance in mice«, *Scientific Reports*, 2016; 6(1), doi: 10.1038/srep35405.

11 Vanuytsel, T.; van Wanrooy, S.; Vanheel, H. et al.: »Psychological stress and corticotropin-releasing hormone increase intestinal permeability in humans by a mast cell-dependent mechanism«, *Gut*, 2013; 63(8): 1293–99, doi: 10.1136/gutjnl-2013-305690.

12 Ein demografisches Profil der USA: »Workers Around the Clock«, *Population Reference Bureau*, 18. September 2008. https://www.prb.org/working aroundtheclock/, abgerufen am 3. Oktober 2019.

13 Reynolds, A.C.; Paterson, J.L.; Ferguson, S.A.; Stanley, D.; Wright, K.P. jr., Dawson, D.: »The shift work and health research agenda: considering changes in gut microbiota as a pathway linking shift work, sleep loss and circadian misalignment, and metabolic disease«, *Sleep Medicine Reviews*, 2017; 34: 3–9, doi: 10.1016/j.smrv.2016.06.009.

14 Katagiri, R.; Asakura, K.; Kobayashi, S.; Suga, H.; Sasaki, S.: »Low intake of vegetables, high intake of confectionary, and unhealthy eating habits are associated with poor sleep quality among middle-aged female Japanese workers«, *Journal of Occupational Health*, 2014; 56(5): 359–68, doi: 10.1539/joh.14-0051-oa.

15 Afaghi, A; O'Connor, H.; Chow CM.High-glycemic-index carbohydrate meals shorten sleep onset«, *American Journal of Clinical Nutrition*, 2007; 85(2): 426–30, doi: 10.1093/ajcn/85.2.426.

16 St-Onge, M.-P.; Roberts, A.; Shechter, A.; Choudhury, A.R.: »Fiber and saturated fat are associated with sleep arousals and slow wave sleep«, *Journal of Clinical Sleep Medicine*, 2016; 12(1): 19–24, doi: 10.5664/jcsm.5384.

17 Shechter, A.; O'Keeffe, M.; Roberts, A.L.; Zammit, G.K.; Choudhury, A.R.; St-Onge, M.-P.: »Alterations in sleep architecture in response to experimental sleep curtailment are associated with signs of positive energy balance«, *American Journal of Physiology. Regulatory, Integrative and Comparative Physiology*, 2012; 303(9): R883–R889, doi: 10.1152/ajpregu.00222.2012.

18 Grandner, M.A.; Jackson, N.; Gerstner, J.R.; Knutson, K.L.: »Dietary nutrients associated with short and long sleep duration«, Data from a nationally representative sample«, *Appetite*, 2013; 64: 71–80.

19 Sheehan, C.M.; Frochen, S.E.; Walsemann, K.M.; Ailshire, J.A.: »Are U.S. adults reporting less sleep? Findings from sleep duration trends in the National Health Interview Survey, 2004–2017«, *Sleep*, 2018; 42(2), doi: 10.1093/sleep/zsy221.

20 Ribeiro, J.A.1, Sebastião, A.M.: »Caffeine and adenosine«, Journal of Alzheimer's Disease. 2010; 20(suppl 1): S3–15, doi: 10.3233/JAD-2010-1379.

21 Drake, C.; Roehrs, T.; Shambroom, J.; Roth, T.: »Caffeine effects on sleep taken 0, 3, or 6 hours before going to bed«, *Journal of Clinical Sleep Medicine*, November 2013, doi: 10.5664/jcsm.3170.

22 Poole, R.; Kennedy, O.J.; Roderick, P.; Fallowfield, J.A.; Hayes, P.C., Parkes, J.: »Coffee consumption and health: umbrella review of meta-analyses of multiple health outcomes«, *BMJ*, November 2017: j5024, doi: 10.1136/bmj.j5024.

23 Roehrs, T.: »Ethanol as a hypnotic in insomniacs: self administration and effects on sleep and mood«, *Neuropsychopharmacology*, 1999; 20(3): 279–86, doi: 10.1016/s0893-133x(98)00068-2.

24 Feige, B.; Gann, H.; Brueck, R. et al.: »Effects of alcohol on polysomnographically recorded sleep in healthy subjects«, *Alcoholism: Clinical and Experimental Research*, 2006; 30(9): 1527–37, doi: 10.1111/j.1530—0277.2006.00184.x.

25 Chan, J.K.M.; Trinder, J.; Andrewes, H.E.; Colrain, I.M.; Nicholas, C.L.: »The acute effects of alcohol on sleep architecture in late adolescence«, *Alcoholism: Clinical and Experimental Research*, Juni 2013: n/a-n/a, doi: 10.1111/acer.12141.

26 Rosales-Lagarde, A; Armony, J.L.; del Río-Portilla, Y.: Trejo-Martínez, D.; Conde, R.; Corsi-Cabrera, M.: »Enhanced emotional reactivity after selective REM sleep deprivation in humans: an fMRI study«, *Frontiers in Behavioral Neuroscience*, 2012; 6, doi: 10.3389/fnbeh.2012.00025.

27 Lowe, P.P.; Gyongyosi, B.; Satishchandran, A. et al.: »Reduced gut microbiome protects from alcohol-induced neuroinflammation and alters intestinal and brain inflammasome expression«, *Journal of Neuroinflammation*, 2018; 15(1), doi: 10.1186/ s12974- 018- 1328-9; Gorky, J.; Schwaber, J.: »The role of the gut-brain axis in alcohol use disorders«, *Progress in Neuro-Psychopharmacology and Biological Psychiatry*, 2016; 65: 234–41, doi: 10.1016/j.pnpbp.2015.06.013.

28 Decoeur, F.; Benmamar-Badel, A.; Leyrolle, Q.; Persillet, M.; Layé, S.; Nadjar, A.: »Dietary N-3 PUFA deficiency affects sleep-wake activity in basal condition and in response to an inflammatory challenge in mice«, *Brain, Behavior, and Immunity*, Mai 2019, doi: 10.1016/j.bbi.2019.05.016; Alzoubi, K.H.; Mayyas, F.; Abu Zamzam, H.I.: »Omega-3 fatty acids protects against chronic sleep-deprivation induced memory impairment«, *Life Sciences*, 2019; 227: 1–7, doi: 10.1016/j.lfs.2019.04.028.

29 Jahangard, L.; Sadeghi, A.; Ahmadpanah, M. et al.: »Influence of adjuvant omega-3-polyunsaturated fatty acids on depression, s leep, and emotion regulation among outpatients with major depressive disorders – results from a double-blind, randomized and placebo-controlled clinical trial«, *Journal of Psychiatric Research*, 2018; 107: 48–56, doi: 10.1016/j.jpsychires.2018.09.016.

30 Yehuda, S.; Rabinovitz, S.; Mostofsk, D.I.: »Essential fatty acids and sleep: mini-review and hypothesis«, *Medical Hypotheses*, 1998; 50(2): 139–45, doi: 10.1016/s0306-9877(98)90200-6.

31 Urade, Y.; Hayaishi, O.: »Prostaglandin D2 and sleep/wake regulation«, *Sleep Medicine Reviews*, 2011; 15(6): 411–418, doi: 10.1016/j.smrv.2011.08.003; Zhang, H.; Hamilton, J.H.; Salem, N.; Kim, H.Y.: »N-3 fatty acid deficiency in the rat pineal gland: effects on phospholipid molecular species composition and endogenous levels of melatonin and lipoxygenase products«, *Journal of Lipid Research*, 1998; 39(7): 1397–403.

32 Papandreou, C. »Independent associations between fatty acids and sleep quality among obese patients with obstructive sleep apnoea syndrome«, *Journal of Sleep Research*, 2013; 22(5): 569–72, doi: 10.1111/jsr.12043.

33 Hartmann, E.: »Effects of L-tryptophan on sleepiness and on sleep«, *Journal of Psychiatric Research*, 1982; 17(2): 107–13, doi: 10.1016/0022-3956(82)90012-7.

34 Esteban, S.; Nicolaus, C.; Garmundi, A. et al.: »Effect of orally administered l-tryptophan on serotonin, melatonin, and the innate immune response in the rat«, *Molecular and Cellular Biochemistry*, 2004; 267(1–2): 39–46, doi: 10.1023/b:mcbi.0000049363.97713.74.

35 Miyake, M.; Kirisako, T.; Kokubo, T. et al.: »Randomised controlled trial of the effects of L-ornithine on stress markers and sleep quality in healthy workers«, *Nutrition Journal*, 2014; 13(1), doi: 10.1186/1475-2891-13-53.

36 Adib-Hajbaghery, M.; Mousavi, S.N.: »The effects of chamomile extract on sleep quality among elderly people: a clinical trial«, *Complementary Therapies in Medicine*, 2017; 35: 109–14, doi: 10.1016/j.ctim.2017.09.010.

37 Hieu, T.H.; Dibas, M.; Surya Dila, K.A. et al.: »Therapeutic efficacy and safety of chamomile for state anxiety, generalized anxiety disorder, insomnia, and sleep quality: a systematic review and meta-analysis of randomized trials and quasi-randomized trials«, *Phytotherapy Research*, 2019; 33(6): 1604–15, doi: 10.1002/ptr.6349.

38 Avallone, R.; Zanoli, P.; Corsi, L.; Cannazza, G.; Baraldi, M.: »Benzodiazepine-like compounds and GABA in flower heads of Matricaria chamomilla«, *Phytotherapy Research*, 1996; 10: S177–S179.

39 Zeng, Y.; Pu, X.; Yang, J. et al.: »Preventive and therapeutic role of functional ingredients of barley grass for chronic diseases in human beings«, *OxidativeMedicine and Cellular Longevity*, 2018; 2018: 1–15, doi: 10.1155/2018/3232080.

40 Zeng, Y.; Pu. X.; Yang, J. et al.: »Preventive and therapeutic role of functional ingredients of barley grass for chronic diseases in human beings«, *Oxidative Medicine and Cellular Longevity*, 2018; 2018: 1–15, doi: 10.1155/2018/3232080.

41 Chanana, P.; Kumar, A.: »GABA-BZD receptor modulating mechanism of Panax quinquefolius against 72-h sleep deprivation induced anxiety like behavior: possible roles of oxidative stress, mitochondrial dysfunction and neuroinflammation«, *Frontiers in Neuroscience*, 2016; 10, doi: 10.3389/ fnins.2016.00084.

42 Chu, Q.-P.; Wang, L.-E.; Cui, X.-Y. et al.: »Extract of Ganoderma lucidum potentiates pentobarbital-induced sleep via a GABAergic mechanism«, *Pharmacology Biochemistry and Behavior*, 2007; 86(4): 693–98, doi: 10.1016/j. pbb.2007.02.015.

43 Kim, H.D.; Hong, K.-B.; Noh, D.O.; Suh, H.J.: »Sleep-inducing effect of lettuce (Lactuca sativa) varieties on pentobarbital-induced sleep«, *Food Science and Biotechnology*, 2017; 26(3): 807–14, doi: 10.1007/s10068-017-0107-1.

44 Kelley, D.; Adkins, Y.; Laugero, K.: »A review of the health benefits of cherries«, *Nutrients*, 2018; 10(3): 368, doi: 10.3390/nu10030368.

45 Pigeon, W.R.; Carr, M.; Gorman, C.; Perlis, M.L.: »Effects of a tart cherry juice beverage on the sleep of older adults with insomnia: a pilot study«, *Journal of Medicinal Food*, 2010; 13(3):579–83, doi: 10.1089/jmf.2009.0096.

46 Losso, J.N.; Finley, J.W.; Karki, N. et al.: »Pilot study of the tart cherry juice for the treatment of insomnia and investigation of mechanisms«, *American Journal of Therapeutics*, 2018; 25(2): e194–e201, doi: 10.1097/mjt.0000000000000584.

47 Sears, B.: »Anti-inflammatory diets«, *Journal of the American College of Nutrition*, 2015; 34(suppl 1): 14–21, doi: 10.1080/07315724.2015.1080105.

48 Pérez-Jiménez, J.; Neveu, V.; Vos, F.; Scalbert, A.: »Identification of the 100 richest dietary sources of polyphenols: an application of the Phenol-Explorer database«, *European Journal of Clinical Nutrition*, 2010; 64(S3): S112–S120, doi: 10.1038/ejcn.2010.221.

49 Mellen, P.B.; Daniel, K.R.; Brosnihan, K.B.; Hansen, K.J.; Herrington, D.M.: »Effect of muscadine grape seed supplementation on vascular function in subjects with or at risk for cardiovascular disease: a randomized crossover trial«, *Journal of the American College of Nutrition*, 2010; 29(5): 469–75.

50 Ricker, M.A.; Haas, W.C.: »Anti-inflammatory diet in clinical practice: a review«, *Nutrition in Clinical Practice*, 2017; 32(3): 318–25, doi: 10.1177/0884533617700353.

51 Joseph, P.; Abey, S.; Henderson, W.: »Emerging role of eutsc-epigenetics in inflammation and cancer«, *Oncology Nursing Forum*, 2016; 43(6): 784–88, doi: 10.1188/16.onf.784–788.

52 Cox, I.M.; Campbell, M.J.; Dowson, D.: »Red blood cell magnesium and chronic fatigue syndrome«, *Lancet*, 1991; 337(8744): 757–60, doi: 10.1016/0140-6736(91)91371-z.

53 Cheng, S.-M.; Yang, D.-Y.; Lee, C.-P. et al.: »Effects of magnesium sulfate on dynamic changes of brain glucose and its metabolites during a short-term forced swimming in gerbils«, *European Journal of Applied Physiology*, 2007; 99(6): 695–99, doi: 10.1007/s00421-006-0374-7.

54 Watkins, J.H.; Nakajima, H.; Hanaoka, K.; Zhao, L.; Iwamoto, T.; Okabe, T.: »Effect of zinc

on strength and fatigue resistance of amalgam«, *Dental Materials*, 1995; 11(1): 24–33, doi: 10.1016/0109-5641(95)80005-0; Ribeiro, S.M.F.; Braga, C.B.M.; Peria, F.M.; Martinez, E.Z.; Rocha, J.J.R.D.; Cunha, S.F.C.: »Effects of zinc supplementation on fatigue and quality of life in patients with colorectal cancer«, *Einstein* (São Paulo). 2017; 15(1): 24–28, doi: 10.1590/s1679-45082017ao3830.

55 Heap, L.C.; Peters, T.J.; Wessely, S.: »Vitamin B status in patients with chronic fatigue syndrome«, *Journal of the Royal Society of Medicine*, 1999; 92(4): 183–85.

56 Kirksey, A.; Morré, D.M.; Wasynczuk, A.Z.: »Neuronal development in vitamin B6 deficiency«, *Annals of the New York Academy of Sciences*, 1990; 585 (1 Vitamin B6): 202–18, doi: 10.1111/j.1749-6632.1990.tb28054.x.

57 Jacobson, W.; Saich, T.; Borysiewicz, L.K.; Behan, W.M.H.; Behan, P.O.; Wreghitt, T.G.: »Serum folate and chronic fatigue syndrome«, *Neurology*, 1993; 43(12): 2645–47, doi: 10.1212/wnl.43.12.2645.

58 Mahmood, L.: »The metabolic processes of folic acid and vitamin B12 deficiency«, *Journal of Health Research and Reviews*, 2014; 1(1): 5, doi: 10.4103/2394-2010.143318.

59 Tweet, M.S.; Polga, K.M.: »44-year-old man with shortness of breath, fatigue, and paresthesia«, *Mayo Clinic Proceedings*, 2010; 85(12): 1148–51, doi: 10.4065/ mcp.2009.0662.

60 Huijts, M.; Duits, A.; Staals, J.; van Oostenbrugge, R.J.: »Association of vitamin B12 deficiency with fatigue and depression after lacunar stroke«, De Windt, L.J., ed., *PloS One*, 2012; 7(1): e30519, doi: 10.1371/journal.pone.0030519.

61 Chan, C.Q.H.; Low, L.L.; Lee, K.H.: »Oral vitamin B12 replacement for the treatment of pernicious anemia«, *Frontiers in Medicine*, 2016; 3, doi: 10.3389/ fmed.2016.00038.

62 »Does vitamin C influence neurodegenerative diseases and psychiatric disorders?«, *Nutrients*, 2017; 9(7): 659, doi: 10.3390/nu9070659.

63 Anjum, I.; Jaffery, S.S.; Fayyaz, M.; Samoo, Z.; Anjum, S.: »The role of vitamin D in brain health: a mini literature review«, *Cureus*, Juli 2018, doi: 10.7759/ cureus.2960.

64 Neale, R.E.; Khan, S.R.; Lucas, R.M.; Waterhouse, M.; Whiteman, D.C.; Olsen, C.M.: »The effect of sunscreen on vitamin D: a review«, *British Journal of Dermatology*, Juli 2019, doi: 10.1111/bjd.17980.

65 Traber, M.G.: »Vitamin E inadequacy in humans: causes and consequences«, *Advances in Nutrition*, 2014; 5(5): 503–14, doi: 10.3945/an.114.006254.

66 Hsu, Y.-J.; Huang, W.-C.; Chiu, C.-C. et al.: »Capsaicin supplementation reduces physical fatigue and improves exercise performance in mice«, *Nutrients*, 2016; 8(10): 648, doi: 10.3390/nu8100648.

67 Janssens, P. LHR; Hursel, R.; Martens, E.A.P.; Westerterp-Plantenga, M.S.: »Acute effects of capsaicin on energy expenditure and fat oxidation in negative energy balance«, Tomé, D., ed., *PloS One*, 2013; 8(7): e67786, doi: 10.1371/ journal.pone.0067786.

68 Fattori, V.; Hohmann, M.; Rossaneis, A.; Pinho-Ribeiro, F.; Verri W: »Capsaicin: current understanding of its mechanisms and therapy of pain and other pre-clinical and clinical uses«, *Molecules*, 2016; 21(7): 844, doi: 10.3390/ molecules21070844.

69 Zheng, J.; Zheng, S.; Feng, Q.; Zhang, Q.; Xiao, X.: »Dietary capsaicin and its anti-obesity potency: from mechanism to clinical implications«, *Bioscience Reports*, 2017; 37(3): BSR20170286, doi: 10.1042/bsr20170286.

70 Gregersen, N.T.; Belza, A.; Jensen, M.G. et al.: »Acute effects of mustard, horseradish, black pepper and ginger on energy expenditure, appetite, ad libitum energy intake and energy balance in human subjects«, *British Journal of Nutrition*, 2012; 109(3): 556–63, doi: 10.1017/s0007114512001201.

71 Rahman, M.; Yang, D.K.; Kim, G.-B.; Lee, S.-J.; Kim, S.-J.: »Nigella sativa seed extract attenuates the fatigue induced by exhaustive swimming in rats«, *Biomedical Reports*, 2017; 6(4): 468–74, doi: 10.3892/br.2017.866; Yimer, E.M.; Tuem, K.B.; Karim, A.; Ur-Rehman, N.; Anwar, F.: »Nigella sativa L. (black cumin): a promising natural remedy for wide range of illnesses«, *Evidence-Based Complementary and Alternative Medicine*, 2019; 2019: 1–16, doi: 10.1155/2019/1528635.

72 Huang, W.-C.; Chiu, W.-C.; Chuang, H.-L. et al.: »Effect of curcumin supplementation on physiological fatigue and physical performance in mice«, *Nutrients*, 2015; 7(2): 905–21, doi: 10.3390/nu7020905.

9. Kapitel

1 Insel, T.: »Post by Former NIMH Director Thomas Insel: Transforming Diagnosis«, *National Institute of Mental Health*, 29. April 2013. https:// www.nimh.nih.gov/about/directors/thomas-insel/blog/2013/transforming-diagnosis.shtml, abgerufen am 4. Oktober 2019.

2 Lynham, A.J.; Hubbard, L.; Tansey, K.E. et al.: »Examining cognition across the bipolar/schizophrenia diagnostic spectrum«, *Journal of Psychiatry and Neuroscience*, 2018; 43(4): 245–53, doi: 10.1503/jpn.170076.

3 Leboyer, M.; Soreca, I.; Scott, J. et al.: »Can bipolar disorder be viewed as a multi-system inflammatory disease?« *Journal of Affective Disorders*, 2012; 141(1): 1–10, doi: 10.1016/j.jad.2011.12.049.

4 Tseng, P.-T.; Zeng, B.-S.; Chen, Y.-W.; Wu, M.-K.; Wu, C.-K.; Lin, P.-Y.: »A meta-analysis and systematic review of the comorbidity between irritable bowel syndrome and bipolar disorder«, *Medicine*, 2016; 95(33): e4617, doi: 10.1097/md.0000000000004617.

5 Legendre, T.; Boudebesse, C.; Henry, C.; Etain, B.: »Antibiomania: penser au syndrome maniaque secondaire à une antibiothérapie«, L'Encéphale. 2017; 43(2): 183–86, doi: 10.1016/j.encep.2015.06.008.

6 Gao, J.: »Correlation between anxiety-depression status and cytokines in diarrhea-predominant irritable bowel syndrome«, *Experimental and Therapeutic Medicine*, 2013; 6(1): 93–96, doi: 10.3892/etm.2013.1101.

7 Liu, L.; Zhu, G.: »Gut-brain axis and mood disorder«, *Frontiers in Psychiatry*, 2018; 9, doi: 10.3389/fpsyt.2018.00223.

8 Evans, S.J.; Bassis, C.M.; Hein, R. et al.: »The gut microbiome composition associates with bipolar disorder and illness severity«, *Journal of Psychiatric Research*, 2017; 87: 23–29, doi: 10.1016/j.jpsychires.2016.12.007.

9 Lyte, M.: »Probiotics function mechanistically as delivery vehicles for neuroactive compounds: microbial endocrinology in the design and use of probiotics«, *BioEssays*, 2011; 33(8): 574–581, doi: 10.1002/bies.201100024; Barrett, E.; Ross, R.P.; O'Toole, P.W.; Fitzgerald, G.F., Stanton C: »γ-Aminobutyric acid production by culturable bacteria from the human intestine«, *Journal of Applied Microbiology*, 2012; 113(2): 411–17, doi: 10.1111/j.1365-2672.2012.05344.x.

10 Machado-Vieira, R.; Manji, H.K.; Zarate, Jr. C.A.: »The role of lithium in the treatment of bipolar disorder: convergent evidence for neurotrophic effects as a unifying hypothesis«, *Bipolar Disorders*, 2009; 11: 92–109, doi: 10.1111/j.1399-5618.2009.00714.x.

11 Jacka, F.N.; Pasco, J.A.; Mykletun, A. et al.: »Diet quality in bipolar disorder in a population-based sample of women«, *Journal of Affective Disorders*, 2011; 129(1–3): 332–37, doi: 10.1016/j.jad.2010.09.004.

12 Elmslie, J.L.; Mann, J.I.; Silverstone, J.T.; Williams, S.M.; Romans, S.E.: »Determinants of overweight and obesity in patients with bipolar disorder«, *Journal of Clinical Psychiatry*, 2001; 62(6): 486–91, doi: 10.4088/jcp.v62n0614.

13 Noguchi, R.; Hiraoka, M.; Watanabe, Y.; Kagawa, Y.: »Relationship between dietary patterns and depressive symptoms: difference by gender, and unipolar and bipolar depression«, *Journal of Nutritional Science and Vitaminology*, 2013; 59(2): 115–22, doi: 10.3177/jnsv.59.115; Noaghiul, S.; Hibbeln, J.R.: »Cross-national comparisons of seafood consumption and rates of bipolar disorders«, *American Journal of Psychiatry*, 2003; 160(12): 2222–27, doi: 10.1176/appi.ajp.160.12.2222.

14 Łojko, D.; Stelmach-Mardas, M.; Suwalska, A.: »Diet quality and eating patterns in euthymic bipolar patients«, *European Review for Medical and Pharmacological Sciences*, 2019; 23(3): 1221–38, doi: 10.26355/eurrev_201902_17016; McElroy, S.L.; Crow, S.; Biernacka, J.M. et al.: »Clinical phenotype of bipolar disorder with comorbid binge eating disorder«, *Journal of Affective Disorders*, 2013; 150(3): 981–86, doi: 10.1016/j.jad.2013.05.024.

15 Melo, M.C.A.; de Oliveira Ribeiro, M.; de Araújo, C.F.C.; de Mesquita L.M.F.; de Bruin, P.F.C.; de Bruin, V.M.S.: »Night eating in bipolar disorder«, *Sleep Medicine*, 2018, Aug.; 48: 49–52, doi: 10.1016/j.sleep.2018.03.031.

16 Bauer, I.E.; Gálvez, J.F.; Hamilton, J.E. et al.: »Lifestyle interventions targeting dietary habits and exercise in bipolar disorder: a systematic review«, *Journal of Psychiatric Research*, 2016; 74: 1–7, doi: 10.1016/j.jpsychires.2015.12.006.

17 Brietzke, E.; Mansur, R.B.; Subramaniapillai, M. et al.: »Ketogenic diet as a metabolic therapy for mood disorders: evidence and developments«, *Neuroscience and Biobehavioral Reviews*, 2018; 94: 11–16, doi: 10.1016/j.neubiorev.2018.07.020; Phelps, J.R.; Siemers, S.V.; El-Mallakh, R.S.: »The ketogenic diet for type II bipolar disorder«, *Neurocase*, 2013; 19(5): 423–26, doi: 10.1080/135 54794.2012.690421.

18 Campbell, I.H.; Campbell, H.: »Ketosis and bipolar disorder: controlled analytic study of online reports«, *BJPsych Open*, 2019; 5(4), doi: 10.1192/bjo.2019.49.

19 Brietzke, E.; Mansur, R.B.; Subramaniapillai, M. et al.: »Ketogenic diet as a metabolic therapy for mood disorders: evidence and developments«, *Neuroscience and Biobehavioral Reviews*, 2018; 94: 11–16, doi: 10.1016/j. neubiorev.2018.07.020.

20 Kim, Y.; Santos, R.; Gage, F.H.; Marchetto, M.C.: »Molecular mechanisms of bipolar disorder: progress made and future challenges«, *Frontiers in Cellular Neuroscience*, 2017; 11, doi: 10.3389/fncel.2017.00030.

21 Malinauskas, B.M.; Aeby, V.G.; Overton, R.F.; Carpenter-Aeby, T.; Barber-Heidal, K.: »A survey of energy drink consumption patterns among college students«, *Nutrition Journal*, 2007; 6(1), doi: 10.1186/1475-2891-6-35.

22 Rizkallah, É.; Bélanger, M.; Stavro, K. et al.: »Could the use of energy drinks induce manic or depressive relapse among abstinent substance use disorder patients with comorbid bipolar spectrum disorder?« *Bipolar Disorders*, 2011; 13(5–6): 578–80, doi: 10.1111/j.1399-5618.2011.00951.x; Kiselev, B.M.; Shebak, S.S.; Milam, T.R.: »Manic episode following ingestion of caffeine pills«, *Primary Care Companion for CNS Disorders*, Juni 2015, doi: 10.4088/ pcc.14l01764.

23 Winston, A.P.; Hardwick, E.; Jaberi, N.: »Neuropsychiatric effects of caffeine«, *Advances in Psychiatric Treatment*, 2005; 11(6): 432–39, doi: 10.1192/ apt.11.6.432; Lorist, M.M.; Tops, M.: »Caffeine, fatigue, and cognition«, *Brain and Cognition*, 2003; 53(1): 82–94.

24 Kiselev, B.M.; Shebak, S.S.; Milam, T.R.: »Manic episode following ingestion of caffeine pills«, *Primary Care Companion for CNS Disorders*, Juni 2015, doi: 10.4088/pcc.14l01764.

25 Johannessen, L.; Strudsholm, U.; Foldager, L.; Munk-Jørgensen P: »Increased risk of hypertension in patients with bipolar disorder and patients with anxiety compared to

background population and patients with schizophrenia«, *Journal of Affective Disorders*, 2006; 95(1–3): 13–17, doi: 10.1016/j. jad.2006.03.027; Rihmer, Z.; Gonda, X.; Dome, P.: »Is mania the hypertension of the mood? Discussion of a hypothesis«, *Current Neuropharmacology*, 2017; 15(3): 424–33, doi: 10.2174/1570159x14666160902145635.

26 Dickerson, F.; Stallings, C.; Origoni, A.; Vaughan, C.; Khushalani, S.; Yolken, R.: »Markers of gluten sensitivity in acute mania: a longitudinal study«, *Psychiatry Research*, 2012; 196(1): 68–71, doi: 10.1016/j.psychres.2011.11.007.

27 Severance, E.G.; Gressitt, K.L.; Yang, S. et al.: »Seroreactive marker for inflammatory bowel disease and associations with antibodies to dietary proteins in bipolar disorder«, *Bipolar Disorders*, 2013; 16(3): 230–40, doi: 10.1111/bdi.12159.

28 Goldstein, B.I.; Velyvis V.P.; Parikh, S.V.: »The association between moderate alcohol use and illness severity in bipolar disorder«, *Journal of Clinical Psychiatry*, 2006; 67(1): 102–6, doi: 10.4088/jcp.v67n0114.

29 Jaffee, W.B.; Griffin, M.L.; Gallop, R. et al.: »Depression precipitated by alcohol use in patients with co-occurring bipolar and substance use disorders«, *Journal of Clinical Psychiatry*, 2008; 70(2): 171–76, doi: 10.4088/jcp.08m04011; Manwani, S.G.; Szilagyi, K.A.; Zablotsky, B.; Hennen, J.; Griffin, M.L.; Weiss, R.D.: »Adherence to pharmacotherapy in bipolar disorder patients with and without co-occurring substance use disorders«, *Journal of Clinical Psychiatry*, 2007; 68(8): 1172–76, doi: 10.4088/jcp.v68n0802.

30 van Zaane, J.; van den Brink, W. Draisma, S.; Smit, J.H.; Nolen, W.A.: »The effect of moderate and excessive alcohol use on the course and outcome of patients with bipolar disorders«, *Journal of Clinical Psychiatry*, 2010; 71(7): 885–93, doi: 10.4088/jcp.09m05079gry; Ostacher, M.J.; Perlis, R.H.; Nierenberg, A.A. et al.: »Impact of substance use disorders on recovery from episodes of depression in bipolar disorder patients: prospective data from the Systematic Treatment Enhancement Program for Bipolar Disorder (STEP-BD)«, *American Journal of Psychiatry*, 2010; 167(3): 289–97, doi: 10.1176/appi. Ajp.2009.09020299.

31 Bailey, D.G.; Dresser, G.; Arnold, J.M.O.: »Grapefruit-medication interactions: forbidden fruit or avoidable consequences?«, *Canadian Medical Association Journal*, 2012; 185(4): 309–16, doi: 10.1503/cmaj.120951.

32 Noaghiul, S.; Hibbeln, J.R.: »Cross-national comparisons of seafood consumption and rates of bipolar disorders«, *American Journal of Psychiatry*, 2003; 160(12): 2222–27, doi: 10.1176/appi.ajp.160.12.2222.

33 Sarris, J.; Mischoulon, D.; Schweitzer, I.: »Omega-3 for bipolar disorder«, *Journal of Clinical Psychiatry*, 2011; 73(1): 81–86, doi: 10.4088/jcp.10r06710.

34 Bauer, I.E.; Green, C.; Colpo, G.D. et al.: »A double-blind, randomized, placebo-controlled study of aspirin and N-acetylcysteine as adjunctive treatments for bipolar depression«, *Journal of Clinical Psychiatry*, 2018; 80(1), doi: 10.4088/ jcp.18m12200.

35 Berk, M.; Turner, A.; Malhi, G.S. et al.: »A randomised controlled trial of a mitochondrial therapeutic target for bipolar depression: mitochondrial agents, N-acetylcysteine, and placebo«, *BMC Medicine*, 2019; 17(1), doi: 10.1186/s12916-019-1257-1.

36 Nierenberg, A.A.; Montana, R.; Kinrys, G.; Deckersbach, T.; Dufour, S.; Baek, J.H.: »L-methylfolate for bipolar I depressive episodes: an open trial proof-of-concept registry«, *Journal of Affective Disorders*, 2017; 207: 429–33, doi: 10.1016/j.jad.2016.09.053.

37 Coppen, A.; Chaudhry, S.; Swade, C.: »Folic acid enhances lithium prophylaxis«, *Journal of Affective Disorders*, 1986; 10(1): 9–13, doi: 10.1016 / 0165-0327(86)90043-1.

38 Sharpley, A.L.; Hockney, R.; McPeake, L.; Geddes, J.R.; Cowen, P.J.: »Folic acid supplementation for prevention of mood disorders in young people at familial risk: a randomised, double blind,

placebo controlled trial«, *Journal of Affective Disorders*, 2014; 167: 306–11, doi: 10.1016/j.jad.2014.06.011.

39 Behzadi, A.H.; Omrani, Z.; Chalian, M.; Asadi, S.; Ghadiri, M.: »Folic acid efficacy as an alternative drug added to sodium valproate in the treatment of acute phase of mania in bipolar disorder: a double-blind randomized controlled trial«, *Acta Psychiatrica Scandinavica*, 2009; 120(6): 441–45, doi: 10.1111/j.1600-0447.2009.01368.x.

40 Heiden, A.; Frey, R.; Presslich, O.; Blasbichler, T.; Smetana, R.; Kasper, S.: »Treatment of severe mania with intravenous magnesium sulphate as a supplementary therapy«, *Psychiatry Research*, 1999; 89(3): 239– 46, doi: 10.1016/s0165-1781(99)00107-9.

41 Chouinard, G.; Beauclair, L.; Geiser, R.; Etienne, P.: »A pilot study of magnesium aspartate hydrochloride (Magnesiocard®) as a mood stabilizer for rapid cycling bipolar affective disorder patients«, *Progress in Neuro-Psychopharmacology and Biological Psychiatry*, 1990; 14(2): 171–80, doi: 10.1016/ 0278-5846(90)90099-3.

42 Siwek, M.; Sowa-Kućma, M.; Styczeń, K. et al.: »Decreased serum zinc concentration during depressive episode in patients with bipolar disorder«, *Journal of Affective Disorders*, 2016; 190: 272–77, doi: 10.1016/j.jad.2015.10.026.

43 Millett, C.E.; Mukherjee, D.; Reider, A. et al.: »Peripheral zinc and neopterin concentrations are associated with mood severity in bipolar disorder in a gender-specific manner«, *Psychiatry Research*, 2017; 255: 52–58, doi: 10.1016/j. psychres.2017.05.022.

44 Zheng, P.; Zeng, B.; Liu, M. et al.: »The gut microbiome from patients with schizophrenia modulates the glutamate-glutamine-GABA cycle and schizophrenia-relevant behaviors in mice«, *Science Advances*, 2019; 5(2): eaau8317.

45 Severance, E.G.; Prandovszky, E.; Castiglione, J.; Yolken, R.H.: »Gastroenterology issues in schizophrenia: why the gut matters«, *Current Psychiatry Reports*, 2015; 17(5), doi: 10.1007/s11920-015-0574-0.

46 Benros, M.E.; Mortensen, P.B.; Eaton, W.W.: »Autoimmune diseases and infections as risk factors for schizophrenia«, *Annals of the New York Academy of Sciences*, 2012; 1262(1): 56–66, doi:10.1111/j.1749—6632.2012.06638.x; Caso, J.; Balanzá-Martínez, V.; Palomo, T.; García-Bueno, B.: »The microbiota and gut-brain axis: contributions to the immunopathogenesis of schizophrenia«, *Current Pharmaceutical Design*, 2016; 22(40): 6122–33, doi: 10.2174/1381612822666160906160911.

47 Dickerson, F.; Severance, E.; Yolken, R.: »The microbiome, immunity, and schizophrenia and bipolar disorder«, *Brain, Behavior, and Immunity*, 2017; 62: 46–52, doi: 10.1016/j.bbi.2016.12.010.

48 Tsuruga, K.; Sugawara, N.; Sato, Y. et al.: »Dietary patterns and schizophrenia: a comparison with healthy controls«, *Neuropsychiatric Disease and Treatment*, April 2015: 1115, doi: 10.2147/ndt.s74760.

49 Yang, X.; Sun, L.; Zhao, A. et al.: »Serum fatty acid patterns in patients with schizophrenia: a targeted metabonomics study«, *Translational Psychiatry*, 2017; 7(7): e1176–e1176, doi: 10.1038/tp.2017.152.

50 Dohan, F.C.: »Cereals and schizophrenia data and hypothesis«, *Acta Psychiatrica Scandinavica*, 1966; 42(2): 125–52, doi: 10.1111/j.1600-0447.1966.tb01920.x.

51 Čiháková, D.; Eaton, W.W.; Talor, M.V. et al.: »Gliadin-related antibodies in schizophrenia«, *Schizophrenia Research*, 2018; 195: 585–86, doi: 10.1016/j. schres.2017.08.051; Kelly, D.L.; Demyanovich, H.K.; Rodriguez, K.M. et al.: »Randomized controlled trial of a gluten-free diet in patients with schizophrenia positive for antigliadin antibodies (AGA IgG): a pilot feasibility study«, *Journal of Psychiatry and Neuroscience*, 2019; 44(4): 269–76, doi: 10.1503/jpn.180174.

52 Levinta, A.; Mukovozov, I.; Tsoutsoulas, C.: »Use of a gluten-free diet in schizophrenia: a systematic review«, *Advances in Nutrition*, 2018; 9(6): 824–32, doi: 10.1093/advances/nmy056.

53 Kelly, D.L.; Demyanovich, H.K.; Rodriguez, K.M. et al.: »Randomized controlled trial of a gluten-free diet in patients with schizophrenia positive for antigliadin antibodies (AGA IgG): a pilot feasibility study«, *Journal of Psychiatry and Neuroscience*, 2019; 44(4): 269–76, doi: 10.1503/jpn.180174.

54 Peet, M.: »Diet, diabetes and schizophrenia: review and hypothesis«, *British Journal of Psychiatry*, 2004; 184(S47): s102–s105, doi: 10.1192/bjp.184.47.s102.

55 Aucoin, M.; LaChance, L.; Cooley, K.; Kidd, S.: »Diet and psychosis: a scoping review«, *Neuropsychobiology*, Oktober 2018: 1–23, doi: 10.1159/000493399.

56 Subramaniam, M.; Mahesh, M.V.; Peh, C.X. et al.: »Hazardous alcohol use among patients with schizophrenia and depression«, *Alcohol*, 2017; 65: 63–69, doi: 10.1016/j.alcohol.2017.07.008; Hambrecht, M.; Häfner, H.: »Do alcohol or drug abuse induce schizophrenia? [auf Deutsch]. *Nervenarzt*, 1996; 67(1): 36–45.

57 Soni, S.D.; Brownlee, M.: »Alcohol abuse in chronic schizophrenics: implications for management in the community«, *Acta Psychiatrica Scandinavica*, 1991; 84(3): 272–76, doi: 10.1111/j.1600-0447.1991.tb03143.x.

58 Messias, E.; Bienvenu, O.J.: »Suspiciousness and alcohol use disorders in schizophrenia«, *Journal of Nervous and Mental Disease*, 2003; 191(6): 387–90, doi: 10.1097/01.nmd.0000071587.92959. ba; Pristach, C.A.; Smith, C.M.: »Self-reported effects of alcohol use on symptoms of schizophrenia«, *Psychiatric Services*, 1996; 47(4): 421–23, doi: 10.1176/ps.47.4.421.

59 Nesvag, R.; Frigessi, A.; Jonsson, E.; Agartz, I.: »Effects of alcohol consumption and antipsychotic medication on brain morphology in schizophrenia«, *Schizophrenia Research*, 2007; 90(1–3): 52–61, doi: 10.1016/j.schres.2006.11.008; Smith, M.J.; Wang, L.; Cronenwett, W. et al.: »Alcohol use disorders contribute to hippocampal and subcortical shape differences in schizophrenia«, *Schizophrenia Research*, 2011; 131(1–3): 174–83, doi :10.1016/j.schres.2011.05.014.

60 Amminger, G.P.; Schäfer, M.R.; Papageorgiou, K. et al.: »Long-chain ω-3 fatty acids for indicated prevention of psychotic disorders«, *Archives of General Psychiatry*, 2010; 67(2): 146, doi:1 0.1001/archgenpsychiatry.2009.192.

61 Akter, K.; Gallo, D.A.; Martin, S.A. et al.: »A review of the possible role of the essential fatty acids and fish oils in the aetiology, prevention or pharmacotherapy of schizophrenia«, *Journal of Clinical Pharmacy and Therapeutics*, 2011; 37(2): 132–39, doi: 10.1111/j.1365-2710.2011.01265.x.

62 Fendri, C.; Mechri, A.; Khiari, G.; Othman, A.; Kerkeni, A.; Gaha, L.: »Oxidative stress involvement in schizophrenia pathophysiology: a review [in French]. *Encephale*. 2006; 32(2 Pt 1): 244–52.

63 Yao, J.K.; Leonard, S.; Reddy, R.: »Altered glutathione redox state in schizophrenia«, *Disease Markers*, 2006; 22(1–2): 83–93, doi: 10.1155/2006/248387; Lavoie, S.; Murray, M.M.; Deppen, P. et al.: »Glutathione precursor, N-acetyl-cysteine, improves mismatch negativity in schizophrenia patients«, *Neuropsychopharmacology*, 2007; 33(9): 2187–99, doi: 10.1038/sj.npp.1301624; Witschi, A.; Reddy, S.; Stofer, B.; Lauterburg, B.H.: »The systemic availability of oral glutathione«, *European Journal of Clinical Pharmacology*, 1992; 43(6): 667–69, doi: 10.1007/bf02284971.

64 Arroll, M.A.; Wilder, L.; Neil, J.: »Nutritional interventions for the adjunctive treatment of schizophrenia: a brief review«, *Nutrition Journal*, 2014; 13(1), doi: 10.1186/1475-2891-13-91.

65 Farokhnia, M.; Azarkolah, A.; Adinehfar, F. et al.: »N-acetylcysteine as an adjunct to risperidone for treatment of negative symptoms in patients with chronic schizophrenia«, *Clinical Neuropharmacology*, 2013; 36(6): 185–92, doi: 10.1097/wnf.0000000000000001.

66 Berk, M.; Copolov, D.; Dean, O. et al.: »N-acetyl cysteine as a glutathione precursor for schizophrenia – a double-blind, randomized, placebo-controlled trial«, *Biological Psychiatry*, 2008; 64(5): 361–68, doi: 10.1016/j. biopsych.2008.03.004.

67 Shay, K.P.; Moreau, R.F.; Smith, E.J.; Smith, A.R.; Hagen T.M.: »Alpha-lipoic acid as a dietary supplement: molecular mechanisms and therapeutic potential«, *Biochimica et Biophysica Acta (BBA) – General Subjects*, 2009; 1790(10): 1149–60, doi: 10.1016/j.bbagen.2009.07.026.

68 Ratliff, J.C.; Palmese, L.B.; Reutenauer, E.L.; Tek, C.: »An open-label pilot trial of alpha-lipoic acid for weight loss in patients with schizophrenia without diabetes«, *Clinical Schizophrenia and Related Psychoses*, 2015; 8(4): 196–200, doi: 10.3371/csrp.rapa.030113; Sanders, L.L.O.; de Souza Menezes, C.E.; Chaves Filho, A.J.M. et al.: »α-Lipoic acid as adjunctive treatment for schizophrenia«, *Journal of Clinical Psychopharmacology*, 2017; 37(6): 697–701, doi: 10.1097/jcp.0000000000000800.

69 Seybolt, S.E.J.: »Is it time to reassess alpha lipoic acid and niacinamide therapy in schizophrenia?« *Medical Hypotheses*, 2010; 75(6): 572–75, doi: 10.1016/j. mehy.2010.07.034.

70 Arroll, M.A.; Wilder, L.; Neil, J.: »Nutritional interventions for the adjunctive treatment of schizophrenia: a brief review«, *Nutrition Journal*, 2014; 13(1), doi: 10.1186/1475-2891-13-91.

71 Brown, H.E.; Roffman, J.L.: »Vitamin supplementation in the treatment of schizophrenia«, *CNS Drugs*, 2014; 28(7): 611–22, doi: 10.1007/s40263-014-0172-4.

72 Brown, A.S.; Bottiglieri, T.; Schaefer, C.A. et al.: »Elevated prenatal homocysteine levels as a risk factor for schizophrenia«, *Archives of General Psychiatry*, 2007; 64(1): 31, doi: 10.1001/archpsyc.64.1.31.

73 Kemperman, R.F.J.; Veurink, M.; van der Wal, T. et al.: »Low essential fatty acid and B-vitamin status in a subgroup of patients with schizophrenia and its response to dietary supplementation«, *Prostaglandins, Leukotrienes and Essential Fatty Acids*, 2006; 74(2): 75–85, doi: 10.1016/j.plefa.2005.11.004.

74 Muntjewerff, J.-W.; van der Put, N.; Eskes, T. et al.: »Homocysteine metabolism and B-vitamins in schizophrenic patients: low plasma folate as a possible independent risk factor for schizophrenia«, *Psychiatry Research*, 2003; 121(1): 1–9, doi: 10.1016/s0165-1781(03)00200-2.

75 Goff, D.C.; Bottiglieri, T.; Arning, E. et al.: »Folate, homocysteine, and negative symptoms in schizophrenia«, *American Journal of Psychiatry*, 2004; 161(9): 1705–8, doi: 10.1176/appi.ajp.161.9.1705.

76 Godfrey, P.S.; Toone, B.K.; Bottiglieri, T. et al.: »Enhancement of recovery from psychiatric illness by methylfolate«, *Lancet*, 1990; 336(8712): 392–395, doi: 10.1016/0140-6736(90)91942-4.

77 Roffman, J.L.; Lamberti, J.S.; Achtyes, E. et al.: »Randomized multicenter investigation of folate plus vitamin B12 supplementation in schizophrenia«, *JAMA Psychiatry*, 2013; 70(5): 481, doi: 10.1001/jamapsychiatry.2013.900.

78 Roffman, J.L.; Petruzzi, L.J.; Tanner, A.S. et al.: »Biochemical, physiological and clinical effects of l-methylfolate in schizophrenia: a randomized controlled trial«, *Molecular Psychiatry*, 2017; 23(2): 316–22, doi: 10.1038/mp.2017.41.

79 Ritsner, M.S.; Miodownik, C.; Ratner, Y. et al.: »L-theanine relieves positive, activation, and anxiety symptoms in patients with schizophrenia and schizoaffective disorder«, *Journal of Clinical Psychiatry*, 2010; 72(1): 34–42, doi: 10.4088/jcp.09m05324gre; Ota, M.; Wakabayashi, C.; Sato, N. et al.: »Effect of l-theanine on glutamatergic function in patients with schizophrenia«, *Acta Neuropsychiatrica*, 2015; 27(5): 291–96, doi: 10.1017/neu.2015.22.

80 Shamir, E.; Laudon, M.; Barak, Y. et al.: »Melatonin improves sleep quality of patients with chronic schizophrenia«, *Journal of Clinical Psychiatry*, 2000; 61(5): 373–77, doi :10.4088/jcp.

v61n0509; Anderson, G.; Maes, M.: »Melatonin: an overlooked factor in schizophrenia and in the inhibition of anti-psychotic side effects«, *Metabolic Brain Disease*, 2012; 27(2): 113–119, doi: 10.1007/s11011-012-9307-9.

10. Kapitel

1 Gunter, P.A.Y.: »Bergson and Jung«, *Journal of the History of Ideas*, 1982; 43(4): 635, doi: 10.2307/2709347.

2 Burton, E.S.: »Ronald Fairbairn«, *Institute of Psychoanalysis, British Psychoanalytical Society*, 2016. https://psychoanalysis.org.uk/our-authors -and-theorists/ronald-fairbairn«, abgerufen am 3. Oktober 2019.

3 Graziottin, A.: »Libido: the biologic scenario«, *Maturitas*, 2000; 34: S9–S16, doi: 10.1016/s0378-5122(99)00072-9.

4 Arias-Carrión, O.; Stamelou, M.; Murillo-Rodríguez, E.; Menéndez-González, M.; Pöppel, E.: »Dopaminergic reward system: a short integrative review«, *International Archives of Medicine*, 2010; 3(1): 24, doi: 10.1186/1755-7682-3-24.

5 Schneider, J.E.: »Metabolic and hormonal control of the desire for food and sex: implications for obesity and eating disorders«, *Hormones and Behavior*, 2006; 50(4): 562–71, doi: 10.1016/j.yhbeh.2006.06.023.

6 Ramasamy, R.; Schulster, M.; Bernie, A.: »The role of estradiol in male reproductive function«, *Asian Journal of Andrology*, 2016; 18(3): 435, doi: 10.4103/1008-682x.173932.

7 Cappelletti, M.; Wallen, K.: »Increasing women's sexual desire: the comparative effectiveness of estrogens and androgens«, *Hormones and Behavior*, 2016; 78: 178–93, doi: 10.1016/j.yhbeh.2015.11.003.

8 Poutahidis, T.; Springer, A.; Levkovich, T. et al.: »Probiotic microbes sustain youthful serum testosterone levels and testicular size in aging mice«, Schlatt, S.; Ed., *PloS One*, 2014; 9(1): e84877, doi: 10.1371/journal.pone.0084877.

9 Hou, X.; Zhu, L.; Zhang, X. et al.: »Testosterone disruptor effect and gut microbiome perturbation in mice: early life exposure to doxycycline«, *Chemosphere*, 2019; 222: 722–31, doi: 10.1016/j.chemosphere.2019.01.101.

10 Baker, J.M.; Al-Nakkash, L.; Herbst-Kralovetz, M.M.: »Estrogen-gut microbiome axis: physiological and clinical implications«, *Maturitas*, 2017; 103: 45–53, doi: 10.1016/j.maturitas.2017.06.025.

11 Hamed, S.A.: »Sexual dysfunctions induced by pregabalin«, *Clinical Neuropharmacology*, 2018; 41(4): 116–22, doi: 10.1097/wnf.0000000000000286.

12 Christensen, B.: »Inflammatory bowel disease and sexual dysfunction«, *Gastroenterology and Hepatology*, 2014; 10(1): 53–55.

13 Tremellen, K.: »Gut Endotoxin Leading to a Decline IN Gonadal function (GELDING) – a novel theory for the development of late onset hypogonadism in obese men«, *Basic and Clinical Andrology*, 2016; 26(1), doi: 10.1186/s12610-016-0034-7.

14 La, J.; Roberts, N.H.; Yafi, F.A.: »Diet and men's sexual health«, *Sexual Medicine Reviews*, 2018; 6(1): 54–68, doi: 10.1016/j.sxmr.2017.07.004.

15 Khoo, J.; Piantadosi, C.; Duncan, R. et al.: »Comparing effects of a low-energy diet and a high-protein low-fat diet on sexual and endothelial function, urinary tract symptoms, and inflammation in obese diabetic men«, *Journal of Sexual Medicine*, 2011; 8(10): 2868–75, doi: 10.1111/j.1743-6109.2011.02417.x.

16 Levine, H.; Jørgensen, N.; Martino-Andrade, A. et al.: »Temporal trends in sperm count: a

systematic review and meta-regression analysis«, *Human Reproduction Update*, 2017; 23(6): 646–59, doi: 10.1093/humupd/dmx022.

17 Robbins, W.A.; Xun, L.; FitzGerald, L.Z.; Esguerra, S.; Henning, S.M.; Carpenter, C.L.: »Walnuts improve semen quality in men consuming a Western-style diet: randomized control dietary intervention trial«, *Biology of Reproduction*, 2012; 87(4), doi: 10.1095/biolreprod.112.101634.

18 Salas-Huetos, A.; Moraleda, R.; Giardina, S. et al.: »Effect of nut consumption on semen quality and functionality in healthy men consuming a Western-style diet: a randomized controlled trial«, *American Journal of Clinical Nutrition*, 2018; 108(5): 953–62, doi: 10.1093/ajcn/nqy181.

19 Grieger, J.A.; Grzeskowiak, L.E.; Bianco-Miotto, T. et al.: »Pre-pregnancy fast food and fruit intake is associated with time to pregnancy«, *Human Reproduction*, 2018; 33(6): 1063–70, doi: 10.1093/humrep/dey079.

20 Siepmann, T.; Roofeh, J.; Kiefer, F.W.; Edelson, D.G.: »Hypogonadism and erectile dysfunction associated with soy product consumption«, *Nutrition*, 2011; 27(7–8): 859–62, doi: 10.1016/j.nut.2010.10.018.

21 Chavarro, J.E.; Toth, T.L.; Sadio, S.M.; Hauser, R.: »Soy food and isoflavone intake in relation to semen quality parameters among men from an infertility clinic«, *Human Reproduction*, 2008; 23(11): 2584–90, doi: 10.1093/humrep/den243.

22 Martinez, J.; Lewi, J.: »An unusual case of gynecomastia associated with soy product consumption«, *Endocrine Practice*, 2008; 14(4): 415–18, doi: 10 .4158/ ep.14.4.415.

23 Kotsopoulos, D.; Dalais, F.S.; Liang, Y.L.; Mcgrath, B.P.; Teede, H.J.: »The effects of soy protein containing phytoestrogens on menopausal symptoms in postmenopausal women«, *Climacteric*, 2000; 3(3): 161–67.

24 Shakespeare, W.: *Macbeth, König von Schottland*, http://www.hansblank.net/macbeth/02_03.html.

25 Prabhakaran, D.; Nisha, A.; Varghese, P.J.: »Prevalence and correlates of sexual dysfunction in male patients with alcohol dependence syndrome: a cross-sectional study«, *Indian Journal of Psychiatry*, 2018; 60(1): 71, doi: 10.4103 /psychiatry.indianjpsychiatry_42_17.

26 George, W.H.; Davis, K.C.; Norris, J. et al.: »Alcohol and erectile response: the effects of high dosage in the context of demands to maximize sexual arousal«, *Experimental and Clinical Psychopharmacology*, 2006; 14(4): 461–70, doi: 10.1037/1064-1297.14.4.461.

27 Prabhakaran, D.; Nisha, A.; Varghese, P.J.: »Prevalence and correlates of sexual dysfunction in male patients with alcohol dependence syndrome: a cross-sectional study«, *Indian Journal of Psychiatry*, 2018; 60(1):71, doi: 10.4103 /psychiatry.indianjpsychiatry_42_17.

28 Castleman, M.: »The Pros and Cons of Mixing Sex and Alcohol«, *Psychology Today*, Juli 2019. https://www.psychologytoday.com/us/blog/all-about-sex/201907/the-pros-and-cons-mixing-sex-and-alcohol, abgerufen am 2. Dezember 2019.

29 George, W.H.; Davis, K.C.; Heiman J.R. et al.: »Women's sexual arousal: effects of high alcohol dosages and self-control instructions«, *Hormones and Behavior*, 2011; 59(5): 730–38, doi: 10.1016/j.yhbeh.2011.03.006.

30 George, W.H.; Davis, K.C, Masters, N.T. et al.: »Sexual victimization, alcohol intoxication, sexual-emotional responding, and sexual risk in heavy episodic drinking women«, *Archives of Sexual Behavior*, 2013; 43(4): 645–58, doi: 10.1007/s10508-013-0143-8.

31 Chen, L.; Xie, Y.-M.; Pei, J.-H. et al.: »Sugar-sweetened beverage intake and serum testosterone levels in adult males 20–39 years old in the United States«, *Reproductive Biology and Endocrinology*, 2018; 16(1), doi: 10.1186/s12958-018-0378-2.

32 Chiu, Y.H.; Afeiche, M.C.; Gaskins, A.J. et al.: »Sugar-sweetened beverage intake in relation to semen quality and reproductive hormone levels in young men«, *Human Reproduction*, 2014; 29(7): 1575–84, doi: 10.1093/humrep/deu102.

33 Behre, H.M.; Simoni, M.; Nieschlag, E.: »Strong association between serum levels of leptin and testosterone in men«, *Clinical Endocrinology*, 1997; 47(2): 237–40, doi: 10.1046/j.1365-2265.1997.2681067.x.

34 Gautier, A.; Bonnet, F.; Dubois, S. et al.: »Associations between visceral adipose tissue, inflammation and sex steroid concentrations in men«, *Clinical Endocrinology*, 2013; 78(3): 373–78, doi: 10.1111/j.1365-2265.2012.04401.x; Spruijt-Metz, D.; Belcher, B.; Anderson; D. et al.: »A high-sugar/low-fiber meal compared with a low-sugar/high-fiber meal leads to higher leptin and physical activity levels in overweight Latina females«, *Journal of the American Dietetic Association*, 2009; 109(6): 1058–63, doi: 10.1016/j.jada.2009.03.013.

35 Fukui, M.; Kitagawa, Y.; Nakamura, N.; Yoshikawa, T.: »Glycyrrhizin and serum testosterone concentrations in male patients with type 2 diabetes«, *Diabetes Care*, 2003; 26(10): 2962–62, doi: 10.2337/diacare.26.10.2962; Armanini, D.; Bonanni, G.; Palermo, M.: »Reduction of serum testosterone in men by licorice«, *New England Journal of Medicine*, 1999; 341(15): 1158, doi: 10.1056 /nejm199910073411515.

36 Kjeldsen, L.S.; Bonefeld-Jørgensen EC: »Perfluorinated compounds affect the function of sex hormone receptors«, *Environmental Science and Pollution Research*, 2013; 20(11): 8031–44, doi: 10.1007/s11356-013-1753-3.

37 La Rocca, C.; Alessi, E.; Bergamasco, B. et al.: »Exposure and effective dose biomarkers for perfluorooctane sulfonic acid (PFOS) and perfluorooctanoic acid (PFOA) in infertile subjects: preliminary results of the PREVIENI project«, *International Journal of Hygiene and Environmental Health*, 2012; 215(2): 206–11, doi: 10.1016/j.ijheh.2011.10.016.

38 Lai, K.P.; Ng, A.H.-M.; Wan, H.T. et al.: »Dietary exposure to the environmental chemical, PFOS on the diversity of gut microbiota, associated with the development of metabolic syndrome«, *Frontiers in Microbiology*, 2018; 9, doi: 10.3389/fmicb.2018.02552.

39 Monge Brenes, A.L.; Curtzwiler, G.; Dixon, P.; Harrata, K.; Talbert, J.; Vorst, K.: »PFOA and PFOS levels in microwave paper packaging between 2005 and 2018«, *Food Additives and Contaminants: Part B*, 2019; 12(3): 191–98, doi: 10. 1080/19393210.2019.1592238.

40 Ali, J.; Ansari, S.; Kotta, S.: »Exploring scientifically proven herbal aphrodisiacs«, *Pharmacognosy Reviews*, 2013; 7(1): 1, doi: 10.4103/0973-7847.112832.

41 Chaussee, J.: »The Weird History of Oysters as Aphrodisiacs«, *Wired*, September 2016. https://www.wired.com/2016/09/weird-history-oysters-aphrodisiacs/, abgerufen am 3. Oktober 2019.

42 Leonti, M.; Casu, L.: »Ethnopharmacology of love«, *Frontiers in Pharmacology*, 2018; 9, doi: 10.3389/fphar.2018.00567.

43 Rupp, H.A.; James, T.W.; Ketterson, E.D.; Sengelaub, D.R.; Ditzen, B.; Heiman, J.R.: »Lower sexual interest in postpartum women: relationship to amygdala activation and intranasal oxytocin«, *Hormones and Behavior*, 2013; 63(1): 114–21, doi: 10.1016/j.yhbeh.2012.10.007.

44 Gregory, R.; Cheng, H.; Rupp, H.A.; Sengelaub, D.R., Heiman; J.R.: »Oxytocin increases VTA activation to infant and sexual stimuli in nulliparous and postpartum women«, *Hormones and Behavior*, 2015; 69: 82–88, doi: 10.1016/j. yhbeh.2014.12.009.

45 Loup, F.; Tribollet, E.; Dubois-Dauphin, M.; Dreifuss, J.J.: »Localization of high-affinity binding sites for oxytocin and vasopressin in the human brain«, An autoradiographic study«, *Brain Research*, 1991; 555(2): 220–32, doi :10.1016/0006-8993(91)90345-v; RajMohan, V.; Mohandas, E.: »The limbic system«, *Indian Journal of Psychiatry*, 2007; 49(2): 132, doi: 10.4103/0019-5545.33264.

46 Agustí, A.; García-Pardo, M.P.; López-Almela, I. et al.: »Interplay between the gut-brain axis, obesity and cognitive function«, *Frontiers in Neuroscience*, 2018; 12, doi: 10.3389/fnins.2018.00155.

47 Nehlig, A.: »The neuroprotective effects of cocoa flavanol and its influence on cognitive performance«, *British Journal of Clinical Pharmacology*, 2013; 75(3): 716–27, doi: 10.1111/j.1365-2125.2012.04378.x; Baskerville, T.; Douglas, A.: »Interactions between dopamine and oxytocin in the control of sexual behaviour« in: Neumann, I.D.; Landgraf, R. (Eds.): »Advances in Vasopressin and Oxytocin – From Genes to Behaviour to Disease«, Amsterdam: Elsevier; 2008: 277–90, doi: 10.1016/s0079-6123(08)00423-8.

48 Salonia, A.; Fabbri, F.; Zanni, G. et al.: »Original research – women's sexual health: chocolate and women's sexual health: an intriguing correlation«, *Journal of Sexual Medicine*, 2006; 3(3): 476–82, doi: 10.1111/j.1743-6109.2006.00236.x.

49 Slaninová, J.; Maletínská, L.; Vondrášek, J.; Procházka, Z.: »Magnesium and biological activity of oxytocin analogues modified on aromatic ring of amino acid in position 2«, *Journal of Peptide Science*, 2001; 7(8): 413–24, doi :10.1002/psc.334.

50 Lopez, D.S.; Wang, R.; Tsilidis, K.K. et al.: »Role of caffeine intake on erectile dysfunction in US men: results from NHANES 2001–2004«, Walter, M. (Ed.), *PLoS One*, 2015; 10(4): e0123547, doi: 10.1371/journal.pone.0123547.

51 Saadat, S.; Ahmadi, K.; Panahi, Y.: »The effect of on-demand caffeine consumption on treating patients with premature ejaculation: a double-blind randomized clinical trial«, *Current Pharmaceutical Biotechnology*, 2015; 16(3): 281–87, doi: 10.2174/1389201016666150118133045.

52 Mondaini, N.; Cai, T.; Gontero, P. et al.: »Regular moderate intake of red wine is linked to a better women's sexual health«, *Journal of Sexual Medicine*, 2009; 6(10): 2772–77, doi: 10.1111/j.1743-6109.2009.01393.x.

53 Jenkinson, C.; Petroczi, A.; Naughton, D.P.: »Red wine and component flavonoids inhibit UGT2B17 in vitro«, *Nutrition Journal*, 2012; 11(1), doi: 10.1186/1475-2891-11-67.

54 Cassidy, A.; Franz, M.; Rimm, E.B.: »Dietary flavonoid intake and incidence of erectile dysfunction«, *American Journal of Clinical Nutrition*, 2016; 103(2): 534–41, doi: 10.3945/ajcn.115.122010.

55 Aldemir, M.; Okulu, E.; Neşelioğlu, S.; Erel, O.; Kayıgil, O.: »Pistachio diet improves erectile function parameters and serum lipid profiles in patients with erectile dysfunction«, *International Journal of Impotence Research*, 2011 Jan.–Feb.; 23(1): 32–38, doi: 10.1038/ijir.2010.33.

56 Molkara, T.; Akhlaghi, F.; Ramezani, M.A. et al.: »Effects of a food product (based on Daucus carota) and education based on traditional Persian medicine on female sexual dysfunction: a randomized clinical trial«, *Electronic Physician*, 2018; 10(4): 6577–87, doi: 10.19082/6577.

57 Maleki-Saghooni, N.; Mirzaeii, K.; Hosseinzadeh, H.; Sadeghi. R.; Irani, M.: »A systematic review and meta-analysis of clinical trials on saffron (Crocus sativus) effectiveness and safety on erectile dysfunction and semen parameters«, *Avicenna Journal of Phytomedicine*, 2018; 8(3): 198–209.

58 Wilborn, C.; Taylor, L.; Poole, C.; Foster, C; Willoughby, D.; Kreider, R.: »Effects of a purported aromatase and 5α-reductase inhibitor on hormone profiles in college-age men«, *International Journal of Sport Nutrition and Exercise Metabolism*, 2010; 20(6): 457–65.

59 Maheshwari, A.; Verma, N.; Swaroop, A. et al.: »Efficacy of Furosap TM, a novel Trigonella foenum-g raecum seed extract, in enhancing testosterone level and improving sperm profile in male volunteers«, *International Journal of Medical Sciences*, 2017; 14(1): 58–66, doi: 10.7150/ijms.17256; Steels, E.; Rao, A.; Vitetta, L.: »Physiological aspects of male libido enhanced by standardized Trigonella foenum-g raecum extract and mineral formulation«, *Phytotherapy Research*, 2011, Sept; 25(9): 1294–300, doi: 10.1002/ptr.3360.

60 Steels, E.; Rao, A.; Vitetta, L.: »Physiological aspects of male libido enhanced by standardized Trigonella foenum-g raecum extract and mineral formulation«, *Phytotherapy Research*, 2011 Sep; 25(9): 1294–300, doi: 10.1002/ptr.3360.

61 Cai, T.; Gacci, M.; Mattivi, F. et al.: »Apple consumption is related to better sexual quality of life in young women«, *Archives of Gynecology and Obstetrics*, 2014; 290(1): 93–98, doi: 10.1007/s00404-014-3168-x.

62 Türk, G.; Sönmez, M.; Aydin, M. et al.: »Effects of pomegranate juice consumption on sperm quality, spermatogenic cell density, antioxidant activity and testosterone level in male rats«, *Clinical Nutrition*, 2008; 27(2): 289–96, doi: 10.1016/j.clnu.2007.12.006.

63 Al-Olayan, E.M.; El-Khadragy, M.F.; Metwally, D.M.; Abdel Moneim, A.E.: »Protective effects of pomegranate (Punica granatum) juice on testes against carbon tetrachloride intoxication in rats«, *BMC Complementary and Alternative Medicine*, 2014; 14(1), doi: 10.1186/1472-6882-14-164; Smail, N.F.; Al-Dujaili, E.: »Pomegranate juice intake enhances salivary testosterone levels and improves mood and well-being in healthy men and women«, *Endocrine Abstracts*, 2012; 28: P313.

64 Sathyanarayana Rao, T.; Asha, M.; Hithamani, G.; Rashmi, R.; Basavaraj, K.; Jagannath Rao, K.: »History, mystery and chemistry of eroticism: emphasis on sexual health and dysfunction«, *Indian Journal of Psychiatry*, 2009; 51(2): 141, doi: 10.4103/0019-5545.49457.

65 Bègue, L.; Bricout, V.; Boudesseul, J.; Shankland, R.; Duke, A.A.: »Some like it hot: testosterone predicts laboratory eating behavior of spicy food«, *Physiology and Behavior*, 2015 Feb.; 139: 375–77, doi: 10.1016/j.physbeh.2014.11.061.

66 Banihani, S.A.: »Testosterone in males as enhanced by onion (Allium Cepa L.)«, *Biomolecules*, 2019; 9(2): 75, doi: 10.3390/biom9020075.

67 Nakayama, Y.; Tanaka, K.; Hiramoto, S. et al.: »Alleviation of the aging males' symptoms by the intake of onion-extracts containing concentrated cysteine sulfoxides for 4 weeks – randomized, double-blind, placebo-controlled, parallel-group comparative study«, *Japanese Pharmacology and Therapeutics*, 2017; 45(4): 595–608.

68 Sathyanarayana Rao, T.; Asha, M,; Hithamani, G.; Rashmi, R.; Basavaraj, K.; Jagannath Rao, K.: »History, mystery and chemistry of eroticism: emphasis on sexual health and dysfunction«, *Indian Journal of Psychiatry*, 2009; 51(2): 141, doi: 10.4103/0019-5545.49457.

69 Pizzorno, L.: »Nothing boring about boron«, *Integrative Medicine* (Encinitas), 2015; 14(4): 35–48.

70 »How Much Boron Is Present in Avocado?« *Organic Facts*. https:// www.organicfacts.net/forum/how-much-boron-is-present-in-avocado«, abgerufen am 5. Februar 2020; https://fdc.nal.usda.gov/fdc-app.html#/food-details/171705.

71 Patwardhan, B.: »Bridging Ayurveda with evidence-based scientific approaches in medicine«, *EPMA Journal*, 2014; 5(1), doi: 10.1186/1878-5085-5-19.

72 Chauhan, N.S.; Sharma, V.; Dixit, V.K.; Thakur, M.: »A review on plants used for improvement of sexual performance and virility«, *BioMed Research International*, 2014; 2014: 1–19, doi: 10.1155/2014/868062.

73 Deutsche Gesellschaft für Ayurveda, https://www.ayurveda.de/; Verband Europäischer Ayurveda-Mediziner und -Therapeuten, https://www.ayurveda-verband.eu/.